感染管理 ベストプラクティス

実践現場の最善策をめざした手順

Gakken

表紙デザイン ● 吉田　磨希

本文デザイン・組版 ● マーリンクレイン

感染管理ベストプラクティスの発刊にあたって

(ベスプラの普及をめざして〜感染対策を「特別」から「あたりまえ」に)

まずは、この書籍を手に取り、この頁を開いていただきありがとうございます。

■**ベスプラのエッセンス本**　この書籍はこれまで本研究会が蓄積してきた経験をもとに、代表的な感染予防対策手技の最善策ベストプラクティス（以下、ベスプラ）をまとめたものです。「ベスプラ」を自施設に導入するためのエッセンスが凝縮されていますので、本書籍を参考に自施設にあった「ベスプラ」を作成してみてください。さらに深く「ベスプラ」を知りたいと思われた方は是非本研究会の会員登録をして「ベスプラ」を体験してみませんか？　本研究会のホームページ（https://www.bespra-ipc.or.jp/）を一度覗いてみてください。

　　じゃあ、ベスプラって何？　これはこの後に書かれてあるベスプラの解説をご覧ください。

■**ベスプラ導入のメリット**　ベスプラを導入すると、イラスト化された手順はだれでも理解でき、手技上の重要なポイントが強調され、見落としがないなどのメリットがあります。さらに手技の遵守状況を把握するためのオーディットも可能であり、経時的に計測することでいわゆる PDCA サイクルを回すことが簡単にできます。

■**研究会**　本研究会は、「医療施設・介護施設・在宅等における医療関連感染を最小限にし、経済的負担を最小限にするための実践的な改善プログラムの開発研究と教育普及を図ることを目的とし、その成果を医療・介護従事者等に還元し、現場の改善を支援し、ひいては国民の健康と安全に寄与すること」を目的としております。本研究会の前身は 2003 年に発足した「日本感染管理ベストプラクティス研究会」です（現 一般社団法人日本感染管理ベストプラクティス研究会）。全国でベストプラクティスのワーキングが 20 年間にわたり開催され、「ベスプラ」という愛称で全国に広まってゆきました。「ベスプラ」のワーキングに参加した施設はこれまでのべ約 7,000 施設、参加者数はのべ 17,000 人、さらに毎年開催するセミナーは 16 回を数え、のべ約 15,000 人の方々が参加され、職種もさまざまです。これまでにベスプラの活動にご協力いただいた医療従事者は、アドバイザーとしてお名前を登録された方だけで約 950 人、それ以外の世話人や何らかの形で関わっていただいた方の数は 1,000 人を優に超えます。

■**自然災害やパンデミックとベスプラ**　2002 年の SARS、2009 年の新型インフルエンザ、2011 年の東日本大震災、2016 年の熊本地震、2020 年の新型コロナウイルス感染症、そして 2024 年の能登半島地震と、感染症と自然災害が数年ごとに発生しており、その度ごとにそれぞれの現場においてベスプラを使った支援活動が行われ、医療施設のみならず避難所や高齢者施設でも活用されました。

■**これから**　これまで培ってきたノウハウと蓄えてきたリソースを継承しながら、これまで以上に本研究会のオリジナルである「ベスプラ」という手法を通して全国に感染予防対策を普及させ、感染予防策が特別なものではなく日常的な習慣として、そして「あたりまえ」になることで、日常的な感染対策のみならず、来るべき新興・再興感染症に対処できると考えています。Let's join us and learn "BesPra"！

代表理事　藤田直久
（京都府保健環境研究所 所長）

感染管理ベストプラクティスの考え方

　COVID-19 のパンデミックで、感染対策が脚光を浴び、その重要性が広く一般の方々にも認識されることとなりました。このウイルスの脅威は、皆さんの脳裏にも鮮明に刻まれているものと思います。耐性菌とは一線を画したものであり、当初は、医療従事者や介護者も "えもいわれぬ恐怖" を感じたパンデミックでもありました。しかしながら、どのような微生物であっても、感染症治療は異なりますが感染対策には大きな違いはなく、人が感染しないためには、様々な微生物を体に取り込まないように、経験を生かした方法論でしか対応できないのです。

　今回のコロナ禍で、日本の医療・介護でも改めて感染対策の見直しはされましたが、私達は以前より、実践現場の詳細なプロセスにおいて誤解や見落としなどを指摘して、それを解決しなければならないことを伝えて来ました。その一つの方法論として【感染管理ベストプラクティス】を考案し、20 年来実践してきましたので、以下にその【考え方】を簡単に記載いたします。

なぜ、感染管理ベストプラクティスが必要なのか？

　まずは理解しやすいように、多くの方が利用している自動車を例に説明いたします。日本の自動車産業における品質の素晴らしさは歴史が物語っており、世界中の人々や、日頃、自動車に乗る私達も実体験として理解しています。例えば『今日、ブレーキが効かなくなる』と思って自動車を運転する方はいないと思います。それでは何故そのように思わないのでしょうか。それは、製造責任として企業が様々な厳しい検査をクリアして品質保証した自動車を消費者に提供しているだろうという信頼があるからです。この信頼関係は、医療・介護においても全く同様でなければなりません。

　しかしながら、自動車の製造プロセスは、その多くが自動化され品質が保たれていますが、医療・介護での実践現場ではどうでしょうか。そのプロセスの多くは自動化できないことから **"用手作業"** で行っているのが現実だと思います。もちろん、人工呼吸器や輸液ポンプなどの自動化されたものもありますが、まだまだ人海戦術が色濃く残る分野であることは否めない事実です。つまり、自動化されたものは、そのプロセスが一律であるが故に同じ結果が得られ、品質保証に結びつきますが、医療・介護の実践現場では、ほとんどが用手作業であるが故にプロセスにエラーが生じ、さらに不確定要素（経験則による癖など）が入り込むため、同じ結果が得られにくいことや、質保証がされにくいものとなっていることに気づかなければなりません。

　そこで、医療・介護での様々な用手作業の質保証をするため、一つの方法論として【感染管理ベストプラクティス】を実践現場に組み込むことが是非とも必要だと考えています。

感染管理ベストプラクティスとは…

　医療・介護での感染対策領域では、様々なガイドラインが示されていますが、資源・背景の違う組織で全てそのまま運用することはできないため、そのガイドラインを参考にして各組織で感染対策マニュアルを作成していると思われます。

　しかしながら、同組織であっても、全てのユニットで使用できる内容であるのかというと疑問が残ります。例えば、環境表面清浄化について、多くの医療・介護の組織のマニュアルでは、科学的根拠を用いて "環境除菌・洗浄剤を用いて高頻度接触部位を 1 日 1 回、清掃・消毒する" という記載になっています。しかし、熟慮してみると高頻度接触部位という表現だけでは、同ユニット内でも用手作業する人に作業ムラが発生する可能性があり、これでは結果として環境清浄化に違いが発生することは当然といえます。すなわち、医療・介護の実践現場では、様々な用手作業があり、前述した如く人が介入することによる **"作業ムラ"** をなくさなければ、自動化のような品質保証はできません。つまり、医療・介護の組織のマニュアルと、実践現場で実施する手順は "似て非なるもの" と理解していただくことがまずは肝要であると思います。もちろん、自動車と医療・介護では、モノと生身の人で対象も異なりますが、それでも、プロセスを統一し用手作業のムラを取り除いてお

くことで、感染という問題が発生した場合、対応しやすいというメリットも得られます。

　そこで、実践現場の様々な【用手作業の始まりから終わりまでの一連の手順】を具体的に記載し、文章だけでなく、作業者にわかりやすいイラストで確認することができ、チェックリストで評価できる手順書が【感染管理ベストプラクティス】なのです。

用手作業は監査が重要！

　それでは、色々なユニットで行われる様々な用手作業は、イラスト手順書が完成し、それを実践現場の方々に教育して使用すれば、作業ムラがすべて改善されるのかというと、必ずしもそうではありません。何故なら、それを使用するのはあくまでも人ですから、エラー発生や不確定要素の関与は必然です。故に、一度作成したイラスト手順書の質を保つためには、感染に関わりのあると思われる手順や、日頃数多く実施されている手順などをピックアップして1年に1回程度、内部監査を行い決められた用手作業に回帰することも、とても重要です。これは自動化でも同じことがいえ、人が介入する部分の監査は厳しく行われることは必須事項です。また、内部監査は、自己で実施するのではなく、他者による実施が、より正しく評価でき質保証につながることは、今までの私達の経験でも明らかですので、【感染管理ベストプラクティス】の精度を担保するためにも他者評価で監査を実施することを推奨いたします。

まとめ

　【感染管理ベストプラクティス】の考え方とは、資源・背景の違う組織間、あるいは、同組織であってもマニュアルで網羅できない様々な用手作業の一連の流れをイラスト・チェックリストで手順化して、実践現場の作業ムラをなくします。チェックリストを活用して1年1回程度、監査してエラー発生や不確定要素の関与を阻止し、決められた用手作業手順に回帰し、感染対策の質保証をすることはとても大切です。そして、一度作成した手順書をそのまま使い続けるのではなく見直しをすることも重要です。

土井英史
（一般社団法人日本感染管理支援協会　代表理事）

感染管理ベストプラクティスの使い方

感染対策を考慮した詳細で分かりやすい手順書の重要性

　医療施設・高齢者福祉施設のマニュアルは、様々なガイドラインが示す科学的根拠を取り入れ、組織の使命、ビジョン、価値を合致させた実践可能なものでなければなりません。しかし、多くの施設のマニュアルは、実践現場で使う時に現場の医療従事者の判断に委ねられている部分を多く含んでいます。例えば、おむつ交換のマニュアルがあっても手指衛生や個人防護具の着脱のタイミングなど、具体的ではないため人によって違う場合があります。ケアや業務は全て「一連の流れ」があり、その中で感染対策上重要なリスクアセスメントを行い、そのリスクに対する解決策を詳細に記載した手順書を作成する必要があります。【感染管理ベストプラクティス】の手法は、これらを取り入れた手順書です。本書を活用しながら、どのように作成していくのか簡単に説明します。より詳しく知りたい人は、感染管理ベストプラクティス研究会のワーキンググループに参加して下さい。

ステップ1．現状のマニュアルの見直し

　まずは、現実に存在する施設のマニュアルの見直し作業を始めましょう。マニュアルは常に改訂が必要ですが、数年前に作成されたものや、全く見直されていないマニュアルが存在する場合があります。【感染管理ベストプラクティス】の手法を導入することをきっかけに、問題があるマニュアルがないか確認してください。作成する手順は日常業務で多いケアや組織として感染対策上重要なものから選択していきましょう。
①見直すマニュアルやケア・作業の現状の流れを一つ一つ書き出し、手順を分解していきます。
②イラストコンテンツを使用して書き出した現状手順をイラスト化しましょう。

ステップ2．手順書の作成、リスク分析

　自施設の手順書は、理想論ではなく、現在与えられた環境下で実施可能な感染対策なのか、かつ、実践現場の最善策であるかという点を常に念頭において作成してください。これが【感染管理ベストプラクティス】という考え方の本質ですので記載内容は何度も吟味が必要です。手順の見直しにおいては、作業時間、人件費も含めたコスト、作業者の動線、作業に必要なカンやコツ、手順全体の中で準備や片付けなどの付随的作業の占める割合などを定量的に捉えることにより課題や目標を明確にしていきましょう。手順をイラスト化して視覚的にすると、文字では気が付かなかった問題点を発見できます。イラストとリスク分析を見比べ行ったり来たりしながら、また現場に戻って実践を確認しながら、それぞれの内容をさらに修正していきます。
①手順の各工程のリスク分析を行い、潜在的危害がないか、感染管理上どの程度重要か、その重要度の判断基準として最新の国内外のガイドライン等を参照しながら確認していきます。
②危害（ここでは感染）の発生要因を具体的に考え、危害の防止措置、具体的な対策について議論します。
③このリスク分析を基に、手順の妥当性を議論しながら、ベストプラクティスになるように手順の削除、追加、入れ替え、最善策への変更等を検討します。

ステップ3．危害リストの作成

　「危害リスト」とは、リスクマネジメント手法の一つである、FMEA（Failure Mode and Effect Analysis, 故障モードとその影響解析）やHACCP（Hazard Analysis and Critical Control Point, 危害要因分析・重要管理点）を参考にして作成しました。ステップ2で検討した手順を踏まえ、手順の1項目ごとに以下に示す①～⑥を横軸に記載していきます。実際は大変労力のかかる作業ですが、実はこの危害リスト作成がこの【感染管理ベストプラクティス】では最も重要な作業ですので、時間を惜しまず、しっかり調べて作成することが極めて大切です。
①手順（工程）：ステップ2で検討した手順を順番通りに記載します。

②潜在的危害（危害を及ぼすであろう現象）：手順に記載した項目を実践しなければ、どのような問題が発生するのか、感染対策の潜んでいる全ての問題点を克明に記載します。

③重要度の判断根拠（ガイドラインや文献、通知等）：感染発生の低減のために求められる根拠を列挙します。

④感染管理重要度：重要度の判断根拠を実施することにより感染発生を低減できる可能性があるとして『最重要』という取扱いをします。

⑤潜在的危害の発生要因：危害（つまり、感染）が発生する要因を詳細に列挙します。

⑥防止措置：記載した感染が発生する要因を防止するための方法を記載します。

ステップ4. チェックリスト作成

　全ての危害リストを作成後、実際に使用するために危害リストを基に「チェックリスト」を作成します。チェックリストは、各手順が**何故必要なのか**をわかりやすくしたものです。感染管理チェックリストは、「イラスト手順書」の手順と対応し、「危害リスト」を要約したものです。チェックリストは、手順だけでなく教育用ツールとして使用できます。

①『手順』は、新しく検討した手順を順番に記載します。

②『感染対策のポイント』は、危害リストの潜在的危害を簡単にまとめたものです。

③『チェック』の項目は、自己・他者チェックができるように空欄にします。

④『理由』は、この過程を実施することで、**どのようなリスクを低減できるのか、何故この手順を実施するのか**を記載します。

ステップ5. イラスト作成

　前述した方法で作成したチェックリストを最終的にイラストで表現します。従来の手順書は文字によるものが多く、使用する者の共通理解が難しい場合がありますが、イラストにすると視覚的にも捉えやすく、文字による読み違いや思い込みなどの問題も解決できます。また、複数人で同時に手順についてディスカッションできるため、共通認識がしやすく手順を改訂するときのポイントも絞りやすいです。

①見直した手順のイラストは、イラストコンテンツから分かりやすいものを選択します。

②手順欄の手順名・番号は、「イラスト手順書」「チェックリスト」と「危害リスト」と連動させます。

③イラスト手順書の最重要手順は、危害リスト、チェックリストの行を黄色とします。

④イラストはあまり多くても複雑でわかりにくいため、16手順程度以内にまとめることが望ましいです。

ステップ6. 教育・トレーニング

　完成した感染管理ベストプラクティス手順（イラスト、チェックリスト、危害リスト）は、遵守率の調査や教育ツールとして使用できます。チェックリストを活用して継続的に約6ヵ月〜1年ごとに実際の遵守率を内部監査します。内部監査をする場合は、本人による自己評価よりも他者評価の方が一定の基準のもと評価ができます。また、遵守率の向上は感染率低減の極めて重要な要素であり、組織の感染対策のプロセス評価となります。チェックリストによる内部監査では、個人ごとの過程の遵守率が明確になるため、個人や組織の再教育という形でサポートするポイントが明確になります。これは「PDCAマネジメントサイクル」そのものなのです。ただし、遵守率については、ヒューマンエラーとして捉え、個人を責めることのないように心がけなければなりません。

おわりに

　【感染管理ベストプラクティス】は、実践現場の多くの方々がこの手法を実践していただけることで、様々な問題点を解決し、もっと素晴らしい遵守率向上プログラムへと変化していく可能性があります。【感染管理ベストプラクティス】が、常に患者さんや入所者さんなどに向き合っている、逃げることのできない立場である実践現場の方々の一つの解決策となることを期待しています。

吉田理香
（東京医療保健大学大学院医療保健学研究科感染制御学教授）

感染管理ベストプラクティス

基本編

1 手洗い

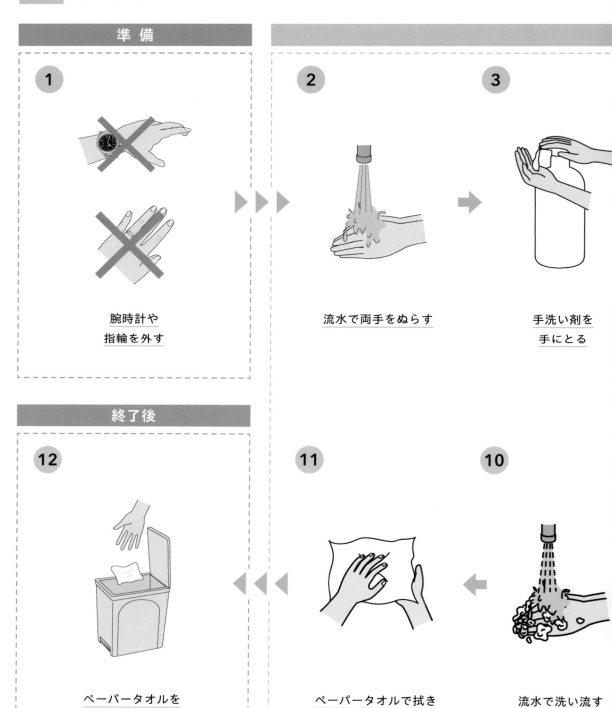

準 備

1

腕時計や
指輪を外す

2

流水で両手をぬらす

3

手洗い剤を
手にとる

終了後

12

ペーパータオルを
廃棄する

11

ペーパータオルで拭き
完全に乾燥させる

10

流水で洗い流す

手洗い

4

両手のひらを洗う

5

両手の甲を洗う

6

両手の指先・
爪先を洗う

9

両手首を洗う

8

両手の親指を
ねじり洗い

7

指の間・指の付け根
を洗う

チェックリスト

- 手が目に見えて汚れている場合は、必ず流水と手洗い剤による手洗いをする。
- 手は汚染していると考え、汚染に含まれている病原体を除去するために手洗いを行う。
- 汚れに含まれている病原体を減らすことができる。
- 手指を介して患者、周囲環境へ病原体の伝播を予防する。

	手順	感染管理のポイント	
1	腕時計や指輪を外す	● 指先から手首まで手洗いができる準備をする。	
2	流水で両手をぬらす	● 手に付着している汚れを洗い流す。 ● 手洗い剤を手にとる前に手をぬらす。	
3	手洗い剤を手にとる	● メーカー推奨の適量の手洗い剤を手にとる。 ● 洗浄剤はしっかり泡立て、手指全体に行きわたらせる。	
4	両手のひらを洗う	● 両手のひらをしっかりのばしてこする。 ● 指の腹側もこする。	
5	両手の甲を洗う	● 手の甲と指の背側のしわをのばしながらこする。	
6	両手の指先・爪先を洗う	● 両手の指先と爪先を反対側の手のひらでこする。	
7	指の間・指の付け根を洗う	● 両手の指を組んで、指の間を付け根から指先までこする。	全工程 40～60 秒かけて、手全体を洗う
8	両手の親指をねじり洗い	● 親指を反対の手で握り、付け根から指先までねじりながらこする。	
9	両手首を洗う	● 手首をつかんで肘に向かい、ねじるようにしてこする。	
10	流水で洗い流す	● 十分な水量で汚れを除去する。 ● 洗い終わった後、手に付いた水滴を飛ばさない。 ● 手洗い剤が残っていないか確認する。	
11	ペーパータオルで拭き完全に乾燥させる	● ペーパータオルで手に付いた水分を除去し、完全に乾燥させる。	
12	ペーパータオルを廃棄する	● 使用後速やかに廃棄する。	

チェック	理由	
☐ ☐ ☐	● 指輪や腕時計があると洗い残しのリスクが生じる。	
☐ ☐ ☐	● 前作業からの手指の汚染を断ち切る。 ● 手を先にぬらすことにより手洗い剤による手荒れを防ぐ。 ● 水と手洗い剤で手指を洗う時は、まず手指を水でぬらす。	
☐ ☐ ☐	● 適切な手洗い剤の量を使用することで手指に付着している汚れを取り除くことができる。 ● 全ての表面を覆うためにメーカー指定の必要な手洗い剤の量を用いる。	
☐ ☐ ☐	● 両手のひらに付着している汚れを取り除くことができる。	
☐ ☐ ☐	● 両手の甲に付着している汚れを取り除くことができる。	
☐ ☐ ☐	● 両手の指先、爪先に付着している汚れを取り除くことができる。	
☐ ☐ ☐	● 指の間、指の付け根に付着している汚れを取り除くことができる。	
☐ ☐ ☐	● 両手の親指に付着している汚れを取り除くことができる。	
☐ ☐ ☐	● 両手首に付着している汚れを取り除くことができる。	
☐ ☐ ☐	● 浮き上がった病原体を洗い流すためには十分な水量が必要である。 ● 手に付いた水滴で環境を汚染させない。 ● 手洗い剤が残っていると手荒れを起こす恐れがある。 ● 手洗い剤でこすった後は、流水ですすぐ。	
☐ ☐ ☐	● ぬれた手は乾いた手より病原体を伝播する恐れがある。 ● 単回使用のタオルで完全に乾燥させる。 ● タオルは複数回あるいは多人数に使われないようにする。	
☐ ☐ ☐	● 使用後のペーパータオルを放置すると周囲環境を汚染する恐れがある。	

危害リスト

	手順	潜在的危害（危害を及ぼすであろう現象）	重要度の判断根拠（ガイドラインや文献等）	
0	工程全体	● 手は汚染していると考え、汚染物質に含まれている病原体を伝播する恐れがある。	● 手指から採取される細菌は、通過菌と常在菌があり、皮膚の表層に定着する通過菌は、ルーチンの手洗いによって除去しやすい。 ● 通過菌は、患者との直接の接触や、患者の近くにある汚染された環境面との接触により、医療従事者に伝播する。 ● 皮膚の深い層に付着している常在菌叢は、医療に関連した感染に関与することは少ない。医療従事者の手指には病原細菌（黄色ブドウ球菌など）、グラム陰性桿菌、酵母様真菌などが絶え間なく付着している。 ● 汚染された医療従事者の手指を介する伝播は、5つの連続したステップにある。 （ⅰ）病原体は患者皮膚あるいは患者のすぐ側にある環境表面についている。 （ⅱ）病原体は医療従事者の手指に移される。 （ⅲ）病原体は医療従事者の手指で少なくとも数分は生存している。 （ⅳ）医療従事者による手洗いあるいは手指消毒は、不適切か省略されている。また、手指衛生に使用される薬剤が不適切である。 （ⅴ）汚染した手あるいはケアを提供する人の手が、もう1人の患者あるいは患者と直接接触することになる環境表面に直接接触することになる。 ● 1人の患者の一連のケアの間、あるいは複数の患者との接触の間に、手指衛生をしなかった時、微生物の伝播が起こっている。 ● 汚染した医療従事者の手が、地域で特有の医療関連感染やいくつかのアウトブレイクに関連してきた。 ● 手指を介して患者、周囲環境へ病原体の伝播を予防する。 ● 手が目に見えて汚れているとき、有機物で汚染されているとき、また、血液で汚染されているときには、手洗い剤と流水、あるいは消毒剤と流水で手を洗う。 ● 目に見えて汚染がある場合は、流水と手洗い剤で手洗いを行う。	
1	腕時計や指輪を外す	● 指輪や腕時計に付着している汚染が除去できず、次の作業で汚染が伝播する恐れがある。	● 指輪の下の皮膚は、指輪をしていない指の同じ皮膚に比べて、微生物が大量に定着していることがいくつかの研究で明らかにされている。 ● 腕時計は複雑な構造をしているため、汚れが定着している。	
2	流水で両手をぬらす	● 手をぬらさずに手洗い剤をとることで、手荒れが起こる恐れがある。手荒れの皮膚は、微生物増殖の温床となり、病原体伝播の恐れがある。	● 流水で予洗いをすることで前作業での手に付着した汚れを、ある程度まで洗い流すことができる。 ● 手を先にぬらすことにより手洗い剤を手指全体に拡げるとともに手荒れを防ぐ。 ● 水と手洗い剤で手指を洗う時は、まず手指を水でぬらす。	
3	手洗い剤を手にとる	● 手洗い剤を使用せずに洗浄することで、汚染が除去できず、次の作業で患者や周囲環境に汚染が伝播する。	● 適切な手洗い剤の量を使用することで手指に付着している汚れを取り除くことができる。 ● メーカーの指示する製品の量を手指にとり、両手指の全面に製品が行きわたるようにする。 ● 全ての表面を覆うために必要な手洗い剤の量を用いる。	
4	両手のひらを洗う	● 手洗い手順を省略することで、手のひらに汚染が残る。	● 両手のひらに付着している汚れを取り除くことができる。	全工程 40〜60秒かけて実施する。
5	両手の甲を洗う	● 手洗い手順を省略することで、手の甲に汚染が残る。	● 両手の甲に付着している汚れを取り除くことができる。	
6	両手の指先・爪先を洗う	● 手洗い手順を省略することで、指先、爪先に汚染が残る。	● 両手の指先、爪先に付着している汚れを取り除くことができる。	
7	指の間・指の付け根を洗う	● 手洗い手順を省略することで、指の間、指の付け根に汚染が残る。	● 指の間、指の付け根に付着している汚れを取り除くことができる。	
8	両手の親指をねじり洗い	● 手洗い手順を省略することで、親指に汚染が残る。	● 両手の親指に付着している汚れを取り除くことができる。	
9	両手首を洗う	● 手洗い手順を省略することで、手首に汚染が残る。	● 両手首に付着している汚れを取り除くことができる。	
10	流水で洗い流す	● 手洗い剤が残ると、手荒れが起こる恐れがある。手荒れの皮膚は微生物増殖の温床となり、病原体伝播の恐れがある。	● 浮き上がった病原体を洗い流すためには十分な水量が必要である。 ● 手に付いた水滴で環境を汚染させない。 ● 手洗い剤が残っていると手荒れを起こす恐れがある。 ● 手洗い剤でこすった後は、流水ですすぐ。	
11	ペーパータオルで拭き完全に乾燥させる	● 病原体がぬれた手指から伝播する恐れがある。	● ぬれた手は乾いた手より病原体を伝播させる。 ● 単回使用のタオルで完全に乾燥させる。 ● タオルは複数回あるいは多人数に使われないようにする。	
12	ペーパータオルを廃棄する	● 使用後のペーパータオルを放置すると周囲環境を汚染する恐れがある。	● 湿ったペーパータオルは微生物増殖の温床となり、環境を汚染する恐れがある。	

基本編

感染管理重要度	潜在的危害の発生要因	防止措置	
	● 不適切な手順による手洗い。 ● 適切な場所に物品が設置されていない。 　（物品：手洗い剤、ペーパータオル等）	● 適切な手順・方法で実施する。 ● 物品を適切な場所に設置する。	
	● 指輪や腕時計を外さないで手洗いを実施する。	● 指輪や腕時計を外して手洗いをする。	
	● 流水で手をぬらさずに、手洗い剤を手にとる。	● 流水で十分に両手をぬらす。 ● 両手をぬらしてから手洗い剤をとる。	
	● 手洗い剤の適量をとらずに手洗いをする。 ● 洗浄剤を手指全体に行きわたらせない、または泡立てないで手洗いをする。	● メーカー推奨の適量の手洗い剤を手にとる。 ● 洗浄剤はしっかり泡立て、手指全体に行きわたらせる。	全工程 40〜60秒 かけて、 手全体を洗う。
	● 両手のひらを洗う手順を省略する。	● 両手のひらをしっかりのばしてこする。 ● 指の腹側もこする。	
	● 両手の甲を洗う手順を省略する。	● 手の甲と指の背側のしわをのばしながらこする。	
	● 指先、爪先を洗う手順を省略する。	● 両手の指先と爪先を反対側の手のひらでこする。	
	● 指の間、指の付け根を洗う手順を省略する。	● 両手の指を組んで、指の間を付け根から指先までこする。	
	● 親指を洗う手順を省略する。	● 親指を反対の手で握り、付け根から指先までねじりながらこする。	
	● 両手首を洗う手順を省略する。	● 手首をつかんで肘に向かい、ねじるようにしてこする。	
	● 十分な水量で洗浄剤を洗い流さない。 ● 手洗い後に手を振って水滴を飛ばす。 ● 手洗い剤が残っていないか確認しない。	● 十分な水量で汚れを除去する。 ● 洗い終わった後、手を振って水滴を飛ばさない。 ● 手洗い剤が残っていないか確認する。	
	● 手に付いた水分を完全に取り除かないで、次の作業を開始する。 ● タオルを複数人で使用する。	● ペーパータオルで手に付いた水分を除去し、完全に乾燥させる。 ● ディスポーザブルのタオルを使用する。	
	● 使用後のペーパータオルを廃棄しないで放置する。	● 使用後は、速やかに廃棄する。	

2 手指消毒

目に見える汚れがない

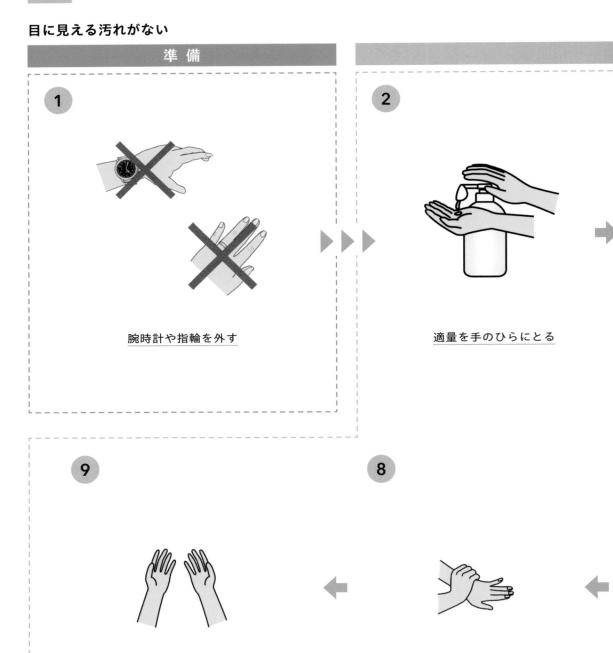

準備	
1 腕時計や指輪を外す	**2** 適量を手のひらにとる

9 完全に乾燥したことを確認する	**8** 両手首に擦り込む

手指消毒

3

両手の指先に
手指消毒剤を擦り込む

4

手のひらに擦り込む

7

両手の親指に擦り込む

6

指の間に擦り込む

5

両手の甲に擦り込む

チェックリスト

- 目に見えて汚れていなければ、擦式手指消毒用アルコール製剤を用いて日常的に手の汚染を除去する。
- 全工程 20 秒以上かけて手指消毒を実施する。手指消毒は手洗い設備がない場所でも即座に実施できる。
- 適切な擦式手指消毒用アルコール製剤の量を使用することで手指に付着している病原体を殺菌することができる。

	手順	感染管理のポイント
1	腕時計や指輪を外す	●指先から手首まで手指消毒ができる準備をする。
2	適量を手のひらにとる	●メーカー推奨の適量の、擦式手指消毒用アルコール製剤を乾いた手のひらにとる。
3	両手の指先に手指消毒剤を擦り込む	●擦式手指消毒用アルコール製剤を片手の手のひらに受け、指先を浸け、まず爪と指の間に擦り込む。残った擦式手指消毒用アルコール製剤をもう片方の手のひらに受け同様に爪と指の間に擦り込む。
4	手のひらに擦り込む	●両手のひらをしっかりのばして擦り込む。 ●指の腹側にも擦り込む。
5	両手の甲に擦り込む	●手の甲と指の背側のしわをのばしながら擦り込む。
6	指の間に擦り込む	●両手の指を組んで、指の間を付け根から指先まで擦り込む。
7	両手の親指に擦り込む	●親指を反対の手で握り、付け根から指先までねじりながら擦り込む。
8	両手首に擦り込む	●手首をつかんで肘に向かい、ねじるようにして擦り込む。
9	完全に乾燥したことを確認する	●乾燥するまで手指全体を繰り返し擦り込む。

チェック	理由	
☐ ☐ ☐	● 腕時計や指輪があると擦り込み残しのリスクが生じ消毒は不十分となる。	
☐ ☐ ☐	● 適切な擦式手指消毒用アルコール製剤の量を使用することで手指に付着している病原体を殺菌できる。 ● 手がぬれている場合はアルコールの濃度低下により十分な効果が得られない。製品使用量については、メーカーの指示に従う。	
☐ ☐ ☐	● 爪と指先に病原体が多く付着しているため最初に行い、十分なアルコール量を接触させる。 ● アルコール製品は、両手指の全表面に製品が付着する量を使用する。	
☐ ☐ ☐	● 両手のひらに付着している病原体を殺菌することができる。 ● 手のひらどうしをこする。	
☐ ☐ ☐	● 両手の甲に付着している病原体を殺菌することができる。 ● 指を組み合わせて両手の指を（連結器のように）こする。	
☐ ☐ ☐	● 指の間、指の付け根に付着している病原体を殺菌することができる。 ● 指を組み合わせて両手の手のひらをこする。	
☐ ☐ ☐	● 親指の付け根から指先に付着している病原体を殺菌することができる。 ● 手のひらで左の親指を握って回転させてこする。	
☐ ☐ ☐	● 手首に付着している病原体を殺菌することができる。	
☐ ☐ ☐	● 乾燥するまでこすることにより十分な消毒剤との接触時間を確保することで消毒効果が得られる。 ● 両手を乾燥するまでこすり合わせる。	

危害リスト

	手順	潜在的危害（危害を及ぼすであろう現象）	重要度の判断根拠（ガイドラインや文献等）
0	工程全体	●手は汚染していると考え、汚染に含まれている病原体を伝播する恐れがある。	●手指から採取される細菌は、通過菌と常在菌があり、皮膚の表面層に付着する通過菌は、ルーチンの手洗いによって除去しやすい。 ●通過菌は、患者との直接の接触や、患者の近くにある汚染され環境面との接触により、医療従事者に伝播する。 ●皮膚の深い層に定着している常在菌叢は、医療に関連した感染関与することがある。 ●汚染された医療従事者の手指を介する伝播は、5つの連続したステップにある。 （ⅰ）病原体は患者皮膚あるいは患者のすぐ側にある無生物物質付いている。 （ⅱ）病原体は医療従事者の手指に移される。 （ⅲ）病原体は医療従事者の手指で少なくとも数分は生存してい （ⅳ）医療従事者による手洗いあるいは手指消毒は、不適切か省略されている。また、手指衛生に使用される薬剤が不適切であ （ⅴ）汚染した手あるいはケアを提供する人の手が、もう1人の患者あるいは患者と直接接触することになる無生物物質に直接接触することになる。 ●1人の患者の一連のケアの間、あるいは複数の患者との接触の間に、手指衛生をしなかった時、微生物の伝播が起こっている。 ●手指を介して患者、周囲環境へ病原体の伝播を予防する。 ●目に見える汚れがない場合は、アルコールを主成分とする擦式指消毒薬を用いて手指消毒をする。
1	腕時計や指輪を外す	●指輪や腕時計があると、擦り込み残しが生じ、次の作業で汚染が伝播する恐れがある。	●指輪の下の皮膚は、指輪をしていない指の同じ皮膚に比べて、微生物が定着していることがいくつかの研究で明らかにされている。 ●腕時計は複雑な構造をしているため、汚れが付着している。
2	適量を手のひらにとる	●適量を使用しなければ、殺菌効果が得られず、病原体が伝播する恐れがある。	●適切な擦式手指消毒用アルコール製剤の量を使用することで、指に付着している病原体を殺菌できる。 ●製品使用量については、メーカーの指示に従う。 手がぬれている場合はアルコールの濃度低下により、十分な効果が得られない。
3	両手の指先に手指消毒剤を擦り込む	●指先に十分な量の擦式手指消毒用アルコール製剤を擦り込まなければ、殺菌効果が得られず、病原体が伝播する恐れがある。	●爪と指先に病原体が多く付着しているため最初に行い、十分なアルコール量を接触させる。 ●アルコール製品は、両手指の全表面に製品が付着する量を使用
4	手のひらに擦り込む	●手のひらに擦式手指消毒用アルコール製剤を擦り込まなければ、殺菌効果が得られず、病原体が伝播する恐れがある。	●両手のひらに付着している病原体を殺菌することができる。 ●手のひらどうしをこする。
5	両手の甲に擦り込む	●手の甲に擦式手指消毒用アルコール製剤を擦り込まなければ、殺菌効果が得られず、病原体が伝播する恐れがある。	●両手の甲に付着している病原体を殺菌することができる。 ●指を組み合わせて両手の指を（連結器のように）こする。
6	指の間に擦り込む	●指の間に擦式手指消毒用アルコール製剤を擦り込まなければ、殺菌効果が得られず、病原体が伝播する恐れがある。	●指の間、指の付け根に付着している病原体を殺菌することがで ●指を組み合わせて両手の手のひらをこする。
7	両手の親指に擦り込む	●親指に擦式手指消毒用アルコール製剤を擦り込まなければ、殺菌効果が得られず、病原体が伝播する恐れがある。	●親指の付け根から指先に付着している病原体を殺菌することがきる。 ●手のひらで左の親指を握って回転させてこする。
8	両手首に擦り込む	●手首に擦式手指消毒用アルコール製剤を擦り込まなければ、殺菌効果が得られず、病原体が伝播する恐れがある。	●手首に付着している病原体を殺菌することができる。
9	完全に乾燥したことを確認する	●ぬれた手は乾いた手より埃が付きやすく、それにより病原体が伝播する恐れがある。	●両手を乾燥するまで擦り合わせる。 ●擦式アルコール手指消毒薬は1回あたりの乾燥に15秒以上かか量が必要である。 ●乾燥するまでこすることにより十分な消毒効果が得られる。

感染管理重要度	潜在的危害の発生要因	防止措置
	● 不適切な手順による手指消毒。 ● 適切な場所に物品が設置されていない。	● 適切な手順・方法で実施する。 ● 物品を適切な場所に設置する。
	● 指輪や腕時計を外さないで手指消毒をする。	● 指輪や腕時計を外して手指消毒をする。
	● メーカー推奨の適量を手にとらない。 ● ぬれた手でアルコール製剤を手にとる。	● 擦式手指消毒用アルコール製剤は、メーカー推奨の適量を乾いた手のひらにとる。
	● 指先から擦式手指消毒用アルコール製剤を擦り込まない。	● 擦式手指消毒用アルコール製剤を片手の手のひらに受け、指先を付け、まず爪と指の間に擦り込む。 ● 残った擦式手指消毒用アルコール製剤をもう片方の手のひらに受け、同様に爪と指の間に擦り込む。
	● 手のひらに擦式手指消毒用アルコール製剤を擦り込まない。	● 両手のひらをしっかりのばして擦り込む。 ● 指の腹側にも擦り込む。
	● 手の甲に擦式手指消毒用アルコール製剤を擦り込まない。	● 手の甲と指の背側のしわをのばしながら擦り込む。
	● 指の間に擦式手指消毒用アルコール製剤を擦り込まない。	● 両手の指を組んで、指の間を付け根から指先まで擦り込む。
	● 親指に擦式手指消毒用アルコール製剤を擦り込まない。	● 親指を反対の手で握り、付け根から指先までねじりながら擦り込む。
	● 手首に擦式手指消毒用アルコール製剤を擦り込まない。	● 手首をつかんで肘に向かい、ねじるようにして擦り込む。
	● 乾燥するまで擦り込まないで、次の作業を開始する。	● 乾燥するまで手指全体を繰り返し擦り込む。

3 個人防護具（PPE）の着け方

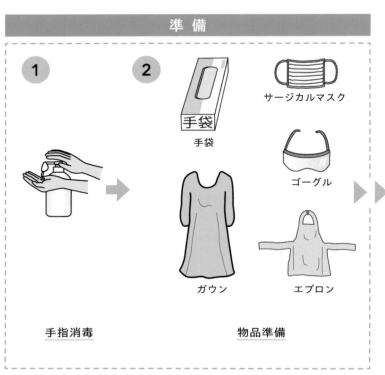

準備

1

2
手袋
サージカルマスク
ゴーグル
ガウン
エプロン

手指消毒 　　　　　　　　物品準備

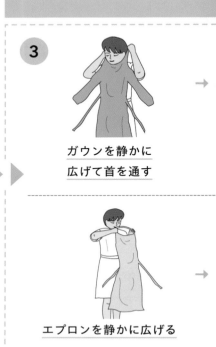

3
ガウンを静かに
広げて首を通す

エプロンを静かに広げる

手袋装着

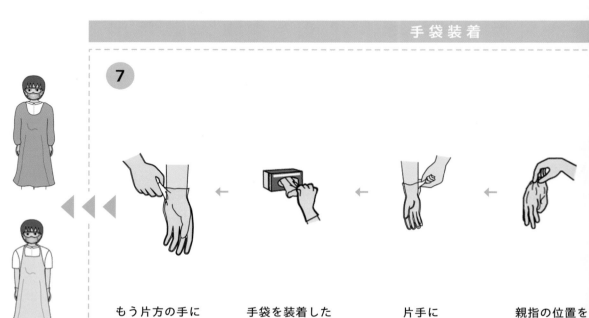

7

もう片方の手に
装着する

手袋を装着した
手で手袋を
取り出す

片手に
装着する

親指の位置を
確認し持ち直す

ウン・エプロン装着

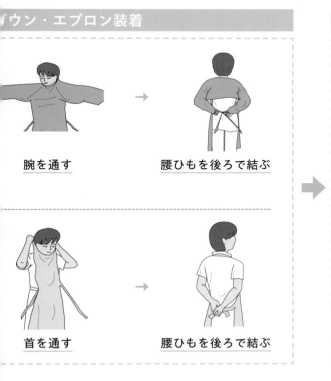

腕を通す　　　　腰ひもを後ろで結ぶ

首を通す　　　　腰ひもを後ろで結ぶ

マスク装着

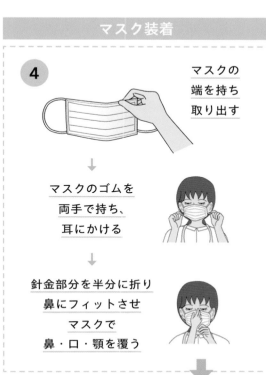

4

マスクの端を持ち取り出す

マスクのゴムを両手で持ち、耳にかける

針金部分を半分に折り鼻にフィットさせマスクで鼻・口・顎を覆う

ゴーグル装着

5

顔や髪に触れないように注意して装着する

手指消毒

6

手指消毒

手袋を取り出す

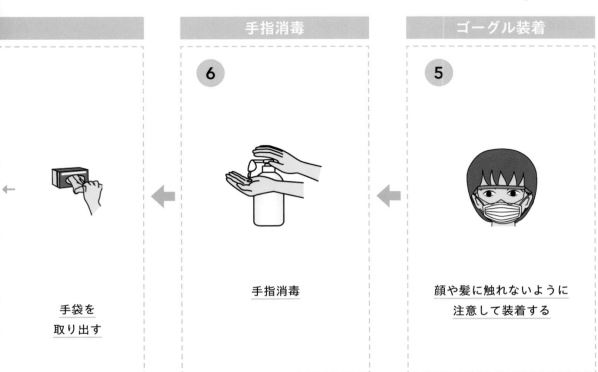

15

チェックリスト

手順		感染管理のポイント
1	**手指消毒**	● 擦式手指消毒用アルコール製剤で手指消毒をする。 ● 全工程 20 秒以上かけて手指消毒を実施する。
2	**物品準備**	● ぬれたり破損していないか確認する。物品の不足がないか確認する。 （手袋、マスク、ゴーグル、ガウン、エプロン）
3	**ガウン・エプロン装着**	● ガウンを静かに広げるて取り出す。ガウンの上側を持って首を通す。 ● 両腕を通す。 ● 腰ひもを両側に開き、背部で結ぶ。
		● エプロンを取り出し、静かに広げる。 ● 首の部分をくぐらせる。 ● ひもを背部に回し腰の部分で結ぶ。
4	**マスク装着**	● マスクを取り出す。 ● マスクのゴムを両手で持ち、耳にかける。 ● 針金部分を半分に軽く折り、鼻にフィットさせ、マスクで鼻・口・顎全体を覆い、すき間がないように顔全体にフィットさせる
5	**ゴーグル装着**	● できるだけ手が顔や髪に触れないように注意しながら装着する。 ● 目をしっかりと押さえるように装着する。
6	**手指消毒**	● 擦式手指消毒用アルコール製剤で手指消毒をする。 ● 全工程 20 秒以上かけて手指消毒を実施する。
7	**手袋装着**	● 手袋を取り出す。 ● 親指の位置を確認し持ち直す。 ● 片手に装着する。 ● 手袋を装着した手で手袋を取り出す。 ● もう片方の手に装着する。

チェック	理由
☐ ☐ ☐	● 前作業からの手指の汚染を断ち切る。 ● 適切な擦式手指消毒用アルコール製剤の量を使用することで、手指に付着している病原体を殺菌することができる。
☐ ☐ ☐	● ぬれたり破損したものは、衛生状態が損なわれている。 ● PPE 装着の途中に、装着したまま不足物品を取りに行くことは、装着した PPE の汚染や逆に PPE の汚染を広げることにつながる。
☐ ☐ ☐ ☐ ☐ ☐	● 衣服等に病原体が付着することを防ぐため正しく装着する。 ● 血液、体液、分泌物、排泄物への接触が予測される場合、処置や患者ケアの間は皮膚を守るために、また衣類が汚れたり汚染したりするのを避けるために、業務に適したガウンを着る。 ● 処置や患者ケアの過程で皮膚や着衣の汚染が予測される場合は撥水性のガウン・エプロンを着用する。 ● 血液や体液などで、衣服が汚染される可能性がある場合は、ガウンまたはエプロンを着用する。
☐ ☐ ☐	● 病原体を含む飛沫が口・鼻腔に入ることを防ぐために正しく装着する。 ● 血液や体液が飛散し、目、鼻、口を汚染する危険がある場合は、マスク、ゴーグル、フェイスシールド、それらの組み合わせを選択する。
☐ ☐ ☐	● 病原体を含む飛沫が目に入ることを防ぐために正しく装着する。 ● 血液や体液が飛散し、目、鼻、口を汚染する危険がある場合は、マスク、ゴーグル、フェイスシールド、それらの組み合わせを選択する。
☐ ☐ ☐	● 手が顔や髪に触れた恐れがあるため、手指の汚染を除去する。 ● 適切な擦式手指消毒用アルコール製剤の量を使用することで、手指に付着している病原体を殺菌することができる。
☐ ☐ ☐	● 手に直接病原体が付着することを防ぐため正しく装着する。 ● 患者に直接ケアを提供するためには使い捨ての非滅菌手袋を着用する。 ● 血液、他の感染性物質、粘膜、創のある皮膚、汚染している可能性のある正常皮膚（便失禁や尿失禁している患者など）への接触が予想される時には、手袋を装着する。 ● 血液、体液あるいは分泌物、粘膜、傷のある皮膚に接触する可能性がある時、あるいは血液、体液で汚染された物品（医療機器、医療器材など）に接触する時は手袋を着用する。

危害リスト

	手順	潜在的危害（危害を及ぼすであろう現象）	重要度の判断根拠（ガイドラインや文献等）
0	工程全体	●感染症を引き起こす病原体伝播のリスクがある。 ●血液・体液・全ての分泌物・排泄物が曝露する恐れがある。	●他のスタッフや患者、周囲環境へ病原体の伝播を予防する。 ●予想される患者との相互関係が血液または体液への接触が発生する可能性を示唆しているときには、PPE を装着する。
1	手指消毒	●前作業のケアや処置で手指が汚染し、病原体が付着している恐れがある。 ●手に付着している汚れや病原体が、PPE へ付着する恐れがある。	●病原体の付着した手で患者に接触することで、病原体を伝播させる。 ●汚染した手で PPE に触れると物品が汚染する。
2	物品準備	●破損している物品を使用することで、スタッフに体液が曝露する。 ●汚染した物品を使用することで、スタッフから患者へ汚染が付着する。 ●物品の不足で処置や手順が中断し、時間のロスや対象へ負担がかかる。または、装着回数が増えることで物品が無駄になる。	●不適切な物品の選択や破損により、病原体や感染源となる血液、分泌物、粘膜、皮膚、滲出液等に曝露する恐れがある。
3	ガウン・エプロン装着	●ガウンやエプロンを装着せずにケアや処置をすることで、皮膚や衣服が体液の曝露を受ける恐れがある。 ●正しい手順で装着しないことで、ガウンやエプロンが汚染される恐れがある。	●血液、体液、分泌物、排泄物への接触が予測される場合、処置患者ケアの間は皮膚を守るために、また衣類が汚れたり汚染したりするのを避けるために、業務に適したガウンを着る。 ●処置や患者ケアの過程で皮膚や着衣の汚染が予測される場合は水性のガウン・エプロンを着用する。 ●血液や体液などで、衣服が汚染される可能性がある場合は、ガウンまたはエプロンを着用する。
4	マスク装着	●マスクを装着せずにケアや処置をすることで、作業中に作り出されるはねやしぶきを顔面に受ける恐れがある。 ●正しい手順で装着しないことで、マスクが汚染される。	●血液、体液、分泌物、排泄物のはねやしぶきを作り出す可能性ある処置や患者ケアをしている間は、眼、鼻、口の粘膜を守るために PPE を使用する。実施する業務から予想される必要性に応じマスク、ゴーグル、フェイスシールド、それらの組み合わせを選する。 ●血液や体液が飛散し、目、鼻、口を汚染する危険がある場合スクとゴーグルを着用する。 ●湿性生体物質が飛散し目、鼻、口の粘膜に付着するのを防ぐたマスクやゴーグルなどを着用する。
5	ゴーグル装着	●ゴーグルを装着せずにケアや処理をすることで、作業中に作り出されるはねやしぶきを目などの粘膜に受ける恐れがある。 ●正しい手順で装着しないことで、ゴーグルが汚染される。	●血液、体液、分泌物、排泄物のはねやしぶきを作り出す可能性ある処置や患者ケアをしている間は、眼、鼻、口の粘膜を守るたに PPE を使用する。実施する業務から予想される必要性に応じマスク、ゴーグル、フェイスシールド、それらの組み合わせを選する。 ●血液や体液なが飛散し、目、鼻、口を汚染する危険がある場合マスクとゴーグルを着用する。 ●湿性生体物質が飛散し目、鼻、口の粘膜に付着するのを防ぐたマスクやゴーグルなどを着用する。
6	手指消毒	●PPE の装着で不要に体に接触し、手が汚染している恐れがある。 ●スタッフの手に付着している汚染が、患者や物品に伝播する。	●汚れた手で衛生物品に触れると物品を汚染してしまう。
7	手袋装着	●手袋を装着せずにケアや処置をすることで、手に体液の曝露を受ける恐れがある。または、スタッフの手指に付着している汚染が、患者や物品に伝播する。 ●正しい手順で装着しないことで、手袋が汚染される。	●患者に直接ケアを提供するためには使い捨ての医療用手袋を着する。 ●血液、他の感染性物質、粘膜、創のある皮膚、汚染している可性のある正常皮膚（便失禁や尿失禁している患者など）への接が予想される時には、手袋を装着する。 ●血液、体液あるいは分泌物、粘膜、傷のある皮膚に接触する可性がある時、あるいは血液、体液で汚染された物品（医療機器、療器材など）に接触する時は手袋を着用する。

感染管理重要度	潜在的危害の発生要因	防止措置
	● 不適切な手指衛生。 ● 不適切な物品準備。 ● 不適切な手順による装着。 ● 適切な場所に物品が設置されていない。	● 適切な手順・方法で実施する。 ● 適切な物品を準備する。 ● 物品を適切な場所に設置する。
	● 不適切な手順による手指消毒。	● 擦式手指消毒用アルコール製剤で手指消毒をする。 ● 擦式手指消毒用アルコール製剤では手指消毒を全工程 20 秒以上かけて実施する。
	● 物品が汚染されている。 ● 物品に破損がある。 ● 準備物品に不足がある。 ● 物品の選択が適切でない。	● 防水・撥水性で非浸透性の物品を使用する。 ● 物品の使用期限を確認する。 ● 破損・汚染などの保存状態を確認する。 ● 必要物品を不足なく準備する。 （手袋、マスク、ゴーグル、ガウンまたはエプロン）
	● ガウン・エプロンを正しい手順で装着しない。	● ガウン・エプロンを適切な手順で装着する。
	● マスクを正しい手順で装着しない。	● マスクを適切な手順で装着する。
	● ゴーグルを正しい手順で装着しない。	● ゴーグルを正しい手順で装着する。
	● 不適切な手順による手指消毒。	● 擦式手指消毒用アルコール製剤で手指消毒をする。 ● 擦式手指消毒用アルコール製剤では手指消毒を全工程 20 秒以上かけて実施する。
	● 手袋を正しい手順で装着しない。	● 手袋を正しい手順で装着する。

基本編

4 個人防護具（PPE）の外し方

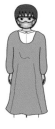

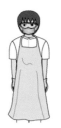

1

 → →

袖口に触れない
ようにつかむ

表面が内側になるように
裏返して脱ぐ

片方の手の中で
丸める

終了後

6

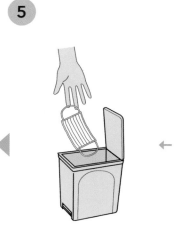

または

手指衛生

ゴーグル・マスクを外す

5

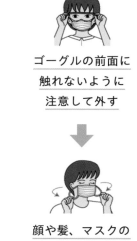

ゴーグルの前面に
触れないように
注意して外す

廃棄

顔や髪、マスクの
表面に触れないように
ゴムを持ち外す

赤文字：EBMに基づき強く推奨されているところ

手指消毒

2

 → → → 廃棄

手袋を外した手を 袖口に差し入れる	片方の手を垂直に 下ろし引抜く

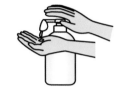

手指消毒

手指消毒

4

ガウン・エプロンを外す

3

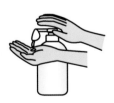

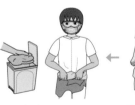 ← 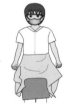 ← 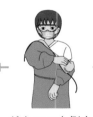 ←

中表にして 丸めて捨てる ← 前にたらす ← ガウンの内側を 持って袖を下ろす ← 首の後ろの 部分をちぎる

手指消毒

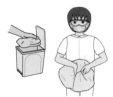 ← 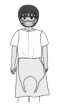 ←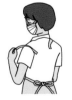

中表にして 丸めて捨てる ← 前にたらす ← 首の後ろの 部分をちぎる

チェックリスト

	手順	感染管理のポイント
1	**手袋を外す**	●袖口に触れないようにつかむ。 ●表面が内側になるように裏返して脱ぐ。 ●片方の手の中で丸める。 ●手袋を外した手を袖口に差し入れる。 ●片方の手を垂直に下ろし引き抜く。 ●廃棄する。
2	手指消毒	●擦式手指消毒用アルコール製剤で手指消毒をする。
3	**ガウン・エプロンを外す**	●ガウンの首の後ろの部分をちぎる（汚染が最も少ないと予想される）。 ●ガウンの内側を持って袖を下ろす。 ●前にたらす。 ●汚染面に触れないように注意し、中表にして丸めて捨てる。
		●エプロンの首の後ろの部分をちぎる。 ●前にたらす。 ●汚染面に触れないように注意し、中表にして丸めて捨てる。
4	**手指消毒**	●擦式手指消毒用アルコール製剤で手指消毒をする。 ●全工程 20 秒以上かけて手指消毒を実施する。
5	**ゴーグル・マスクを外す**	●ゴーグルの前面に触れないように外す。 ●顔や髪に触れないように、マスクのゴムの部分を持つ。 ●マスクの表面に触れないように廃棄する。
6	手指衛生	●流水と手洗い剤での手洗いまたは、擦式手指消毒用アルコール製剤で手指消毒をする。 ●手が目に見えて汚れている場合は、流水と手洗い剤による手洗いをする。少なくとも 30 秒以上かけて手全体を洗い、十分に燥させる。 ●擦式手指消毒用アルコール製剤での手指消毒は全工程 20 秒以上かけて手指消毒を実施する。

チェック	理由
☐ ☐ ☐	● 汚染を広げないために、最も汚染している手袋を一番最初に外す。 ● 使用した手袋は、適切に外し廃棄しなければ実施者および周囲の環境を汚染する恐れがある。
☐ ☐ ☐	● 手袋を外す時に手指を汚染する恐れがある。また、ピンホールによる手指の汚染が考えられる。 ● 適切な擦式手指消毒用アルコール製剤の量を使用することで手指に付着している病原体を殺菌することができる。 ● 手袋を外した後は汚染を除去する。 ● 手袋を外した後も手指衛生を行う。 ● 目に見える汚れがない場合は、アルコールを主成分とする擦式手指消毒薬を用いて手指消毒をする。
☐ ☐ ☐	
☐ ☐ ☐	● ガウンの全面と袖は汚染されている。首の後ろは汚染されていないと予想される。 ● 使用したガウンまたはエプロンは、適切に外し廃棄しなければ実施者および周囲の環境を汚染する恐れがある。
☐ ☐ ☐	● ガウンやエプロンを外す作業は複雑なため手指を汚染する恐れがある。 ● 汚染された手指の場合、次の作業でゴーグルやマスクを外す時に目・鼻・口の近くに触れるため、自身が感染する恐れがある。 ● 適切な擦式手指消毒用アルコール製剤の量を使用することで手指に付着している病原体を殺菌することができる。
☐ ☐ ☐	● 使用したゴーグルとマスクは、適切に外し廃棄しなければ実施者および周囲の環境を汚染する恐れがある。
☐ ☐ ☐	● 手指衛生を確実にすることにより交差感染のリスクを減らすことができる。 ● 擦式アルコール製剤での手指消毒は、適切な擦式手指消毒用アルコール製剤の量を使用することで手指に付着している病原体を殺菌することができる。 ● 流水と手洗い剤による手洗いは、病原体を減らすことができる。 ● 手が目に見えて汚れている時、有機物で汚染されている時、また、血液で汚染されている時には、手洗い剤と水、あるいは手指消毒剤と水で手を洗う。 ● 目に見えて汚染がある場合は、流水と手洗い剤で手洗いを行う。 ● 目に見える汚れがない場合は、アルコールを主成分とする擦式手指消毒薬を用いて手指消毒をする。

危害リスト

	手順	潜在的危害（危害を及ぼすであろう現象）	重要度の判断根拠（ガイドラインや文献等）
0	**工程全体**	●感染症を引き起こす病原体伝播のリスクがある。 ●血液・体液・全ての分泌物・排泄物が曝露する恐れがある。	●他のスタッフや患者、周囲環境へ病原体の伝播を予防する。 ●PPE を脱ぐ過程で衣類や皮膚を汚染しないようにする。 ●PPE はその都度交換する。
1	**手袋を外す**	●汚染した手袋で処置やケアを継続すると、患者や周囲環境へ汚れが飛散する恐れがある。	●PPE を脱ぐ時は、最も汚れている手袋を一番初めに外す。 ●患者や周囲環境（医療器具を含む）に触れた後は、手の汚染を避けるために、適切なテクニックを用いて手袋を脱ぐ。 ●同じ患者であっても、処置ごとに手袋を交換する。
2	手指消毒	●処置やケアでの汚染が、手に付着している恐れがある。	●手袋を外す時に手が汚染される恐れがある。 ●手袋にピンホールがあったり使用中に破れることがある。 ●手袋を外した後は汚染を除去する。 ●手袋を外した後も手指衛生を行う。 ●目に見える汚れがない場合は、アルコールを主成分とする擦式手指消毒薬を用いて手指消毒をする。
3	**ガウン・ エプロンを外す**	●ガウン・エプロンに付着した汚れを、患者や周囲環境へ移す恐れがある。	●PPE を脱ぐ過程で衣類や皮膚を汚染しないようにする。 ●着用していたガウン・エプロンは使用後直ちに外し、廃棄する。 ●PPE はその都度交換する。 ●使用した物品は適切に廃棄しなければ、処置者および周囲環境を汚染する恐れがある。
4	**手指消毒**	●ガウン・エプロンを外す作業は複雑なため手指に汚れが付着する恐れがある。	●着用していたガウン・エプロンは使用後直ちに外し、その後、手指衛生を行う。
5	**ゴーグル・ マスクを外す**	●ゴーグルやマスクに付着した汚れを、患者や周囲環境へ移す恐れがある。	●PPE を脱ぐ過程で衣類や皮膚を汚染しないようにする。 ●マスク、ゴーグル、フェイスシールドは使用後直ちに外す。 ●PPE はその都度交換する。
6	手指衛生	●スタッフの手に付着している汚れが、手から患者へ、または周囲環境に広がる。	●マスク、ゴーグル、フェイスシールドは使用後直ちに外す。その際に汚染した表面に触れないようにし、直ちに手指衛生を行う。 ●前作業からの手指の汚染を断ち切る。 ●手指衛生を確実にすることにより交差感染のリスクを減らすことができる。 ●手が目に見えて汚れている時、有機物で汚染されている時、または血液で汚染されている時には、手洗い剤と水、あるいは手指消毒剤と水で手を洗う。 ●目に見えて汚染がある場合は、流水と手洗い剤で手洗いを行う。 ●目に見える汚れがない場合は、アルコールを主成分とする擦式手指消毒薬を用いて手指消毒をする。

感染管理重要度	潜在的危害の発生要因	防止措置
	● 不適切な手指衛生。 ● 不適切な手順による脱ぎ方。 ● 適切な場所に物品が設置されていない。	● 適切な手順・方法で実施する。 ● 物品を適切な場所に設置する。
	● 手袋を正しい手順で取り外さない。	● 手袋を外す時は、手袋表面に接触しないように外す。 ● 外した手袋は速やかに廃棄する。
最重要	● 不適切な手順による手指消毒。	● 擦式手指消毒用アルコール製剤で手指消毒をする。 ● 擦式手指消毒用アルコール製剤では手指消毒を全工程 20 秒以上かけて実施する。
	● ガウン・エプロンを正しい手順で取り外さない。	● 正しい手順で PPE を取り外す。 ● PPE は汚染部分に触れないよう、汚染面を内側にして取り外す。 ● 使用した物品は、速やかに廃棄する。
	● 不適切な手順による手指消毒。	● 擦式手指消毒用アルコール製剤で手指消毒をする。 ● 擦式手指消毒用アルコール製剤では手指消毒を全工程 20 秒以上かけて実施する。
	● ゴーグル・マスクを正しい手順で取り外さない。	● 正しい手順で PPE を取り外す。 ● PPE は汚染部分に触れないよう、汚染面を内側にして取り外す。 ● 使用した物品は、速やかに廃棄する。
最重要	● 不適切な手順による手洗い。 ● 不適切な手順による手指消毒。	● 流水と手洗い剤を使い流水による手洗い、または擦式手指消毒用アルコール製剤で手指消毒をする。 ● 手が目に見えて汚れている場合は、流水と手洗い剤で手洗いをし、15 秒以上かけて手全体を洗う。 ● 擦式手指消毒用アルコール製剤では手指消毒を全工程 20 秒以上かけて実施する。

感染管理ベストプラクティス

実践編

吸引・口腔ケア関連

5 口腔ケア（全介助）

準備

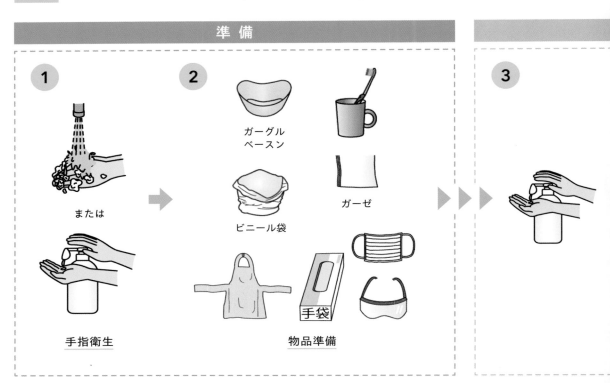

1 手指衛生

2 物品準備
- ガーグルベースン
- ガーゼ
- ビニール袋
- 手袋

3

終了後

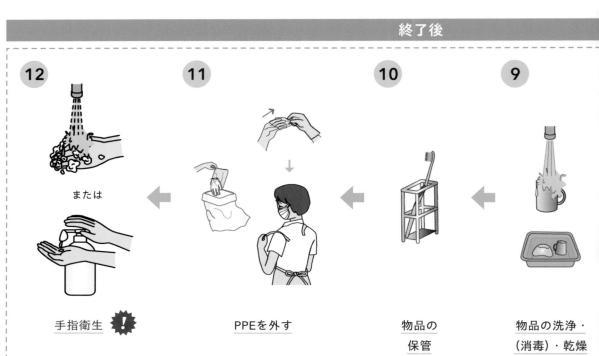

12 手指衛生 ❗ または

11 PPEを外す

10 物品の保管

9 物品の洗浄・（消毒）・乾燥

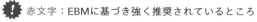
！ 赤文字：EBMに基づき強く推奨されているところ

口腔ケア

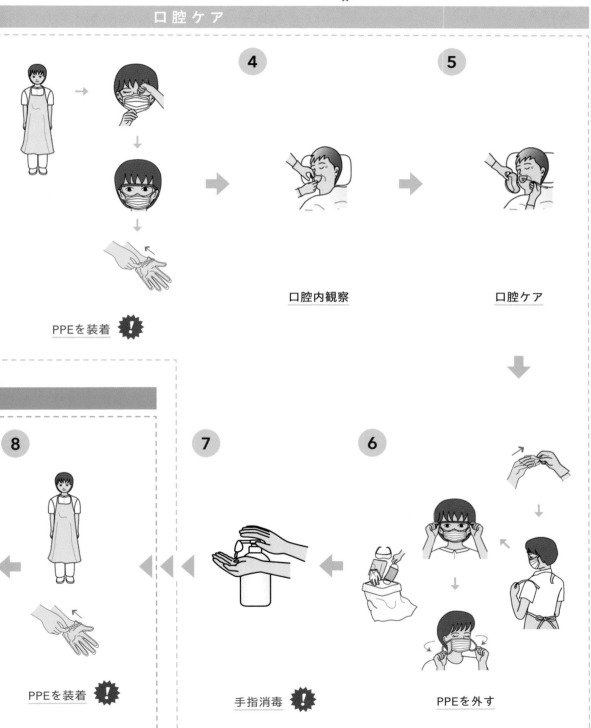

4　口腔内観察

5　口腔ケア

PPEを装着 ！

8　PPEを装着 ！

7　手指消毒 ！

6　PPEを外す

チェックリスト

医療・介護関連肺炎の代表的な起因菌 ●肺炎球菌 ●インフルエンザ菌 ●肺炎桿菌 ●モラクセラ菌

	手順	感染管理のポイント
1	手指衛生	●流水と手洗い剤での手洗いまたは、擦式手指消毒用アルコール製剤で手指消毒をする。 ●手が目に見えて汚れている場合は、流水と手洗い剤による手洗いをする。少なくとも15秒以上かけて手全体を洗い、十分に乾燥させる。 ●擦式手指消毒用アルコール製剤での手指消毒は全工程20秒以上かけて手指消毒を実施する。
2	物品準備	●ぬれたり破損していないか確認する。物品の不足がないか確認する。 　（エプロン、マスク、ゴーグル、手袋、ガーゼ、ビニール袋、歯ブラシ、コップ、ガーグルベースン等）
3	PPEを装着	●汚染の危険性があるため、手順通りにPPEを装着する。 ●手指消毒→エプロン→マスク→ゴーグル→手袋の順に装着する。
4	口腔内観察	●食物残渣、舌苔、口内炎、義歯による傷、歯肉の腫れなどを観察する。
5	口腔ケア	●汚染を除去し口腔内を清潔に保つ。 ●口腔内に残留物がないか、誤嚥するものがないか確認する。
6	PPEを外す	●手袋→エプロン→ゴーグル→マスクの順に外し、廃棄する。
7	手指消毒	●擦式手指消毒用アルコール製剤で手指消毒をする。 ●全工程20秒以上かけて手指消毒を実施する。
8	PPEを装着	●エプロン→手袋の順にPPEを装着する。 ●眼、鼻、口へ排泄物等のはね返りを受けたり浴びることが予測される場合は必要に応じてマスク、ゴーグルを使用する。
9	物品の洗浄・ （消毒）・乾燥	●使用後の器材は個別に洗浄、乾燥、保管する。 ●流水下で目に見えて汚れがなくなるまで洗浄する（まとめて洗浄する場合は洗浄後に消毒、乾燥、保管する）。
10	物品の保管	●物品は個別に保管する。 ●歯ブラシはブラシを上に立てて保管する（まとめて保管する時は、歯ブラシどうしが接しないようにする）。
11	PPEを外す	●手袋→エプロンの順に外し、廃棄する。
12	手指衛生	●流水と手洗い剤での手洗いまたは、擦式手指消毒用アルコール製剤で手指消毒をする。 ●手が目に見えて汚れている場合は、流水と手洗い剤による手洗いをする。少なくとも30秒以上かけて手全体を洗い、十分に乾燥させる。 ●擦式手指消毒用アルコール製剤での手指消毒は全工程20秒以上かけて手指消毒を実施する。

膿菌　●口腔内常在菌　●黄色ブドウ球菌　　など

チェック	理由
☐☐☐	●前作業からの手指の汚染を断ち切る。 ●流水と手洗い剤による手洗いは、病原体を減らすことができる。 ●擦式手指消毒用アルコール製剤での手指消毒は、適切な擦式手指消毒用アルコール製剤の量を使用することで手指に付着している病原体を殺菌することができる。 ●手指衛生を確実にすることにより交差感染のリスクを減らすことができる。
☐☐☐	●ケア開始後に物品を取りに行くことは、ケアの中断や汚染エリアの拡大につながるため、物品準備を不足なく行う。
☐☐☐	●前作業からの手指の汚染を断ち切る。 ●患者に直接接触する前に手の汚染除去を行う。 ●適切な擦式手指消毒用アルコール製剤の量を使用することで手指に付着している病原体を殺菌することができる。 ●目に見える汚染がない場合は、アルコールを主成分とする擦式手指消毒薬を用いて手指消毒をする。 ●処置時に手や衣服に病原体が付着したり、顔に飛び散る恐れがあるため手袋とマスク、ゴーグル、エプロンを装着する。 ●患者に直接ケアを提供するためには使い捨ての非滅菌手袋を着用する。 ●血液、他の感染性物質、粘膜、創のある皮膚、汚染している可能性のある正常皮膚（便失禁や尿失禁している患者など）への接触が予想される時には、手袋を装着する。 ●処置や患者ケアの過程で皮膚や着衣の汚染が予測される場合は撥水性のガウン・エプロンを着用する。 ●血液、体液、分泌物、排泄物のはねやしぶきを作り出す可能性のある処置や患者ケアをしている間は、眼、鼻、口の粘膜を守るためにPPEを使用する。必要性に応じて、マスク、ゴーグル、フェイスシールド、それらの組み合わせを選択する。
☐☐☐	●口腔内の情報を知ることで、その人に必要なケアを行うことができる。
☐☐☐	●誤嚥性肺炎を防止する。 ●口腔機能の維持、回復のために日常生活援助として行う。
☐☐☐	●手袋、エプロン、ゴーグル、マスクに付着した唾液や痰による汚染拡大を防ぐ。 ●手指の汚染レベルを下げることにより、交差感染のリスクを減らす。 ●PPEを脱ぐ過程で衣類や皮膚を汚染しないようにする。 ●着用していたガウン・エプロン・マスク、ゴーグル、フェイスシールドは使用後直ちに外し、廃棄する。
☐☐☐	●前作業からの手指の汚染を断ち切る。 ●適切な擦式手指消毒用アルコール製剤の量を使用することで手指に付着している病原体を殺菌することができる。 ●体液あるいは滲出液、粘膜、正常でない皮膚あるいは創部ドレッシングに触れた後は、手指衛生をする。 ●手袋を外した後は汚染を除去する。 ●着用していたガウン・エプロン・マスク、ゴーグル、フェイスシールドは使用後直ちに外し、その後、手指衛生を行う。 ●目に見える汚染がない場合は、アルコールを主成分とする擦式手指消毒薬を用いて手指消毒をする。
☐☐☐	●処理時に手や衣服に病原体が付着する恐れがあるため、手袋とエプロンを装着する。 ●眼、鼻、口の粘膜を保護するためにマスク、ゴーグルを使用する。 ●血液、他の感染性物質、粘膜、創のある皮膚、汚染している可能性のある正常皮膚（便失禁や尿失禁している患者など）への接触が予想される時には、手袋を装着する。 ●処置や患者ケアの過程で皮膚や着衣の汚染が予測される場合は撥水性のガウン・エプロンを着用する。 ●血液、体液、分泌物、排泄物のはねやしぶきを作り出す可能性のある処置や患者ケアをしている間は、眼、鼻、口の粘膜を守るためにPPEを使用する。実施する業務から予想される必要性に応じて、マスク、ゴーグル、フェイスシールド、それらの組み合わせを選択する。
☐☐☐	●使用後の器材を適切に洗浄、乾燥させる。 ●歯ブラシは洗浄後も汚れが完全に取れない（まとめて洗浄する場合には、交差感染を防ぐために消毒する）。 ●使用後に歯ブラシを十分に洗い、残りの洗浄剤や残留物を取り除く。
☐☐☐	●ブラシとブラシが接触すると交差感染の恐れがある。 ●歯ブラシは使用後に直立した位置に保管し、空気乾燥させる。湿った歯ブラシを密閉した容器に入れて保管すると、外気にさらされるよりも微生物が増殖する。
☐☐☐	●汚染を広げないために、最も汚染している手袋を一番最初に外す。 ●手袋、エプロンに付着している可能性のある病原体による感染拡大を防ぐ。
☐☐☐	●流水と手洗い剤による手洗いは、病原体を減らすことができる。 ●擦式手指消毒用アルコール製剤での手指消毒は、適切な擦式手指消毒用アルコール製剤の量を使用することで手指に付着している病原体を殺菌することができる。 ●手指衛生を確実にすることにより交差感染のリスクを減らすことができる。 ●体液あるいは滲出液、粘膜、正常でない皮膚あるいは創部ドレッシングに触れた後は、手指衛生をする。 ●手袋を外した後は汚染を除去する。 ●着用していたガウン・エプロン・マスク、ゴーグル、フェイスシールドは使用後直ちに外し、その後、手指衛生を行う。 ●手が目に見えて汚れている時、有機物で汚染されている時、また、血液で汚染されている時には、手洗い剤と水、あるいは手指消毒剤と水で手を洗う。 ●目に見える汚染がない場合は、アルコールを主成分とする擦式手指消毒薬を用いて手指消毒をする。

危害リスト

	手順	潜在的危害（危害を及ぼすであろう現象）	重要度の判断根拠（ガイドラインや文献等）
0	工程全体	●医療・介護関連肺炎に由来する病原体伝播のリスクがある。 肺炎球菌、インフルエンザ菌、肺炎桿菌、モラクセラ菌、緑膿菌、口腔内常在菌、黄色ブドウ球菌など	●口腔内に含まれる病原体の汚染が拡大するリスクがある。 ●唾液を飛散させたり、周囲環境へ汚染を広げない。 ●血液、体液、分泌物、排泄物への接触が予測される場合は、PPE を着用する。
1	手指衛生	●手に付着している汚染や病原体が、使用物品へ付着する恐れがある。	●前作業からの手指の汚染を断ち切る。 ●手指衛生を確実にすることにより交差感染のリスクを減らすことができる。
2	物品準備	●破損している物品を使用することで、スタッフに体液が曝露する。 ●汚染した物品を使用することで、スタッフへ汚染が付着する。 ●物品の不足で処置や手順が中断し、時間のロスや対象へ負担がかかる。または、装着回数が増えることで物品が無駄になる。	●不適切な物品の選択や破損により、病原体や感染源となる血液、分泌物、粘膜、皮膚、滲出液等曝露する恐れがある。
3	PPE を装着	●手に付着している汚染や病原体が、患者や使用物品、周囲環境へ付着する恐れがある。 ●スタッフが唾液や痰などの体液曝露を受け、病原体が伝播する恐れがある。 ●PPE の不適切な使用により、周囲環境が汚染される。	●前作業からの手指の汚染を断ち切る。 ●患者に直接接触する前に手の汚染除去を行う。 ●汚染された手は、周囲環境を汚染する。 ●目に見える汚染がない場合は、アルコールを主成分とする擦式手指消毒薬を用いて手指消毒する。 ●患者に直接ケアを提供するためには使い捨ての非滅菌手袋を着用する。 ●血液、他の感染性物質、粘膜、創のある皮膚、汚染している可能性のある正常皮膚への接触が予測される時には、手袋を装着する。 ●血液、体液、分泌物、排泄物への接触が予測される場合、処置や患者ケアの間は皮膚を守るため、また衣類が汚染されたりするのを避けるために、業務に適したガウンを着る。 ●処置や患者ケアの過程で皮膚や着衣の汚染が予測される場合は撥水性のガウン・エプロンを着用する。 ●血液や体液などで、衣服が汚染される可能性がある場合は、ガウンまたはエプロンを着用する。 ●血液、体液、分泌物、排泄物のはねやしぶきを作り出す可能性のある処置や患者ケアをしている時は、眼、鼻、口の粘膜を守るために PPE を使用する。必要性に応じて、マスク、ゴーグル、フェイスシールド、それらの組み合わせを選択する。
4	口腔内観察	●口腔内の状態を把握せずにケアを進めることで、口腔内が傷つき、傷から感染を起こすリスクがある。	●口腔を観察し適切にアセスメントすることで、状態に応じた口腔ケアを実施することができる。
5	口腔ケア	●口腔内の細菌が増殖し、歯周病や誤嚥性肺炎などの感染症のリスクがある。	●口腔は温度・湿度・栄養などあらゆる点において、微生物が繁殖しやすい状態のため、歯周病や嚥性肺炎を予防するために、口腔内を清潔に保つ必要性がある。
6	PPE を外す	●PPE に付着した汚染が、スタッフや周囲環境へ付着する。 ●使用した PPE を適切に廃棄しなければ汚染が広がる。	●患者や周囲環境（医療器具を含む）に触れた後は、手の汚染を避けるために、適切なテクニック用いて手袋を脱ぐ。 ●PPE を脱ぐ過程で衣類や皮膚を汚染しないようにする。 ●着用していたガウン・エプロン・マスク、ゴーグル、フェイスシールドは使用後直ちに外し、廃する。 ●使用した物品は適切に廃棄しなければ、処置者および周囲環境を汚染する恐れがある。
7	手指消毒	●汚染した手で処置やケアを継続すると、患者や周囲環境へ汚染が付着する。	●体液、排泄物、創傷面の被膜材と接触した後は、目に見えて手が汚れていなくても手の汚染を除する。 ●前作業からの手指の汚染を取り除く。 ●体液あるいは滲出液、粘膜、正常でない皮膚あるいは創部ドレッシングに触れた後は、手指衛生する。 ●手袋を外す時に手が汚染される恐れがある。 ●手袋にピンホールがあったり使用中に破れることがある。 ●手袋を外した後は汚染を除去する。 ●着用していたガウン・エプロン・マスク・ゴーグル、フェイスシールドは使用後直ちに外し、その後、手指衛生を行う。 ●目に見える汚染がない場合は、アルコールを主成分とする擦式手指消毒薬を用いて手指消毒をす
8	PPE を装着	●物品洗浄で唾液や痰などの曝露を受ける恐れがある。 ●PPE の不適切な使用により、周囲環境が汚染される。	●血液、他の感染性物質、粘膜、創のある皮膚、汚染している可能性のある正常皮膚への接触が予測される時には、手袋を装着する。 ●処置や患者ケアの過程で皮膚や着衣の汚染が予測される場合は撥水性のガウン・エプロンを着用する。 ●血液や体液などで、衣服が汚染される可能性がある場合は、ガウンまたはエプロンを着用する。
9	物品の洗浄・（消毒）・乾燥	●使用した物品を適切に処理しなければ、病原体が増殖する恐れがある。	●効果的な消毒・滅菌処理を可能にするために、洗浄剤を用いて器具・器材から有機物を除去する。 ●使用後に歯ブラシを十分に洗い、残りの洗浄剤や残留物を取り除く。
10	物品の保管	●湿った状態で保管すると、病原体が増殖する恐れがある。 ●複数人のブラシを同時に保管すると、ブラシが接触し交差感染のリスクがある。	●歯ブラシは使用後に直立した位置に保管し、空気乾燥させる。湿った歯ブラシを密閉した容器に入れて保管すると、外気にさらされるよりも微生物が増殖する。
11	PPE を外す	●PPE に付着した汚染が、スタッフや周囲環境へ付着する。 ●使用した PPE を適切に廃棄しなければ汚染が広がる。	●患者や周囲環境（医療器具を含む）に触れた後は、手の汚染を避けるために、適切なテクニック用いて手袋を脱ぐ。 ●PPE を脱ぐ過程で衣類や皮膚を汚染しないようにする。 ●着用していたガウン・エプロン・マスク、ゴーグル、フェイスシールドは使用後直ちに外し、廃する。 ●使用した物品は適切に廃棄しなければ、スタッフおよび周囲環境を汚染する恐れがある。
12	手指衛生	●スタッフの手に付着している汚れが、手から患者へ、または周囲環境に広がる。	●前作業からの手指の汚染を断ち切る。 ●手指衛生を確実にすることにより交差感染のリスクを減らすことができる。 ●体液あるいは滲出液、粘膜、正常でない皮膚あるいは創部ドレッシングに触れた後は、手指衛生を行う。 ●手袋を外した後は汚染を除去する。 ●着用していたガウン・エプロン・マスク・ゴーグル、フェイスシールドは使用後直ちに外し、その後、手指衛生を行う。 ●手が目に見えて汚れている時、有機物で汚染されている時、また、血液で汚染されている時には手洗い剤と水、あるいは手指消毒剤と水で手を洗う。 ●目に見えて汚染がある場合は、流水と手洗い剤で手洗いを行う。 ●目に見える汚染がない場合は、アルコールを主成分とする擦式手指消毒薬を用いて手指消毒をす

感染管理重要度	潜在的危害の発生要因	防止措置
	● スタッフや周囲環境が、痰や唾液などの曝露を受ける。 ● 誤った手順で実施する。 ● PPE を使用しない。 ● 手指衛生を遵守しない。 ● 観察不足。	● 手指衛生を遵守する。 ● 正しい手順で実施する。 ● PPE を使用する。 ● 適切に準備と片付け作業を行い、使用した物品を速やかに処理する。
	● 前作業のケアや処置で手が汚染している。 ● 手指衛生を正しい手順で実施しない。	● 流水と手洗い剤を使い、流水による手洗い、または擦式手指消毒用アルコール製剤で手指消毒をする。
	● 物品が汚染されている。 ● 物品に破損がある。 ● 準備物品に不足がある。 ● 物品の選択が適切でない。	● 防水・撥水性で非浸透性の物品を使用する。 ● 物品の使用期限を確認する。 ● 破損・汚染などの保存状態を確認する。 ● 必要物品を不足なく準備する。
最重要	● 前作業の物品準備で環境等に接触し、手が汚染している。 ● 手指衛生を正しい手順で実施しない。 ● PPE を使用しない。 ● PPE を正しい手順で装着しない。	● 擦式手指消毒用アルコール製剤で手指消毒をする。 ● PPE を着用してケアを行う。 ● PPE を正しい手順で装着する。ガウンまたはエプロン→マスク→ゴーグル→手袋の順に装着する。
	● 口腔内を観察しない。	● 食物残渣、舌苔、口内炎、義歯による傷、歯肉の腫れなどないか観察する。
	● 口腔ケアを実施しない。	● 汚染を除去し口腔内を清潔に保つ。 ● 口腔内に残留物や、誤嚥するものがないか確認する。
	● PPE を正しい手順で外さない。	● 正しい手順で PPE を取り外す。 　手袋→エプロン→ゴーグル→マスクの順に取り外す。 ● PPE は汚染部分に触れないよう、汚染面を内側にして取り外す。 ● 使用した物品は速やかにビニール袋に入れ、廃棄する。
最重要	● 前作業で手が汚染している。 ● 手指消毒を正しい手順で実施しない。	● 擦式手指消毒用アルコール製剤で手指消毒をする。
最重要	● PPE を使用しない。 ● PPE を正しい手順で装着しない。	● PPE を着用して洗浄を行う。 ● PPE は正しい手順で装着する。エプロン→手袋の順で装着する。
	● 洗浄・消毒・乾燥を実施しない。	● 使用後の物品を洗浄後、乾燥させて保管する。 ● 流水下で目に見える汚れがなくなるまで洗浄する。
	● 湿った状態で保管する。 ● 複数人の歯ブラシをまとめて接触した状態で保管する。	● ケア物品は十分乾燥させて保管する。 ● 歯ブラシはブラシを上にして保管する。 ● 歯ブラシどうしが接触しないように保管する。
	● PPE を正しい手順で外さない。	● 正しい手順で PPE を取り外す。手袋→エプロンの順で取り外す。 ● PPE は汚染部分に触れないよう、汚染面を内側にして取り外す。 ● 使用した物品は、速やかにビニール袋へ入れ、廃棄する。
最重要	● 前作業で手が汚染している。 ● 手指衛生を正しい手順で実施しない。	● 流水と手洗い剤を使い、流水による手洗い、または擦式手指消毒用アルコール製剤で手指消毒をする。

吸引・口腔ケア関連

吸引・口腔ケア関連

6 口腔吸引

準 備

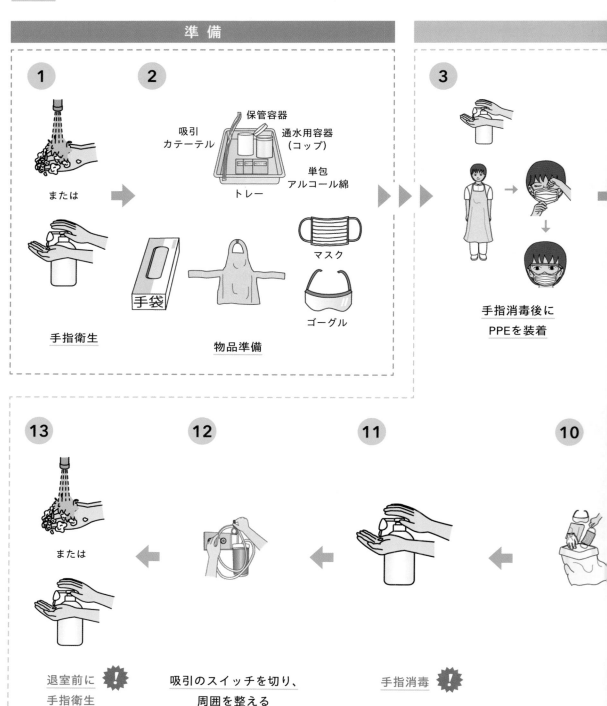

1 手指衛生

または

2 物品準備

吸引カテーテル
保管容器
通水用容器（コップ）
トレー
単包アルコール綿
手袋
マスク
ゴーグル

3 手指消毒後にPPEを装着

13 退室前に手指衛生

または

12 吸引のスイッチを切り、周囲を整える

11 手指消毒 ⚠

10

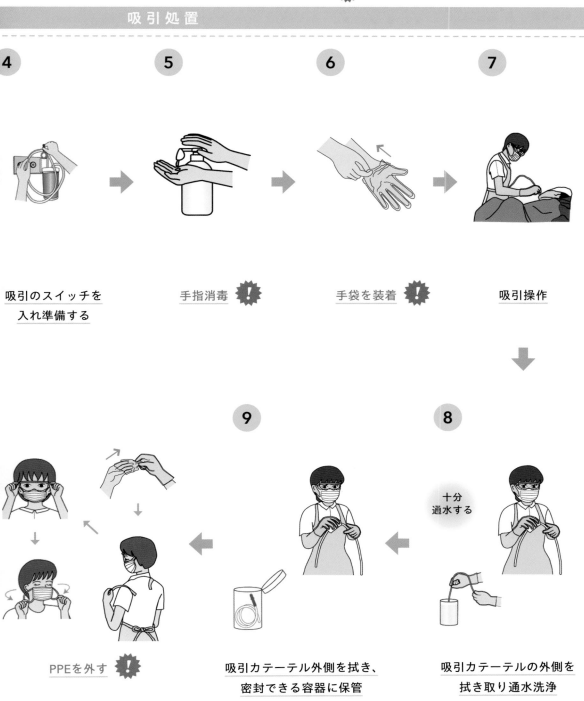

！赤文字：EBMに基づき強く推奨されているところ

吸引処置

4 吸引のスイッチを
入れ準備する

5 手指消毒 ！

6 手袋を装着 ！

7 吸引操作

8 吸引カテーテルの外側を
拭き取り通水洗浄

十分
通水する

9 吸引カテーテル外側を拭き、
密封できる容器に保管

PPEを外す ！

チェックリスト
医療・介護関連肺炎の代表的な起因菌　●肺炎球菌　●インフルエンザ菌　●肺炎桿菌　●モラクセラ菌

	手順	感染管理のポイント
1	手指衛生	●流水と手洗い剤での手洗いまたは、擦式手指消毒用アルコール製剤で手指消毒をする。 ●手が目に見えて汚れている場合は、流水と手洗い剤による手洗いをする。少なくとも 15 秒以上かけて手全体を洗い、十分に乾燥させる。 ●擦式手指消毒用アルコール製剤での手指消毒は全工程 20 秒以上かけて手指消毒を実施する。
2	物品準備	●ぬれたり破損していないか確認する。物品の不足がないか確認する。 　（吸引カテーテル、保管容器、通水用容器、ガウンまたはエプロン、マスク、手袋、ゴーグル、アルコール綿等）
3	手指消毒後に PPE を装着	●手指消毒し、エプロン→マスク→ゴーグルの順番に PPE を装着する。 ●正しい手順で装着する。
4	吸引のスイッチを入れ準備する	●手袋装着前にスイッチを入れ、吸引操作ができるよう準備する。
5	手指消毒	●擦式手指消毒用アルコール製剤で手指消毒をする。 ●全工程 20 秒以上かけて手指消毒を実施する。
6	手袋を装着	●手袋を装着する。
7	吸引操作	●清潔操作で吸引操作を行う。 ●複数回使用する時は、吸引前に吸引カテーテルの外側をアルコール綿で拭き取る。
8	吸引カテーテルの外側を拭き取り通水洗浄	●通水する前に、吸引カテーテルの外側をアルコール綿で拭き取る。 ●吸引カテーテル内と連結チューブ内の汚れが見えなくなるまで通水する。
9	吸引カテーテルの外側を拭き、密封できる容器に保管	●清潔に管理できるように、アルコール綿で吸引カテーテルの外側を拭き、十分乾燥させ、蓋付きまたは密封できる容器に保管る。
10	PPE を外す	●手袋→エプロン→ゴーグル→マスクの順に外し、速やかに廃棄する。 ●正しい手順で PPE を取り外す。
11	手指消毒	●擦式手指消毒用アルコール製剤で手指消毒をする。 ●全工程 20 秒以上かけて手指消毒を実施する。
12	吸引のスイッチを切り、周囲を整える	●吸引のスイッチを切り、連結チューブ等の吸引器周辺を整頓する。
13	退室前に手指衛生	●流水と手洗い剤での手洗いまたは、擦式手指消毒用アルコール製剤で手指消毒をする。 ●手が目に見えて汚れている場合は、流水と手洗い剤による手洗いをする。少なくとも 30 秒以上かけて手全体を洗い、十分に乾燥させる。 ●擦式手指消毒用アルコール製剤での手指消毒は全工程 20 秒以上かけて手指消毒を実施する。

膿菌　●口腔内常在菌　●黄色ブドウ球菌　　など

チェック	理由
☐ ☐ ☐	●前作業からの手指の汚染を断ち切る。 ●流水と手洗い剤による手洗いは、病原体を減らすことができる。 ●擦式手指消毒用アルコール製剤での手指消毒は、適切な擦式手指消毒用アルコール製剤の量を使用することで手指に付着している病原体を殺菌することができる。 ●手指衛生を確実にすることにより交差感染のリスクを減らすことができる。
☐ ☐ ☐	●ケア開始後に物品を取りに行くことは、ケアの中断や汚染エリアの拡大につながるため、物品準備を不足なく行う。
☐ ☐ ☐	●前作業からの手指汚染を断ち切る。 ●手は汚染していると考え、汚染に含まれている病原体を除去するために手指衛生を行い自身・物品・環境への病原体の伝播を防ぐ。 ●処置時に衣服に病原体が付着したり、顔に飛び散る恐れがあるため手袋とマスク、ゴーグル、エプロンを装着する。
☐ ☐ ☐	●吸引器のスイッチや準備物品の表面は汚染している恐れがあるため、手袋装着前に準備をしておく。
☐ ☐ ☐	●前作業からの手指の汚染を断ち切る。 ●患者に直接接触する前に手の汚染除去を行う。 ●清潔／無菌操作の前は手指衛生を行う。 ●適切な擦式手指消毒用アルコール製剤の量を使用することで手指に付着している病原体を殺菌することができる。 ●目に見える汚染がない場合は、アルコールを主成分とする擦式手指消毒薬を用いて手指消毒をする。
☐ ☐ ☐	●実施者自身の手の汚染を拡散させることを防ぐ。 ●手指が気道分泌物で汚染される恐れがある。 ●患者に直接ケアを提供するためには使い捨ての非滅菌手袋を着用する。 ●血液、他の感染性物質、粘膜、創のある皮膚、汚染している可能性のある正常皮膚への接触が予想される時には、手袋を装着する。
☐ ☐ ☐	●清潔操作が破綻すると呼吸器感染を起こし、肺炎などの重篤な感染症を起こす危険がある。
☐ ☐ ☐	●通水用の水や容器の汚染を防ぐ。 ●通水により吸引カテーテルや連結チューブ内の気道分泌物や病原体を洗い流すことで、吸引カテーテル内の病原体の増殖を減らす。 ●環境汚染のリスクを減らす。
☐ ☐ ☐	●乾燥し密封することで、環境由来の病原体による汚染を軽減する。
☐ ☐ ☐	●正しい順番で外すことで、飛散させない。 ●PPEに付いた気道分泌物による周囲環境への汚染拡大を防ぐ。 ●使用した物品は適切に廃棄しなければ、処置者および周囲環境を汚染する恐れがある。 ●患者や周囲環境（医療器具を含む）に触れた後は、手の汚染を避けるために、適切なテクニックを用いて手袋を脱ぐ。 ●着用していたガウン・エプロン・マスク、ゴーグル、フェイスシールドは使用後直ちに外し、廃棄する。
☐ ☐ ☐	●前作業からの手指の汚染を断ち切る。 ●汚染した手で作業を続けると、周囲環境に汚染を拡げる。 ●適切な擦式手指消毒用アルコール製剤の量を使用することで手指に付着している病原体を殺菌することができる。 ●体液あるいは滲出液、粘膜、正常でない皮膚あるいは創部ドレッシングに触れた後は、手指衛生をする。 ●手袋を外した後は汚染を除去する。 ●着用していたPPEは使用後直ちに外し、その後、手指衛生を行う。 ●目に見える汚れがない場合は、アルコールを主成分とする擦式手指消毒薬を用いて手指消毒をする。
☐ ☐ ☐	●吸引器周辺は汚染しているが、さらに気道分泌物等で汚染をさせないため整頓する。
☐ ☐ ☐	●前作業からの手指の汚染を断ち切る。 ●流水と手洗い剤による手洗いは、病原体を減らすことができる。 ●擦式手指消毒用アルコール製剤での手指消毒は、適切な擦式手指消毒用アルコール製剤の量を使用することで手指に付着している病原体を殺菌することができる。 ●手指衛生を確実にすることにより交差感染のリスクを減らすことができる。 ●患者に極めて近い（医療設備を含めて）物に触れた後は手の汚染除去を行う。 ●手が目に見えて汚れている時、有機物で汚染されている時、また、血液で汚染されている時には、手洗い剤と水、あるいは手指消毒剤と水で手を洗う。 ●目に見える汚れがない場合は、アルコールを主成分とする擦式手指消毒薬を用いて手指消毒をする。

吸引・口腔ケア関連

危害リスト

	手順	潜在的危害（危害を及ぼすであろう現象）	重要度の判断根拠（ガイドラインや文献等）
0	工程全体	● 医療・介護関連肺炎に由来する病原体伝播のリスクがある。 肺炎球菌、インフルエンザ菌、肺炎桿菌、モラクセラ菌、緑膿菌、口腔内常在菌、黄色ブドウ球菌など	● 口腔内に含まれる病原体の汚染が拡大するリスクがある。 ● 痰や唾液を飛散させたり、周囲環境に汚染を広げない。 ● 血液、体液、分泌物、排泄物への接触が予測される場合は、PPEを着用する。
1	手指衛生	● 手に付着している汚染や病原体が、使用物品や周囲環境へ付着する恐れがある。	● 前作業からの手指の汚染を断ち切る。 ● 手指衛生を確実にすることにより交差感染のリスクを減らすことができる。
2	物品準備	● 破損している物品を使用することで、スタッフに体液が曝露する。 ● 汚染した物品を使用することで、スタッフから患者へ汚染が付着する。 ● 物品の不足で処置や手順が中断し、時間のロスや対象に負担がかかる。または、装着回数が増えることで物品が無駄になる。	● 不適切な物品の選択や破損により、病原体や感染源となる血液、分泌物、粘膜、皮膚、滲出液等に曝露する恐れがある。
3	手指消毒後にPPEを装着	● 手に付着している汚染や病原体が、患者や使用物品、周囲環境に伝播する。 ● スタッフが唾液や痰などの体液曝露を受け、病原体が伝播する恐れがある。 ● PPEの不適切な使用により、周囲環境が汚染される。	● 前作業からの手指の汚染を断ち切る。 ● 汚染された手は、周囲環境を汚染する。 ● 目に見える汚染がない場合は、アルコールを主成分とする擦式手指消毒剤を用いて手指消毒をする。 ● 血液、体液、分泌物、排泄物への接触が予測される場合、処置や患者ケアの間は皮膚を守るために、また衣類が汚染したりするのを避けるため業務に適したガウンを着用する。 ● 処置や患者ケアの過程で皮膚や着衣の汚染が予測される場合は撥水性のガウン・エプロンを着用する。 ● 血液や体液などで、衣服が汚染される可能性がある場合は、ガウンまたはエプロンを着用する。 ● 血液、体液、分泌物、排泄物のはねやしぶきを作り出す可能性のある処置や患者ケアをしている間は、眼、鼻、口の粘膜を守るためにPPEを使用する。必要性に応じて、マスク、ゴーグル、フェイスシールド、それらのみ合わせを選択する。
4	吸引のスイッチを入れ準備する	● 手袋装着後にスイッチや使用物品に触れると、手袋が汚染され、患者に病原体が伝播するリスクがある。	● 清潔操作前に手が汚染されないよう、スイッチを入れたり使用物品を速やかに使用できるよう準備する。
5	手指消毒	● 手に付着している汚染や病原体が、患者や使用物品、周囲環境へ付着する恐れがある。	● 前作業からの手指の汚染を断ち切る。 ● 手指衛生を確実にすることにより交差感染のリスクを減らすことができる。 ● 患者に直接接触する前に手の汚染除去を行う。 ● 清潔／無菌操作の前は手指衛生を行う。 ● 目に見える汚染がない場合は、アルコールを主成分とする擦式手指消毒剤を用いて手指消毒をする。
6	手袋を装着	● スタッフの手に付着している病原体が、手から患者へまたは物品に伝播し、感染経路となる。 ● スタッフの手に処置やケアを通じて、汚染が付着する恐れがある。	● 患者に直接ケアを提供するためには使い捨ての非滅菌手袋を着用する。 ● 血液、他の感染性物質、粘膜、創のある皮膚、汚染している可能性のある正常皮膚への接触が予想される時には、手袋を装着する。
7	吸引操作	● 無菌的に使用する物品が、病原体によって汚染する恐れがある。 ● 清潔操作が破綻すると呼吸器感染症である肺炎などの重篤な感染症を起こすリスクがある。	● 吸引に使用する物品、特に吸引カテーテルは滅菌されている物品なので清潔操作を遵守する。
8	吸引カテーテルの外側を拭き取り通水洗浄	● カテーテルの外側を通水前にアルコール綿で拭き取らなければ、通水用の水や容器が汚染される。 ● カテーテルを数回使用する場合、内外に付着した分泌物を再使用時に口腔内に押し込む恐れがある。	● 通水により吸引カテーテルや連結チューブ内の口腔分泌物を洗い流すことで、吸引カテーテル内の病原体の増殖を減らす。
9	吸引カテーテルの外側を拭き、密封できる容器に保管	● 使用後のカテーテルの外側を拭き取らないことで、付着している分泌物から病原体が増殖する恐れがある。 ● 次にカテーテルを使用する場合、外側に付着した分泌物を再使用時に口腔内に押し込む恐れがある。	● カテーテルを乾燥させ密封することで、環境由来の病原体による汚染を減する。
10	PPEを外す	● PPEに付着した汚染が、スタッフや周囲環境へ付着する。 ● 使用したPPEを適切に廃棄しなければ汚染が広がる。	● 患者や周囲環境（医療器具を含む）に触れた後は、手の汚染を避けるために、適切なテクニックを用いて手袋を脱ぐ。 ● PPEを脱ぐ過程で衣類や皮膚を汚染しないようにする。 ● 着用していたガウン・エプロン・マスク、ゴーグル、フェイスシールドは使用後直ちに外し、廃棄する。 ● 使用した物品は適切に廃棄しなければ、処置者および周囲環境を汚染する恐れがある。
11	手指消毒	● 汚染した手で処置やケアを継続すると、患者や周囲環境へ汚染が広がる。	● 体液、排泄物、創傷面の被膜材と接触した後は、目に見えて手が汚れてなくても手の汚染を除去する。 ● 前作業からの手指の汚染を取り除く。 ● 手袋を外す時に手が汚染される恐れがある。 ● 手袋にピンホールがあったり使用中に破れることがある。 ● 体液あるいは滲出液、粘膜、正常でない皮膚あるいは創部ドレッシングに触れた後は、手指衛生をする。 ● 手袋を外した後は汚染を除去する。 ● 着用していたガウン・エプロン・マスク、ゴーグル、フェイスシールドは使用後直ちに外し、その後、手指衛生を行う。 ● 目に見える汚染がない場合は、アルコールを主成分とする擦式手指消毒剤を用いて手指消毒をする。
12	吸引のスイッチを切り、周囲を整える	● 吸引器周辺は汚染しているため、整頓しないことで周囲環境を汚染させる恐れがある。	
13	退室前に手指衛生	● スタッフの手に付着している汚染が、手から患者へ、または周囲環境に広がる。	● 前作業からの手指の汚染を断ち切る。 ● 手指衛生を確実にすることにより交差感染のリスクを減らすことができる。 ● 患者に極めて近い（医療設備を含めて）物に触れた後は手の汚染除去を行う。 ● 手が目に見えて汚染している時、有機物で汚染されている時、また、血液で汚染されている時には、手洗い剤と水、あるいは手指消毒剤と水で洗う。 ● 目に見える汚染がある場合は、流水と手洗い剤で手洗いを行う。 ● 目に見える汚染がない場合は、アルコールを主成分とする擦式手指消毒剤を用いて手指消毒をする。

吸引・口腔ケア関連

感染管理重要度	潜在的危害の発生要因	防止措置
	● スタッフや環境が痰や唾液などの曝露を受ける。 ● 誤った手順で実施する。 ● PPE を使用しない。 ● 手指衛生を遵守しない。 ● 観察不足。	● 手指衛生を遵守する。 ● 正しい手順で実施する。 ● PPE を使用する。 ● 適切に準備と片付け作業を行い、使用した物品を速やかに処理する。
	● 前作業のケアや処置で手指が汚染している。 ● 手指衛生を正しい手順で実施しない。	● 流水と手洗い剤を使い、流水による手洗い、または擦式手指消毒用アルコール製剤で手指消毒をする。
	● 物品が汚染されている。 ● 物品に破損がある。 ● 準備物品に不足がある。 ● 物品の選択が適切でない。	● 防水・撥水性で非浸透性の物品を使用する。 ● 物品の使用期限を確認する。 ● 破損・汚染などの保存状態を確認する。 ● 必要物品を不足なく準備する。
	● 前作業の物品準備で環境等に接触し、手が汚染している。 ● 手指衛生を正しい手順で実施しない。 ● PPE を使用しない。 ● PPE を正しい手順で装着しない。	● 擦式手指消毒用アルコール製剤で手指消毒をする。 ● PPE を着用してケアを行う。 ● PPE を正しい手順で装着する。 　ガウンまたはエプロン→マスク→ゴーグルの順に装着する。
	● 手袋を装着してからスイッチを入れ、手袋を汚染させる。 ● 使用物品の準備不足。	● 手袋装着前にスイッチを入れる。 ● 使用物品を準備する。
最重要	● 前作業で手が汚染している。 ● 手指消毒を正しい手順で実施しない。	● 擦式手指消毒用アルコール製剤で手指消毒をする。
最重要	● 手袋を使用しない。 ● 手袋を正しい手順で装着しない。	● 手袋を使用してケアをする。 ● 手袋を正しい手順で装着する。
	● 清潔操作で吸引を実施しない。 ● 複数回使用するカテーテルを使用前にアルコールで拭き取らない。	● 清潔操作で吸引を行う。 ● カテーテルを複数回使用する場合は、使用前に外側をアルコール綿で拭き取る。
	● 通水前にカテーテルをアルコール綿で拭き取らない。 ● 吸引後、カテーテルと連結チューブ内を通水しない。	● 通水する前に、吸引カテーテルの外側をアルコール綿で拭き取る。 ● 吸引カテーテル内と連結チューブ内の汚染が見えなくなるまで通水する。
	● カテーテルの外側を拭き取らない。 ● ぬれたままカテーテルを保管する。 ● 密封できない容器に保管する。	● アルコール綿で吸引カテーテルの外側を拭き、十分乾燥させ、蓋付きまたは密封できる容器に保管する。
最重要	● PPE を正しい手順で外さない。	● 正しい手順で PPE を取り外す。 　手袋→エプロン→ゴーグル→マスクの順に取り外す。 ● PPE は汚染部分に触れないよう、汚染面を内側にして取り外す。 ● 使用した物品は速やかにビニール袋に入れ、廃棄する。
最重要	● 前作業で手が汚染している。 ● 手指消毒を正しい手順で実施しない。	● 擦式手指消毒用アルコール製剤で手指消毒をする。
	● 吸引器周辺物品を使ったままで放置する。	● 連結チューブ等の吸引器周辺を整頓する。
最重要	● 前作業で手が汚染している。 ● 手指衛生を正しい手順で実施しない。	● 流水と手洗い剤を使い、流水による手洗い、または擦式手指消毒用アルコール製剤で手指消毒をする。

吸引・口腔ケア関連

7 気道分泌物の吸引（開放式）

準 備

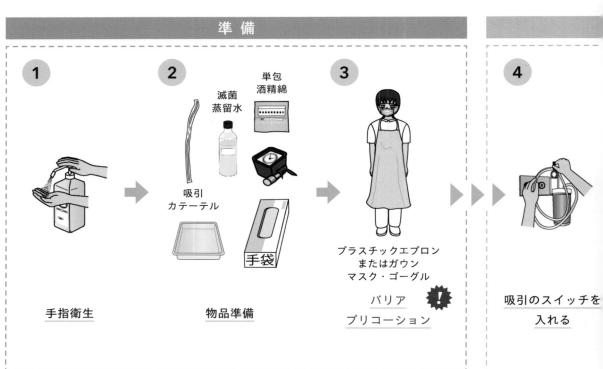

1

手指衛生

2

滅菌
蒸留水

単包
酒精綿

吸引
カテーテル

手袋

物品準備

3

プラスチックエプロン
またはガウン
マスク・ゴーグル

バリア
プリコーション !

4

吸引のスイッチを
入れる

終了後

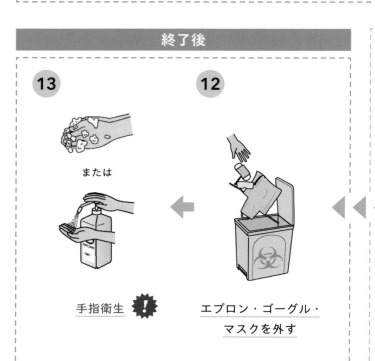

13

または

手指衛生 !

12

エプロン・ゴーグル・
マスクを外す

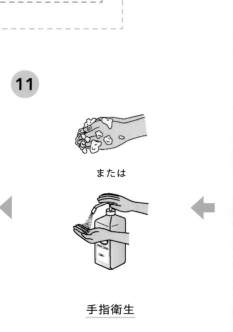

11

または

手指衛生

赤文字：EBMに基づき強く推奨されているところ

吸引処置

吸引・口腔ケア関連

5

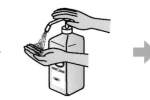

手指衛生

6

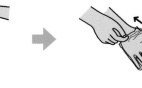

滅菌または
非滅菌手袋の着用

7

吸引カテーテルを
清潔に取り出し
吸引操作を行う

カフ上吸引の場合
口腔、鼻、
気管の順で吸引
カテーテルは
吸引する部位により
交換する

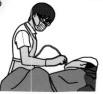

吸引操作

10

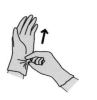

手袋を外す

9

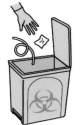

吸引チューブを
感染性廃棄物容器に廃棄

8

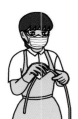

吸引カテーテル外側を70％アルコール綿で
拭き取りよく乾燥させる
吸引カテーテル内は滅菌水で通水洗浄

チェックリスト 人工呼吸器に由来する肺炎の主な起因菌 ●緑膿菌 ●アシネトバクター ●セラチア菌 ●肺炎桿菌

	手順	感染管理のポイント
1	**手指衛生**	擦式アルコール製剤を使用する。
2	**物品準備**	●使用期限、滅菌物の包装がぬれたり破損していないか確認する。
3	**バリアプリコーション**	●プラスチックエプロンまたはガウン、サージカルマスク・ゴーグルまたはフェイスシールドを装着する。
4	**吸引のスイッチを入れる**	●吸引スイッチは汚染している可能性がある。
5	**手指衛生**	●擦式アルコール製剤で手指衛生を行う。
6	**滅菌または非滅菌手袋の着用**	●清潔に管理された非滅菌手袋でもよい。 ●複数の患者の看護・介護に同じ手袋を使用しない。
7	**吸引操作**	●吸引カテーテルを清潔に取り出し吸引操作を行う。 ●すすぎ液を通す前にカテーテルの外側を70％アルコール綿で拭き取り、よく乾燥させる。 ●カフ上吸引の場合、口腔・鼻・気管の順で吸引カテーテルは吸引する部位により交換する。
8	**吸引カテーテル外側を70％アルコール綿で拭き取りよく乾燥させる 吸引カテーテル内は滅菌水で通水洗浄**	●すすぎ液を通す前にカテーテルの外側を、70％アルコール綿で拭き取り、よく乾燥させる。 ●吸引に使用する濯ぎ液は滅菌水を使用する。
9	**吸引チューブを感染性廃棄物容器に廃棄**	●気管内分泌物が付着したチューブ類は感染性廃棄物容器に廃棄する。
10	**手袋を外す**	●手袋を脱ぐ時は手袋表面部に触れないようにし、感染性廃棄物として捨てる。
11	**手指衛生**	●擦式アルコール製剤を使用か、または殺菌剤入りの洗浄剤で流水手洗いする。
12	**エプロン・ゴーグル・マスクを外す**	●前面に触れないようにし外す。
13	**手指衛生**	●擦式アルコール製剤を使用か、または殺菌剤入りの洗浄剤で流水手洗いする。

ンテロバクター属　　など

チェック	理由	
☐☐☐	●手指の汚染レベルを下げることにより、交差感染のリスクを低減する。 ●前作業からの手指汚染を断ち切る。	
☐☐☐	●包装がぬれたり破損したものは、内容物は滅菌が損なわれている。	
☐☐☐	●患者の吸引物が飛散する可能性がある。 ●呼吸器分泌物により汚染を受けることが予想される場合はガウンを着用する。 ●血液、体液等の飛沫を発生させるようなケアでは、マスクやゴーグル、フェイスシールドを着用する。	
☐☐☐	●吸引時の飛沫などで汚染している可能性がある。	
☐☐☐	●無菌操作に入る直前なので、入念に手指衛生を行う。 ●手袋を使う、使わないに関わらず、気管内チューブまたは気管切開チューブ留置の患者を介護したときは手指衛生する。チューブと関連装置に接触する場合にも、その前後で手指衛生する。	
☐☐☐	●実施者自身の手の汚染、および他所へ拡散させることを防止する。 ●実施者が曝露を受けることを防止する。 ●気道分泌物または気道分泌物に汚染された物品の取り扱いには、手袋を着用する。	
☐☐☐	●清潔操作を破綻させれば呼吸器感染を起こさせ、肺炎などの重篤な感染症を引き起こすリスクがある。	
☐☐☐	●すすぎに滅菌水を使わなかったケースで、気管内感染の実例がある。 ●吸引カテーテルを再び患者の下気道に挿入する場合は、分泌物の除去には滅菌水のみを使用する。	
☐☐☐	●使用した物品は適切に汚物処理されなければ周囲環境を汚染する。	
☐☐☐	●使用した物品は適切に処理されなければ実施者および周囲環境を汚染する恐れがある。 ●患者のケアの後には手袋を外す。複数の患者のケアに同じ手袋を使用しない。	
☐☐☐	●手袋がピンホールしていたり、使用中に破れることもある。 ●手袋を外す時に手が汚染される恐れがある。 ●手袋を外した後は汚染を除去する。	
☐☐☐	●使用した物品は適切に処理されなければ実施者および周囲環境を汚染する恐れがある。	
☐☐☐	●手袋がピンホールしていたり、使用中に破れることもある。 ●手袋を外す時に手が汚染される恐れがある。 ●手袋を外した後は汚染を除去する。	

危害リスト

	手順	潜在的危害（危害を及ぼすであろう現象）	重要度の判断根拠（ガイドラインや文献等）
0	工程全体	● 一般細菌類による汚染。表皮ブドウ球菌 ● 病原菌による汚染。黄色ブドウ球菌（MRSA）、セレウス菌、緑膿菌 ● 低酸素症。 ● 気道損傷。	● 無菌組織を処置するので、汚染されると重篤な感染症をきたす恐れがある。 ● 適切な手技が損なわれると低酸素症や気道損傷で生命に危険を及ぼす恐れがある。
1	手指衛生	● 手から吸引チューブなどの清潔を要する物品が一般細菌類、病原菌で汚染する恐れがある。 黄色ブドウ球菌（MRSA、MSSA）緑膿菌、アシネトバクターなど	● 清潔操作を行うので、手指に付着した一般細菌類、病原菌を除去しておく必要がある。
2	物品準備	● 無菌操作で使用する物品を汚染させる。	● 滅菌物を開放する時に汚染させてしまう。
3	バリアプリコーション	● 吸引操作実施にあたり、吸引物が実施者に飛散する恐れがある。	● 体液が飛散し、職業感染を受ける恐れがあるため、バリアプリコーションは重要である。
4	吸引のスイッチを入れる	● 手袋装着後にスイッチや使用物品に触れると、手袋が汚染され、患者に病原体が伝播するリスクがある。	● 清潔操作前に手指が汚染されないよう、スイッチを入れたり使用物品を速やかに使用できるよう準備する。
5	手指衛生	● 手から吸引チューブなどの清潔を必要とする物品に一般細菌類、病原菌が汚染する恐れがある。	● 清潔操作を行うので、手指に付着した一般細菌類、病原菌を除去しておく必要がある。
6	滅菌または非滅菌手袋の着用	● 手から吸引チューブなどの清潔を必要とする物品に一般細菌類、病原菌が汚染する恐れがある。	● 体液が飛散して手に付着した場合、職業感染を受ける恐れがあるため手袋は重要である。 ● 医療従事者の手指汚染を防止する。 ● 医療従事者の手指に付着している病原菌を受け渡す交差感染を防止する。
7	吸引操作	● 無菌的に使用する物品が一般細菌類、病原菌によって汚染する恐れがある。 ● 清潔操作の破綻により、一般細菌類、病原菌に汚染される。	● 気管内吸引に使用する物品、特に吸引チューブは直接気管内に挿入するため、清潔操作を遵守する必要がある。 ● 清潔操作が破綻すれば、気管内が一般細菌類、病原菌に汚染され肺炎などの重篤な感染症を引き起こす危険性がある。
8	吸引カテーテル外側を70％アルコール綿で拭き取りよく乾燥させる 吸引カテーテル内は滅菌水で通水洗浄	● 数回、吸引をする場合は、チューブ内や外に付着した痰や病原菌を押し込む可能性がある。	● すすぎに滅菌水を使わなかったケースで、気管内感染の実例がある。 ● 吸引カテーテルを再び患者の下気道に挿入する場合は、分泌物の除去には滅菌水のみを使用する。
9	吸引チューブを感染性廃棄物容器に廃棄	● 吸引汚物で処置者、および環境が汚染を受ける。 ● 使用後の汚染物品で実施者、および環境が汚染される。	● スタンダードプリコーションとして実践する。 ● 使用した物品は、適切に廃棄しなければ処置者、および周囲環境を汚染す恐れがある。
10	手袋を外す	● 手袋に付着した汚れを他所へ移す恐れがある。	● 手袋にピンホールがあったり、使用中に破れることもある。また、手袋を外す時に手が汚染される恐れがある。 ● 汚染されているものに触れた後は、処置の合間に手袋交換する。 ● 患者間で同じ手袋を付けたまま手を洗わない。 ● 手袋を外した後は汚染を除去する。 ● 体液、排泄物、創傷面の被膜材と接触した後は、目に見えて手が汚れていなくても手の汚染を除去する。
11	手指衛生	● 他の患者や環境を汚染する。 ● 手袋内で細菌が増殖する。 ● 手袋にピンホールがあった場合、手指が汚染される。	● 吸引処置で手指が汚染された可能性がある。 ● 一処置ごと、最後は手指衛生が必要である。 ● 手袋着脱の前後は手指衛生が必要である。
12	エプロン・マスク・ゴーグルを外す	● 防護用具に付着した汚れを他所へ移す恐れがある。	● スタンダードプリコーションを実践する。 ● 使用した物品は適切に廃棄しなければ、処置者および周囲環境感染する恐れがある。
13	手指衛生	● 他の患者や環境を汚染する。 ● 手袋内で細菌が増殖する。 ● 手袋にピンホールがあった場合、手指が汚染される。	● 吸引処置で手指が汚染された可能性がある。 ● 一処置ごと、最後は手指衛生が必要である。 ● 手袋着脱の前後は手指衛生が必要である。

感染管理重要度	潜在的危害の発生要因	防止措置
	●手指が汚染している。 ●衛生物品が汚染している。 ●清潔操作を破綻させた。 ●誤った手技を行った。 ●観察不足である。	●手指衛生を厳守する。 ●無菌的手技を行う。 ●医療材料をシングルユースにする。
	●前工程で手指に異物や一般細菌類、病原菌が付着している可能性がある。	●目に見えて手が汚れていれば流水と手洗い剤で手を洗うが、どちらにせよ擦式アルコール製剤を使用する。
	●吸引チューブを取り出すときに周囲の環境に触れたりする可能性がある。	●周囲に触れないように慎重に取り扱う。
最重要	●実施者が吸引汚物に曝露される可能性がある。	●プラスチックエプロン、またはガウンを着用する。 ●マスクをする。 ●適宜、ゴーグルを使用する。
	●手袋を装着してからスイッチを入れ、手袋を汚染させる。 ●使用物品の準備不足。	●手袋装着前にスイッチを入れる。 ●使用物品を準備する。
最重要	●前工程で手指に異物や一般細菌類、病原菌が付着している可能性がある。	●目に見えて手が汚れていれば流水と手洗い剤で手を洗うが、どちらにせよ擦式アルコール製剤を使用する。
最重要	●実施者が吸引物に曝露される可能性がある。 ●医療従事者の手指に付着している病原菌を吸引操作により侵入させる。	●滅菌または非滅菌手袋を着用する。
最重要	●手指や環境表面に付着した埃や微生物が伝播する。 ●清潔操作の破綻が起こった場合。	●清潔操作で開封し、無菌的に操作する。 ●確実に清潔操作を行う。
最重要	●1回の吸引で、痰が吸引しきれない場合、チューブの外や内が、一度の吸引で汚染されている。続けて吸引する場合、吸引操作により病原菌を押し込む。	●すすぎ液を通す前にカテーテルの外側を、70％アルコール綿で拭き取り、よく乾燥させる。 ●吸引に使用するすすぎ液は滅菌水を使用する。
	●気管内分泌物などが付着した使用後の物品から汚染が拡大する。	●気管内分泌物が付着したチューブ類は感染性廃棄物容器に廃棄する。
	●吸引操作により痰や物品に触れることで病原菌に曝露する。 ●汚染した用具、環境から環境、設備へ汚染拡大する。	●手が手袋表面に接触しないように脱ぐ。 ●擦式アルコール製剤を使用するか、または、手洗い剤（液体手洗い剤）または殺菌剤入りの手洗い剤（薬用手洗い剤）で流水手洗いする。
	●手指が汚染している。	●適切な殺菌剤入りの洗浄剤を使い流水手洗い、または擦式アルコール製剤を使用する。
	●汚染した防護用具、環境から環境、設備へ汚染拡大する。	●使用した物品は周りに触れないよう感染性廃棄物容器に廃棄する。
最重要	●手指が汚染している。	●適切な殺菌剤入りの洗浄剤を使い流水手洗い、または擦式アルコール製剤を使用する。

吸引・口腔ケア関連

吸引・口腔ケア関連

8 気道分泌物の吸引（閉鎖式）

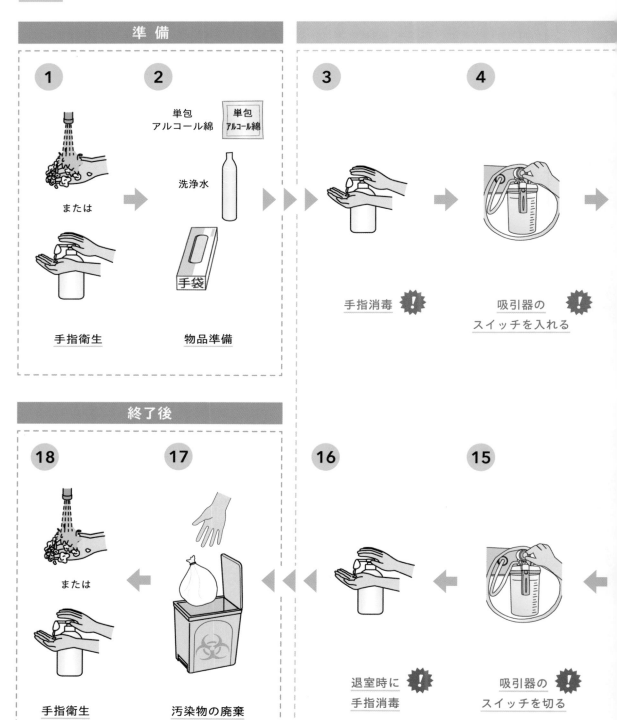

準　備

1　または　　**2**

単包
アルコール綿　　単包 アルコール綿

洗浄水

手袋

手指衛生　　　　物品準備

3

手指消毒 ！

4

吸引器の
スイッチを入れる ！

終了後

18　または　　**17**

手指衛生　　　　汚染物の廃棄

16

退室時に
手指消毒 ！

15

吸引器の
スイッチを切る ！

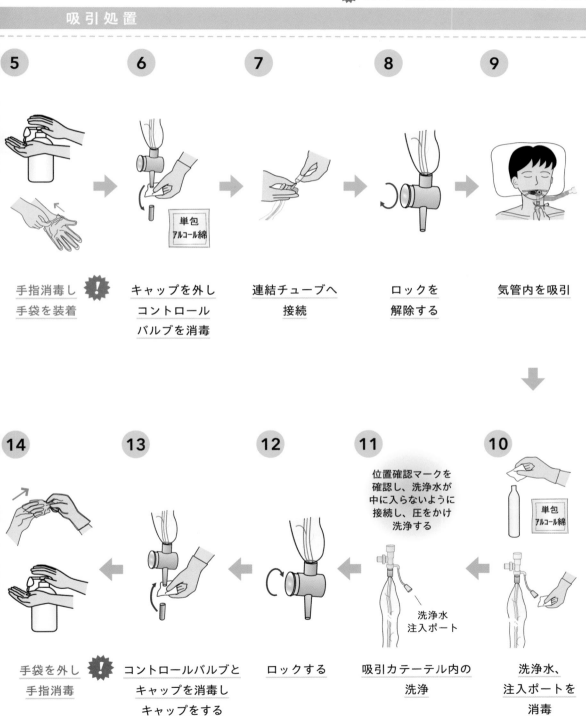

！ 赤文字：EBMに基づき強く推奨されているところ

吸 引 処 置

5 手指消毒し 手袋を装着 ！

6 キャップを外し コントロール バルブを消毒

単包 アルコール綿

7 連結チューブへ 接続

8 ロックを 解除する

9 気管内を吸引

10 洗浄水、 注入ポートを 消毒

単包 アルコール綿

11 位置確認マークを 確認し、洗浄水が 中に入らないように 接続し、圧をかけ 洗浄する

吸引カテーテル内の 洗浄

洗浄水 注入ポート

12 ロックする

13 コントロールバルブと キャップを消毒し キャップをする

14 手袋を外し 手指消毒 ！

チェックリスト

人工呼吸器関連肺炎の主な起因菌 ●緑膿菌 ●アシネトバクター ●セラチア菌 ●肺炎桿菌

	手順	感染管理のポイント
1	手指衛生	●流水と手洗い剤での手洗いまたは、擦式手指消毒用アルコール製剤で手指消毒をする。 ●手が目に見えて汚れている場合は、流水と手洗い剤による手洗いをする。少なくとも15秒以上かけて手全体を洗い、十分に乾燥させる。 ●擦式手指消毒用アルコール製剤での手指消毒は全工程20秒以上かけて手指消毒を実施する。
2	物品準備	●ぬれたり破損していないか確認する。 ●物品の不足がないか確認する。
3	手指消毒	●入室後患者に触れる前に擦式手指消毒用アルコール製剤で手指消毒をする。 ●全工程20秒以上かけて手指消毒を実施する。
4	吸引器のスイッチを入れる	●手袋の装着前に吸引器のスイッチを入れる。
5	手指消毒し手袋を装着	●擦式手指消毒用アルコール製剤で手指消毒をする。 ●全工程20秒以上かけて手指消毒を実施する。 ●手袋を装着する。
6	キャップを外しコントロールバルブを消毒	●コントロールバルブをアルコール綿で拭く。
7	連結チューブへ接続	
8	ロックを解除する	
9	気管内を吸引	●挿管チューブと閉鎖式サクションセットの接続が外れないように、片手は必ず接続部を持つ。
10	洗浄水、注入ポートを消毒	●洗浄水の口部と注入ポートをアルコール綿で拭く。
11	吸引カテーテル内の洗浄	●位置確認マークが完全に現れるまで吸引カテーテルを引き上げる。 ●吸引をかけながら洗浄する。
12	ロックする	
13	コントロールバルブとキャップを消毒しキャップをする	●コントロールバルブとキャップをアルコール綿で拭く。
14	手袋を外し手指消毒	●処置後、直ちに手袋を外し廃棄する。 ●擦式手指消毒用アルコール製剤で手指消毒をする。 ●全工程20秒以上かけて手指消毒を実施する。
15	吸引器のスイッチを切る	●吸引器のスイッチを汚染しないように手指消毒後に触れる。
16	退室時に手指消毒	●退室時に擦式手指消毒用アルコール製剤で手指消毒をする。 ●全工程20秒以上かけて手指消毒を実施する。
17	汚染物の廃棄	●分泌物で汚染された物品はビニール袋に密封して持ち出し、感染性廃棄物容器に廃棄する。
18	手指衛生	●流水と手洗い剤での手洗いまたは、擦式手指消毒用アルコール製剤で手指消毒をする。 ●手が目に見えて汚れている場合は、流水と手洗い剤による手洗いをする。少なくとも30秒以上かけて手全体を洗い、十分に乾燥させる。 ●擦式手指消毒用アルコール製剤での手指消毒は全工程20秒以上かけて手指消毒を実施する。

ンテロバクター属　　など

チェック	理由
☐☐☐	●前作業からの手指の汚染を断ち切る。 ●流水と手洗い剤による手洗いは、病原体を減らすことができる。 ●擦式手指消毒用アルコール製剤での手指消毒は、適切な擦式手指消毒用アルコール製剤の量を使用することで手指に付着している病原体を殺菌することができる。 ●手指衛生を確実にすることにより交差感染のリスクを減らすことができる。
☐☐☐	●ケア開始後に物品を取りに行くことは、ケアの中断や汚染エリアの拡大につながるため、物品準備を不足なく行う。
☐☐☐	●医療領域から患者へ医療従事者の手を介して病原体が伝播することを防ぐため。 ●患者に接触する前に手指衛生を行う。
☐☐☐	●高頻度接触表面である吸引器のスイッチを介した交差感染が発生する恐れがある。 ●手袋装着後に吸引器のスイッチに触れると、手袋の清浄度が低下する恐れがある。 ●グラム陰性桿菌や黄色ブドウ球菌のような医療・介護関連肺炎を引き起こす病原体は医療ケア環境においてはいたるところに存在する。これらの微生物の患者への伝播は微生物にて汚染したり、一時的に保菌した医療従事者の手を介して頻回に発生している。
☐☐☐	●手袋を汚染させないため、処置直前に装着する。 ●気管内チューブまたは気管切開チューブが装着されている患者への接触の前後、および患者に用いている呼吸器器具への接触の前後は、手袋着用の有無に関わらず、手を除染する。 ●患者の呼吸器分泌物または呼吸器分泌物に汚染された物品を取り扱うためには手袋を装着する。
☐☐☐	●コントロールバルブの汚染により逆行性感染する恐れがある。
☐☐☐	
☐☐☐	●清潔操作が破綻すれば、気管内が病原体に汚染され、肺炎などの重篤な感染症を引き起こす恐れがある。 ●気管内吸引操作は必要最小限に留める。
☐☐☐	●注入ポートの汚染により逆行性感染する恐れがある。
☐☐☐	●洗浄水が挿管チューブ内に入ることによる逆行性感染を避けるため。
☐☐☐	
☐☐☐	●コントロールバルブの汚染により逆行性感染する恐れがある。
☐☐☐	●汚染した手袋で作業を続けると周囲環境に汚染を拡げる恐れがある。 ●手袋を外す時に手指を汚染する恐れがある。また、手袋のピンホールによる手指の汚染が考えられる。 ●血液、体液、排泄物、粘膜、損傷皮膚、または創傷被覆材に接触した後は、手が目に見えて汚れていなくても、手の汚染除去を行う。 ●手袋を外した後は手指衛生を行う。
☐☐☐	●高頻度接触表面である吸引器のスイッチを介した交差感染が発生する恐れがある。
☐☐☐	●患者周囲の表面／対象物に存在するかもしれない患者の病原体による保菌に対し医療従事者を守るため、そして病原体汚染と可能性のある広がりから医療環境を守るため。 ●患者に極めて近い（医療設備を含めて）無生物表面や対象物に触れた後は手指衛生を行う。
☐☐☐	●使用した物品は、適切に廃棄しなければ処置者、および周囲環境を汚染する恐れがある。
☐☐☐	●前作業からの手指の汚染を断ち切る。 ●流水と手洗い剤による手洗いは、病原体を減らすことができる。 ●擦式手指消毒用アルコール製剤での手指消毒は、適切な擦式手指消毒用アルコール製剤の量を使用することで手指に付着している病原体を殺菌することができる。 ●手指衛生を確実にすることにより交差感染のリスクを減らすことができる。

危害リスト

	手順	潜在的危害（危害を及ぼすであろう現象）	重要度の判断根拠（ガイドラインや文献等）
0	工程全体	●人工呼吸器関連肺炎の主な起因菌 緑膿菌、アシネトバクター、セラチア菌、肺炎桿菌、エンテロバクター属など	●気管内吸引カテーテルは微生物を患者の下気道に誘導してしまう。 ●粘膜に接触するセミクリティカル器具は、最低でも高水準消毒が必要である。 ●気管内吸引および呼吸器回路や気管内チューブの取り扱いのような処置は交差感染の機会を増加させる。交差感染の危険性は無菌操作や滅菌・消毒された器具を適時に用いることと医療従事者の手から病原体を除去することによって減らすことができる。
1	手指衛生	●清潔を必要とする物品が手指を介して汚染する恐れがある。	●物品を清潔に扱えるよう、手に付着している細菌のレベルを下げておく必要がある。 ●気管内吸引にはセミクリティカルな器具が使用される。
2	物品準備	●汚染された物品を使ってしまう。 ●物品の不足により操作の中断が起こり、吸引物が付着したPPEを介して病原体が拡散する恐れがある。	●物品表面に付着する細菌を最小限にしておかなければならない。 ●カテーテルはその外径が人工気道の内径の1/2以下のものの使用を推奨する。 ●人工呼吸中の患者では、閉鎖式吸引システムの使用を推奨する。
3	手指消毒	●医療領域の病原体を患者ゾーンに持ち込む恐れがある。	●患者に接触する前に手指衛生を行う。 医療領域から患者へ医療従事者の手を介して病原体が伝播することを防ぐために。
4	吸引器のスイッチを入れる	●高頻度接触表面である吸引器のスイッチを介した交差感染が発生する恐れがある。 ●手袋装着後に吸引器のスイッチに触れると、手袋の清浄度が低下する恐れがある。	●グラム陰性桿菌や黄色ブドウ球菌のような医療・介護関連肺炎を引き起こす病原体は医療ケア環境においてはいたるところに存在する。これらの微生物の患者への伝播は微生物にて汚染したり、一時的に保菌した医療従事者の手を介して頻回に発生している。 ●手袋を汚染させないため、処置直前に着用することが望ましい。
5	手指消毒し手袋を装着	●手を介して吸引チューブなどセミクリティカル器具が病原体で汚染する恐れがある。 ●吸引操作時に分泌物で手が汚染される恐れがある。	●気管内チューブまたは気管切開チューブが装着されている患者への接触の前後、および患者に用いている呼吸器器具への接触の前後は、手袋着用の有無に関わらず、手を除菌する。 ●気管内吸引前後には手指消毒を行う。 ●外科手技を必要としない導尿留置カテーテル、末梢血管カテーテル、その他、侵襲的なカテーテルを挿入する前には、手の汚染除去を行う。 ●目に見えて汚れている、または血液や体液と接触した可能性のある患者ケア用の設備および器械・器具を取り扱う時は、予想される汚染の程度に応じてPPE（手袋、ガウンド）を着用する。 ●患者の呼吸器分泌物または呼吸器分泌物に汚染された物品を取り扱うためには手袋を着する。 ●気管内吸引操作に用いる手袋は清潔な非滅菌のものを使用する。 ●気管内吸引をする時に、非滅菌手袋よりも滅菌手袋を装着することについての勧告はない（未解決問題）。
6	キャップを外しコントロールバルブを消毒	●コントロールバルブの汚染により逆行性感染する恐れがある。	●清潔操作が破綻すれば、気管内が病原体に汚染され、肺炎などの重篤な感染症を引き起こす恐れがある。
7	連結チューブへ接続		
8	ロックを解除する		
9	気管内を吸引	●清潔操作の破綻により、病原体に汚染される恐れがある。	●清潔操作が破綻すれば、気管内が汚染され感染症を引き起こす危険性がある。 ●気管内吸引操作は必要最小限に留める。
10	洗浄水、注入ポートを消毒	●注入ポートからの逆行性感染の恐れがある。	●分泌物や洗浄水が停滞している恐れがある。
11	吸引カテーテル内の洗浄	●吸引カテーテルの残留分泌物により内腔の閉塞や感染の恐れがある。 ●洗浄水が挿管チューブ内に入ってしまう恐れがある。	●カテーテルが患者の下気道へ再挿入されるならば、吸引カテーテルから分泌物を除くには滅菌水のみを用いる。
12	ロックする		
13	コントロールバルブとキャップを消毒しキャップをする	●分泌物が付着している恐れがある。 ●蓋をしていないことで、コントロールバルブが汚染される恐れがある。	●分泌物や病原体が逆行する恐れがある。
14	手袋を外し手指消毒	●汚染した手袋で作業を続けると周囲環境に汚染を拡げる恐れがある。 ●手袋を外す時に手指を汚染する恐れがある。また、手袋のピンホールによる手指の汚染が考えられる。	●体液あるいは滲出液、粘膜、正常でない皮膚あるいは創部ドレッシングに触れた後は手指衛生を実行する。 ●手袋を外した後に手指消毒を行う。 ●患者や患者周囲の環境表面（医療器具を含む）と接触した後は手の汚染を防ぐ正しい法で手袋を外す。同じ手袋を着用したまま複数の患者のケアを行ってはならない。再使用する目的で手袋を洗浄してはならない。この行為については病原体伝播との関連が認められている。
15	吸引器のスイッチを切る	●高頻度接触表面である吸引器のスイッチを介した交差感染が発生する恐れがある。	●グラム陰性桿菌や黄色ブドウ球菌のような医療・介護関連肺炎を引き起こす病原体は療ケア環境においてはいたるところに存在する。これらの微生物の患者への伝播は微生にて汚染したり、一時的に保菌した医療従事者の手を介して頻回に発生している。
16	退室時に手指消毒	●患者の細菌叢を患者ゾーンから医療領域へ持ち出す恐れがある。	●患者に極めて近い環境に触れた後は手指衛生を行う。 ●患者周囲の環境に存在するかもしれない患者の病原体を持ち出さない。
17	汚染物の廃棄	●吸引汚物で処置者、および環境が汚染を受ける。 ●使用後の汚染物品で、実施者および環境が汚染される。	●使用した物品は、適切に廃棄しなければ処置者、および周囲環境を汚染する恐れがある。
18	手指衛生	●汚染した手で作業を続けると周囲環境に汚染を拡げる恐れがある。	●前作業からの手指の汚染を断ち切る。

感染管理重要度	潜在的危害の発生要因	防止措置
	●手指が汚染している。 ●衛生物品が汚染している。 ●清潔操作を破綻させる。 ●誤った手技を行う。 ●観察不足である。	●手指衛生を厳守する。 ●衛生的手技を行う。 ●医療材料をシングルユースにする。
	●前作業で手指に異物や病原体が付着している恐れがある。	●流水と手洗い剤での手洗いまたは、擦式手指消毒用アルコール製剤で手指消毒をする。
	●物品に細菌が付着している恐れがある。 ●物品が不足し PPE 装着のまま取りに行く可能性がある。	●物品の保管状態等が適正であることを確認する。 ●物品を確認しそろえる。
最重要	●医療領域の病原体が手指に付着している恐れがある。	●作業動線上のアクセスしやすい場所に擦式手指消毒用アルコール製剤を準備する。 ●患者に接触する前に、擦式手指消毒用アルコール製剤で手指消毒をする。
最重要	●手順が守られず、吸引器のスイッチが汚染している恐れがある。 ●吸引器のスイッチは、高頻度に触れるため、汚染している恐れがある。	●汚染した手で吸引器のスイッチに触れない。 ●吸引器のスイッチに触れた後に手指消毒し手袋を装着する。
最重要	●前工程で手指に異物や病原体が付着している恐れがある。 ●汚染した手指、手袋で清潔操作を行う恐れがある。	●擦式手指消毒用アルコール製剤で手指消毒をする。 ●吸引操作の直前に手袋を装着する。
	●分泌物や洗浄水が停滞している恐れがある。	●単包アルコール綿で消毒する。
	●不適切な吸引操作により閉鎖性が破綻し病原体が侵入する恐れがある。 ●汚染した注入ポートから洗浄水とともに病原体が注入される恐れがある。 ●吸引カテーテルの未滅菌水によるすすぎによって感染のリスクが生じる。 ●位置確認マークが完全に現れるまで戻さないと洗浄水が入る。	●各接続部が開放したり汚染されないように、確実に吸引操作を行う。 ●単包アルコール綿で消毒する。 ●吸引カテーテル内は滅菌水で洗浄する。 ●位置確認マークが完全に現れるまで吸引カテーテルを引き上げる。
	●蓋や吸引カテーテルに分泌物や病原体が付着している恐れがある。	●単包アルコール綿で消毒する。
最重要	●手袋を装着したまま患者やモニターのアラームスイッチや周囲環境に触れる恐れがある。	●処置後は直ちに手袋を外す。 ●擦式手指消毒用アルコール製剤で手指消毒をする。
最重要	●手袋のまま吸引器のスイッチに触れると汚染する。	●手指消毒後に吸引器のスイッチに触れる。
最重要	●周囲環境に触れ、手指に患者由来の細菌叢が付着している恐れがある。	●擦式手指消毒用アルコール製剤で手指消毒をする。
	●分泌物などが付着した使用後の物品から汚染が拡大する。	●分泌物などが付着した物品は、現場でビニール袋に密封した後に持ち出し、感染性廃棄物容器に廃棄する。
	●前作業で手指に異物や病原体が付着している恐れがある。	●流水と手洗い剤での手洗いまたは、擦式手指消毒用アルコール製剤で手指消毒をする。

吸引・口腔ケア関連

採 血

9 真空採血管による採血

準 備

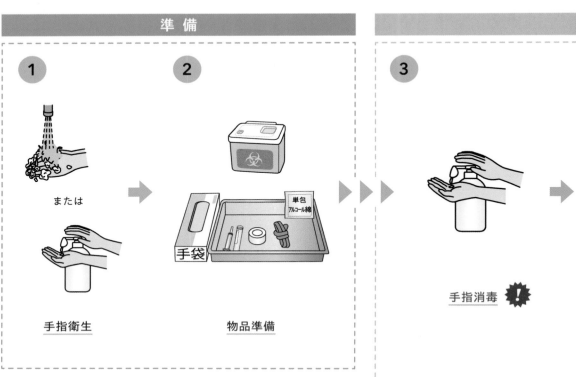

1
2 または
手指衛生

物品準備

単包
アルコール綿
手袋

3
手指消毒 **!**

片付け

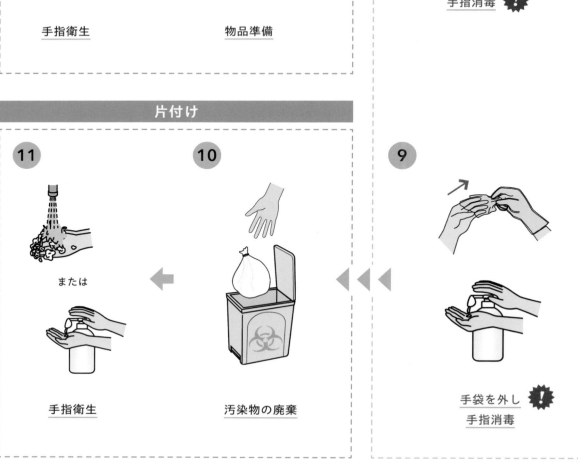

11 または
手指衛生

10
汚染物の廃棄

9
手袋を外し **!**
手指消毒

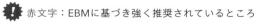 赤文字：EBMに基づき強く推奨されているところ

採 血

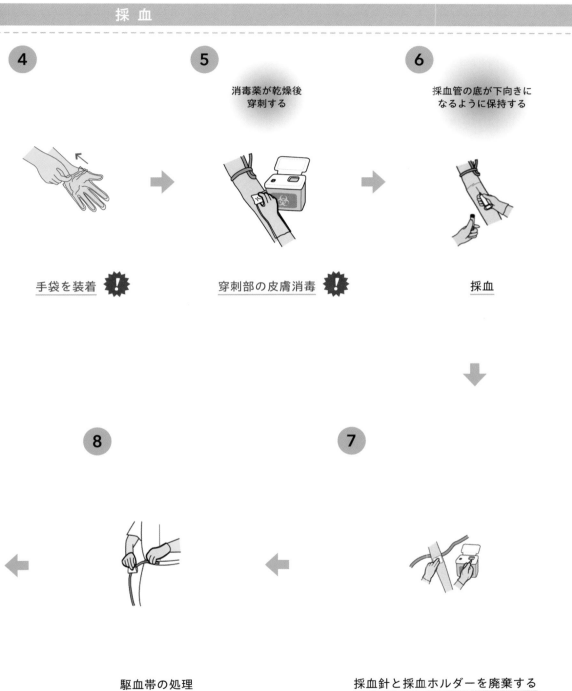

4

手袋を装着 ❗

5

消毒薬が乾燥後
穿刺する

穿刺部の皮膚消毒 ❗

6

採血管の底が下向きに
なるように保持する

採血

8

駆血帯の処理

7

採血針と採血ホルダーを廃棄する

チェックリスト

皮膚付着菌による感染 ●コアグラーゼ陰性ブドウ球菌 (CNS) ●コリネバクテリウム ●黄色ブドウ球菌
血液媒介病原性微生物による職業感染 ●HBV ●HCV ●HIV

	手順	感染管理のポイント
1	手指衛生	●流水と手洗い剤での手洗いまたは、擦式手指消毒用アルコール製剤で手指消毒をする。 ●手が目に見えて汚れている場合は、流水と手洗い剤による手洗いをする。少なくとも 15 秒以上かけて手全体を洗い、十分に乾燥させる。 ●擦式手指消毒用アルコール製剤での手指消毒は全工程 20 秒以上かけて手指消毒を実施する。
2	物品準備	●使用期限、滅菌物の包装がぬれたり破損していないか確認する。
3	手指消毒	●入室後患者に触れる前に擦式手指消毒用アルコール製剤で手指消毒をする。 ●全工程 20 秒以上かけて手指消毒を実施する。
4	手袋を装着	●複数の患者の処置に同じ手袋を使用しない。 ●手袋は使用直前に箱から取り出す。
5	穿刺部の 皮膚消毒	●穿刺部位を決め、駆血帯で縛る。 ●消毒用アルコール綿を使用する。 ●消毒薬が乾燥してから、穿刺する。 ●消毒後に穿刺箇所に触れた場合は、再度消毒を行う。
6	採血	●無菌操作を徹底する。 ●採血中は、採血管の底部がいつでも下向きになるようにする。 ●採血管を採血ホルダーから抜去した状態で駆血帯を外す。
7	採血針と 採血ホルダーを 廃棄する	●ベッドサイドまで針廃棄容器を携帯する。 ●針廃棄容器は作業者の利き手側に置いておく。 ●抜針後の針はリキャップせず、使用直後に廃棄する。
8	駆血帯の処理	●駆血帯汚染の有無を目視確認する。 ●駆血帯は毎回使用後は消毒する。
9	手袋を外し 手指消毒	●処置後は直ちに手袋を外す。 ●擦式手指消毒用アルコール製剤で手指消毒をする。
10	汚染物の廃棄	●血液で汚染された物品はビニール袋に密封して持ち出し、感染性廃棄物容器に廃棄する。
11	手指衛生	●流水と手洗い剤での手洗いまたは、擦式手指消毒用アルコール製剤で手指消毒をする。 ●手が目に見えて汚れている場合は、流水と手洗い剤による手洗いをする。少なくとも 30 秒以上かけて手全体を洗い、十分に乾燥させる。 ●擦式手指消毒用アルコール製剤での手指消毒は全工程 20 秒以上かけて手指消毒を実施する。

グラム陰性桿菌 　●カンジダ属 　　など

チェック	理由
☐ ☐ ☐	●前作業からの手指の汚染を断ち切る。 ●流水と手洗い剤による手洗いは、病原体を減らすことができる。 ●擦式手指消毒用アルコール製剤での手指消毒は、適切な擦式手指消毒用アルコール製剤の量を使用することで手指に付着している病原体を殺菌することができる。 ●手指衛生を確実にすることにより交差感染のリスクを減らすことができる。
☐ ☐ ☐	●包装がぬれたり破損した滅菌物は、無菌性が破綻している恐れがある。
☐ ☐ ☐	●医療領域の病原体を患者ゾーンに持ち込む恐れがある。 ●手を介して滅菌物が病原体で汚染する恐れがある。 ●患者に接触する前後に手指衛生を行う。 　医療領域から患者へ医療従事者の手を介して病原体が伝播することを防ぐために。 ●採血者は患者ごとに、手袋装着に先立って流水と手洗い剤による手洗いまたはアルコール擦式手指消毒薬による手指消毒を行う。
☐ ☐ ☐	●採血者は両手に手袋を装着し、患者ごとに交換する。これは採血者の針刺し等の血液曝露による患者−採血者間での感染の可能性、および採血者の手を介する患者−患者間での交差感染の可能性を低減することを目的としたものである。 ●血液、その他感染の可能性がある体液、粘膜、損傷した皮膚との接触の可能性のある場合には手袋を着用する。 ●患者に直接接触するケアでは使い捨ての医療用手袋を着用する。
☐ ☐ ☐	●穿刺部の皮膚常在菌等の微生物を減らし、穿刺による微生物の侵入を防ぐ。 ●エタノールまたはイソプロパノールを含ませた綿を用いて消毒する。 ●穿刺部位付近の汚れが強い場合には、新しい消毒綿を用いて消毒を繰り返すか、使い捨てタオルで清拭してから消毒する。 ●消毒液が十分な消毒効果を発揮するためには一定の作用時間が必要なため、消毒液が自然乾燥するまで待つ。乾燥が不十分であった場合、穿刺時の痛みが増したり検体の溶血を生じるなどの危険がある。 ●穿刺直前に採血者の指などで穿刺部位に触れた場合は再度消毒を行う。
☐ ☐ ☐	●無菌操作が破綻することで、血流感染が発生する。 ●採血管に血液が流入している状態で、駆血帯を緩める等の行為を行うと、採血管内圧が血管内圧よりも高くなり、逆流圧が発生することがあるため、採血中に駆血帯を緩める等の行為をしない。 ●採血管内の穿刺針が採血した血液に接触していなければ、採血した血液の逆流は起きない。このため、被採血者のアームダウン（腕を下げる）手法が標準化されている。
☐ ☐ ☐	●使用済み鋭利器材の針刺しにより職業感染を起こすリスクがある。 ●針のついたディスポーザブルのシリンジ、メスの刃などを含む滅菌済みの鋭利なものは使用現場にできる限り近いところに設置された耐貫通性の容器に入れること。 ●注射針、メス等の鋭利なものは、金属製、プラスチック製等で危険防止のために耐貫通性のある堅牢な容器を使用すること。 ●採血針はホルダーから外さずそのまま一体で廃棄するのが原則である。
☐ ☐ ☐	●汚染した駆血帯を介して交差感染する恐れがある。 ●駆血帯が血液で汚染された場合には消毒または廃棄する。
☐ ☐ ☐	●汚染した手袋で作業を続けると周囲環境に汚染を拡げる恐れがある。 ●手袋を外す時に手指を汚染する恐れがある。また、手袋のピンホールによる手指の汚染が考えられる。 ●患者の細菌叢を患者ゾーンから医療領域へ持ち出す恐れがある。 ●患者のケアの後には手袋を外す。複数の患者のケアに同じ手袋を使用しない。また、患者間で同じ手袋を付けたまま手を洗わないこと。 ●手袋を外した後には手の汚染除去を行う。 ●体液あるいは滲出液、粘膜、正常でない皮膚あるいは創部ドレッシングに触れた後は、手指衛生を行う。
☐ ☐ ☐	●使用した物品は、適切に廃棄しなければ処置者、および周囲環境を汚染する恐れがある。
☐ ☐ ☐	●前作業からの手指の汚染を断ち切る。 ●流水と手洗い剤による手洗いは、病原体を減らすことができる。 ●擦式手指消毒用アルコール製剤での手指消毒は、適切な擦式手指消毒用アルコール製剤の量を使用することで手指に付着している病原体を殺菌することができる。 ●手指衛生を確実にすることにより交差感染のリスクを減らすことができる。

採血

55

危害リスト

	手順	潜在的危害（危害を及ぼすであろう現象）	重要度の判断根拠（ガイドラインや文献等）
0	工程全体	●被採血者の感染リスク：皮膚付着菌に関連した感染症（コアグラーゼ陰性ブドウ球菌、コリネバクテリウム、黄色ブドウ球菌、グラム陰性桿菌、カンジダ属等）。 ●採血者の職業感染リスク：血液媒介病原性微生物（HBV・HCV・HIV 等）。	●真空採血管を用いた採血業務に伴う感染リスクは、逆流ホルダー の血液汚染による感染リスクおよび針刺しによる感染リスクなど ある。
1	手指衛生	●清潔を必要とする物品が手指を介して汚染する恐れがある。	●物品を清潔に扱えるよう、手に付着している細菌のレベルを下 ておく必要がある。
2	物品準備	●滅菌物の包装の汚染・ぬれ・破損や滅菌期限切れ。 ●物品の準備不足により操作の中断が起こり、病原体が付着した手袋を介して病原体が拡散する恐れがある。	●物品表面に付着する細菌を最小限にしておかなければならない。
3	手指消毒	●医療領域の病原体を患者ゾーンに持ち込む恐れがある。 ●手を介して滅菌物が病原体で汚染する恐れがある。	●患者に接触する前は手指衛生を行う。 医療領域から患者へ医療従事者の手を介して病原体が伝播する とを防ぐために。 ●採血は患者ごとに、手袋装着に先立って流水と手洗い剤によ 手洗いまたはアルコール擦式手指消毒薬による手指消毒を行う。
4	手袋を装着	●汚染した手袋により清潔操作が破綻する恐れがある。 ●穿刺時に血液曝露を受ける恐れがある。	●アルコール擦式消毒薬で手指消毒し、使い捨て手袋を着用する。 ●採血者は両手に手袋を装着し、患者ごとに交換する。これは採 者の針刺し等の血液曝露による患者−採血者間での感染の可能性 および採血者の手を介する患者−患者間での交差感染の可能性 低減することを目的としたものである。 ●血液、その他感染の可能性がある体液、粘膜、損傷した皮膚ま 接触の可能性のある場合には手袋を着用する。 ●患者に直接接触するケアでは使い捨ての医療用手袋を着用する。
5	穿刺部の皮膚消毒	●不十分な消毒により穿刺時に皮膚常在菌が侵入する恐れがある。	●エタノールまたはイソプロパノールを含ませた綿を用いて消毒す ●穿刺部位付近の汚れが強い場合には、新しい消毒綿を用いて消毒 を繰り返すか、使い捨てタオルで清拭してから消毒する。 ●消毒液が十分な消毒効果を発揮するためには一定の作用時間が 要なため、消毒液が自然乾燥するまで待つ。乾燥が不十分であ た場合、穿刺時の痛みが増したり検体の溶血を生じるなどの危 がある。 ●穿刺直前に採血者の指などで穿刺部位に触れた場合は再度消毒 行う。 ●消毒綿は個別包装のものを使用することが望ましいが、時間的 約などの理由からやむをえず多量の消毒綿を単一の容器に入れ ものを使用する場合には、消毒綿を中で絞らないこと、一度外 出した消毒綿を容器に戻さないこと、使用しない時はアルコー の揮発を避けるため蓋をすること、開封した当日中に使い切る となどの注意が必要である。
6	採血	●不適切な手技により無菌性が破綻し、血流感染が発生する ●採血中の採血管内の血液や薬剤が血管へ逆流する。 ●患者血液による皮膚汚染が発生する。	●採血管に血液が流入している状態で、駆血帯を緩める等の行為 行うと、採血管内圧が血管内圧よりも高くなり、逆流圧が発生 ることがあるため、採血中に駆血帯を緩める等の行為をしない。 ●採血管内の穿刺針が採血した血液に接触していなければ、採血 た血液の逆流は起きない。このため、被採血者のアームダウン（ を下げる）手法が標準化されている。
7	採血針と採血ホルダーを廃棄する	●使用済み鋭利器材の針刺しにより職業感染を起こすリスクがある。	●針の付いたディスポーザブルのシリンジ、メスの刃などを含む滅 済みの鋭利なものは使用現場にできる限り近いところに設置さ た耐貫通性の容器に入れること。 ●注射針、メス等の鋭利なものは、金属製、プラスチック製等で 険防止のために耐貫通性のある堅牢な容器を使用すること。 ●採血針はホルダーから外さずそのまま一体で廃棄するのが原則 ある。
8	駆血帯の処理	●汚染した駆血帯を介して交差感染する恐れがある。	●駆血帯が血液で汚染された場合には消毒または廃棄する。
9	手袋を外し手指消毒	●汚染した手袋で作業を続けると周囲環境に汚染を拡げる恐れがある。 ●手袋を外す時に手指を汚染する恐れがある。また、手袋のピンホールによる手指の汚染が考えられる。 ●患者の細菌叢を患者ゾーンから医療領域へ持ち出す恐れがある。	●患者のケアの後には手袋を外す。複数の患者のケアに同じ手袋 使用しない。また、患者間で同じ手袋を付けたまま手を洗わな こと。 ●手袋を外した後には手の汚染除去を行う。 ●体液あるいは滲出液、粘膜、正常でない皮膚あるいは創部ドレ シングに触れた後は手指衛生を行う。
10	汚染物の廃棄	●使用後の汚染物品で、実施者および環境が汚染される。	●使用した物品は、適切に廃棄しなければ処置者、および周囲環 を汚染する恐れがある。
11	手指衛生	●汚染した手で作業を続けると周囲環境に汚染を拡げる恐れがある。	●前作業からの手指の汚染を断ち切る。

感染管理重要度	潜在的危害の発生要因	防止措置
	●医療従事者の手指が病原体を伝播する。 ●皮膚消毒が不十分であることに伴う皮膚付着菌の押し込み。 ●不適切な採血手技による無菌性の破綻。 ●採血器材の使いまわし等取り扱い。 ●使用後注射針による針刺し。	●手指衛生のタイミングと方法を理解し、実践する。 ●穿刺部の皮膚消毒を十分に行う。 ●滅菌された採血管を用いる。 ●採血ホルダーを単回使用する。 ●採血器材は使用直後に適切に廃棄する。
	●前作業で手指に異物や病原体が付着している恐れがある。	●流水と手洗い剤での手洗いまたは、擦式手指消毒用アルコール製剤で手指消毒をする。
	●物品に細菌が付着している恐れがある。 ●物品が不足し手袋装着のまま取りに行く可能性がある。	●物品の保管状態等が適正であることを確認する。 ●物品を確認しそろえる。
最重要	●医療領域で手指に異物や病原体が付着している恐れがある。 ●汚染した手指、手袋で清潔操作を行う恐れがある。	●擦式手指消毒用アルコール製剤で手指消毒をする。
最重要	●手袋装着後に他の作業を行い、汚染した手袋で清潔操作を行う恐れがある。 ●血管の走行確認のため、手袋を装着せずに穿刺し、血液に触れる恐れがある。	●処置直前に手袋を装着する。
最重要	●消毒薬の乾燥前に穿刺をする恐れがある。 ●消毒後に血管走行確認のため、穿刺部に触れる恐れがある。	●刺入部を中心に広範囲に皮膚をアルコール消毒する。 ●消毒薬の乾燥後に穿刺する。 ●皮膚消毒後は穿刺部に触れない。
	●無菌操作の破綻。 ●標準採血法の理解不足による採血手順の誤りや不慣れ。	●採血中は、採血管の底部がいつでも下向きになるように心がける。 ●駆血帯を解除する前に必ず最後の採血管を抜去する。 ●駆血帯を外してから、抜針する。
	●不適切な針廃棄容器の配置（手の届かない所、不安定な場所）。 ●針廃棄のタイミングを誤る。	●ベッドサイドへ針廃棄容器を携帯する。 ●針廃棄容器は作業者の利き手側に置いておく。 ●抜針後の針はリキャップせず、使用直後に廃棄する。
	●駆血帯の血液付着の有無確認を忘れる。	●駆血帯汚染の有無を目視確認する。
最重要	●手袋を装着したまま患者や周囲環境に触れる恐れがある。 ●手指に付着した患者由来の細菌叢を医療領域へ持ち出す恐れがある。	●処置後は直ちに手袋を外す。 ●擦式手指消毒用アルコール製剤で手指消毒をする。
	●血液などが付着した使用後の物品から汚染が拡大する。	●分泌物などが付着した物品は、現場でビニール袋に密封した後に持ち出し、感染性廃棄物容器に廃棄する。
	●前作業で手指に異物や病原体が付着している恐れがある。	●流水と手洗い剤での手洗いまたは、擦式手指消毒用アルコール製剤で手指消毒をする。

採血

採 血

10 血液培養検体採取

準 備

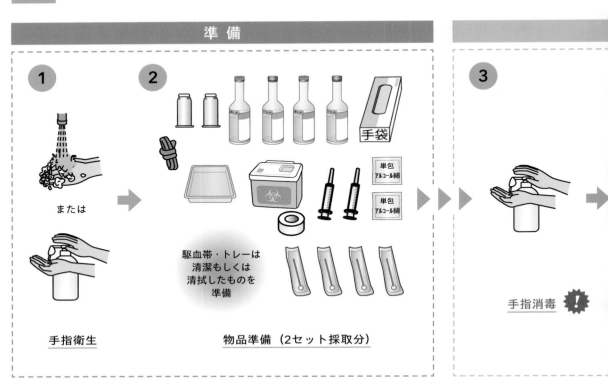

① 手指衛生

または

② 物品準備（2セット採取分）

駆血帯・トレーは
清潔もしくは
清拭したものを
準備

手袋

単包
アルコール綿

単包
アルコール綿

③ 手指消毒 !

片付け

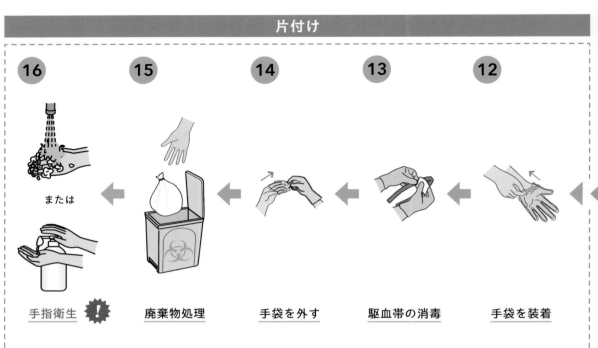

⑯ 手指衛生 !

または

⑮ 廃棄物処理

⑭ 手袋を外す

⑬ 駆血帯の消毒

⑫ 手袋を装着

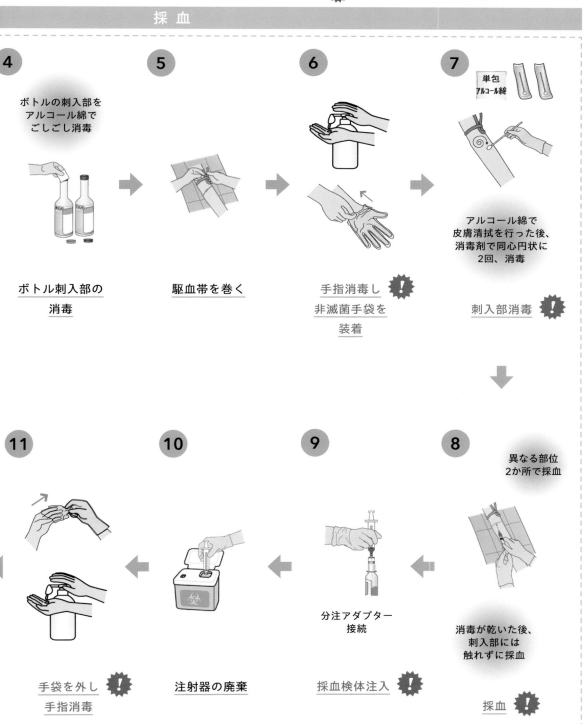

! 赤文字：EBMに基づき強く推奨されているところ

採血

4

ボトルの刺入部を
アルコール綿で
ごしごし消毒

ボトル刺入部の
消毒

5

駆血帯を巻く

6

手指消毒し !
非滅菌手袋を
装着

7

単包
アルコール綿

アルコール綿で
皮膚清拭を行った後、
消毒剤で同心円状に
2回、消毒

刺入部消毒 !

11

手袋を外し !
手指消毒

10

注射器の廃棄

9

分注アダプター
接続

採血検体注入 !

8

異なる部位
2か所で採血

消毒が乾いた後、
刺入部には
触れずに採血

採血 !

採血

59

チェックリスト
皮膚付着菌による感染　●コアグラーゼ陰性ブドウ球菌 (CNS)　●コリネバクテリウム　●黄色ブドウ球
血液媒介病原性微生物による職業感染　● HBV　● HCV　● HIV

	手順	感染管理のポイント
1	手指衛生	● 流水と手洗い剤での手洗いまたは、擦式手指消毒用アルコール製剤で手指消毒をする。 ● 手が目に見えて汚れている場合は、流水と手洗い剤による手洗いをする。少なくとも 15 秒以上かけて手全体を洗い、十分に乾 燥させる。 ● 擦式手指消毒用アルコール製剤での手指消毒は全工程 20 秒以上かけて手指消毒を実施する。
2	物品準備	● 使用期限、滅菌物の包装がぬれたり破損していないか確認する。
3	手指消毒	● 入室後患者に触れる前に擦式手指消毒用アルコール製剤で手指消毒をする。 ● 全工程 20 秒以上かけて手指消毒を実施する。
4	ボトル刺入部の消毒	● ボトルの刺入部をアルコール綿で「ごしごし」消毒する。
5	駆血帯を巻く	● 穿刺部位を決め、駆血帯で縛る。
6	手指消毒し非滅菌手袋を装着	● 入室後患者に触れる前に擦式手指消毒用アルコール製剤で手指消毒をする。 ● 全工程 20 秒以上かけて手指消毒を実施する。 ● 手袋は使用直前に箱から取り出す。
7	刺入部消毒	● アルコール綿で刺入部と周囲を清拭し、皮膚の汚染を除去する。 ● 同心円状に 2 回、本消毒を行う。 ● 消毒薬が乾燥（30～40 秒後）してから、穿刺する。 ● 消毒後に穿刺箇所に触れない。触れた場合は、再度消毒を行う。
8	採血	● 消毒が乾いた後、刺入部には触れずに採血する。
9	採血検体注入	● 血液分注用アダプターを接続する。 ● 嫌気用ボトルに半量を、次に好気用ボトルに残りの血液を分注する。
10	注射器の廃棄	● ベッドサイドまで針廃棄容器を携帯する。 ● 針廃棄容器は作業者の利き手側に置いておく。 ● 抜針後の針はリキャップせず、使用直後に廃棄する。
11	手袋を外し手指消毒	● 処置後は直ちに手袋を外す。 ● 擦式手指消毒用アルコール製剤で手指消毒をする。 ● 2 か所目の異なる部位で手順⑤～⑪を繰り返す。
12	手袋を装着	● 手袋を装着する。
13	駆血帯の消毒	● アルコール綿で駆血帯を清拭消毒する。
14	手袋を外す	● 処置後は直ちに手袋を外す。 ● 手袋を脱ぐ時は、手袋表面に触れない。
15	廃棄物処理	● 分泌物などが付着した物品は、現場でビニール袋に密封した後に持ち出し、感染性廃棄物容器に廃棄する。
16	手指衛生	● 流水と手洗い剤での手洗いまたは、擦式手指消毒用アルコール製剤で手指消毒をする。 ● 手が目に見えて汚れている場合は、流水と手洗い剤による手洗いをする。少なくとも 15 秒以上かけて手全体を洗い、十分に乾 燥させる。 ● 擦式手指消毒用アルコール製剤での手指消毒は全工程 20 秒以上かけて手指消毒を実施する。

ラム陰性桿菌 ●カンジダ属 　など

チェック	理由
☐☐☐	●前作業からの手指の汚染を断ち切る。 ●流水と手洗い剤による手洗いは、病原体を減らすことができる。 ●擦式手指消毒用アルコール製剤での手指消毒は、適切な擦式手指消毒用アルコール製剤の量を使用することで手指に付着している病原体を殺菌することができる。 ●手指衛生を確実にすることにより交差感染のリスクを減らすことができる。
☐☐☐	●滅菌物の使用期限切れや包装がぬれたり破損したものは、滅菌性の保障がない。
☐☐☐	●医療領域の病原体を患者ゾーンに持ち込む恐れがある。 ●手を介して滅菌物が病原体で汚染する恐れがある。 ●患者に直接接触する前に手の汚染除去を行う。 　医療領域から患者へ医療従事者の手を介して病原体が伝播することを防ぐために。 ●手袋をしている、いないに関わらず、患者ケアで侵襲的器材を扱う前に手指衛生を行う。
☐☐☐	●血液培養ボトルの穿刺部は、コンタミネーションを防止するため十分に消毒する。 ●血液培養ボトルについては、消毒用アルコールで消毒し、十分に乾燥するのを待って使用する。
☐☐☐	●汚染した駆血帯を介して交差感染を起こす恐れがある。 ●明らかに血液などで汚染された場合には廃棄するか、洗浄・消毒などの必要な処置を講じる。
☐☐☐	●汚染した手指により、採血手技の無菌性が破綻する恐れがある。 ●採血作業中に発生する針刺し切創などによる血液曝露の恐れがある。 ●採血者は患者ごとに、手袋装着に先立って流水と手洗い剤による手洗いまたはアルコール擦式手指消毒薬による手指消毒を行う。 ●採血者は両手に手袋を装着し、患者ごとに交換する。これは採血者の針刺し等の血液曝露による患者−採血者間での感染の可能性、および採血者の手を介する患者−患者間での交差感染の可能性を低減することを目的としたものである。
☐☐☐	●穿刺部の皮膚常在菌等の微生物を減らし、穿刺による微生物の侵入を防ぐ。 ●穿刺部位とその周囲を消毒用アルコール綿で強く丁寧に拭き取る（皮膚の垢を落とし、清潔にするように行う）。さらに、新しいアルコール綿で穿刺部位から周辺に向い同心円状に消毒し、乾燥させる。 ●0.5%以上のグルコン酸クロルヘキシジンアルコールまたは10%ポビドンヨードで消毒を行う。 ●十分乾燥するのを待ってから穿刺する（グルコン酸クロルヘキシジンアルコール、ポビドンヨードで2分）。
☐☐☐	●無菌操作の破綻により患者の血液中に存在しない細菌が培養ボトルに混入するコンタミネーションが起き、真の起因菌の同定が困難となる。 ●皮膚消毒後は穿刺予定部位の皮膚を触診しない。 ●成人の採血量は、通常、好気、嫌気ボトルそれぞれ8〜10mL採取する。ただし、ボトルの種類ごとに設定されている最大量を考慮する。 ●採血に失敗した場合には新しい注射器で再度行う。
☐☐☐	●血液分注用アダプターを使用し、安全に操作を行うことが望ましい。 ●注射針が汚染されないよう注意を払い、ボトルに血液を注入する。順序は、初めに嫌気用ボトルに半量を、次に好気用ボトルに残りを分注する。
☐☐☐	●使用済み鋭利器材の針刺しにより職業感染を起こすリスクがある。 ●摂取終了後、使用した注射器の針はリキャップせずに、針ごと専用の廃棄ボックスへ廃棄する。 ●針のついたディスポーザブルのシリンジ、メスの刃などを含む滅菌済みの鋭利なものは使用現場にできる限り近いところに設置された耐貫通性の容器に入れること。
☐☐☐	●汚染した手袋で作業を続けると周囲環境に汚染を拡げる恐れがある。 ●手袋を外す時に手指を汚染する恐れがある。また、手袋のピンホールによる手指の汚染が考えられる。 ●患者の細菌叢を患者ゾーンから医療領域へ持ち出す恐れがある。 ●患者のケアの後には手袋を外す。複数の患者のケアに同じ手袋を使用しない。 ●体液あるいは滲出液、粘膜、正常でない皮膚あるいは創部ドレッシングに触れた後は手指衛生を行う。
☐☐☐	●血液曝露による職業感染を防止する。 ●血液、その他感染の可能性がある体液、粘膜、損傷した皮膚との接触の可能性のある場合には手袋を着用する。
☐☐☐	●汚染した駆血帯を介して交差感染を起こす恐れがある。 ●明らかに血液などで汚染された場合には廃棄するか、洗浄・消毒などの必要な処置を講じる。
☐☐☐	●汚染した手袋で作業を続けると周囲環境に汚染を拡げる恐れがある。 ●患者のケアの後には手袋を外す。複数の患者のケアに同じ手袋を使用しない。
☐☐☐	●使用した物品は、適切に廃棄しなければ処置者、および周囲環境を汚染する恐れがある。
☐☐☐	●前作業からの手指の汚染を断ち切る。 ●流水と手洗い剤による手洗いは、病原体を減らすことができる。 ●擦式手指消毒用アルコール製剤での手指消毒は、適切な擦式手指消毒用アルコール製剤の量を使用することで手指に付着している病原体を殺菌することができる。 ●手指衛生を確実にすることにより交差感染のリスクを減らすことができる。 ●手袋を外した後には手の汚染除去を行う。 ●体液あるいは滲出液、粘膜、正常でない皮膚あるいは創部ドレッシングに触れた後は手指衛生を行う。

採血

危害リスト

	手順	潜在的危害（危害を及ぼすであろう現象）	重要度の判断根拠（ガイドラインや文献等）
0	工程全体	●血液培養の汚染菌 バチルス属、コリネバクテリウム属、プロピオニバクテリウム属、CNS、緑色レンサ球菌、エロコッカス属、ミクロコッカス属等 ●BSIの感染源としてよく知られているのは、血管内挿入デバイス（19%）、尿生殖路（17%）、気道（12%）、腸と腹膜（5%）、皮膚（5%）、胆管（4%）、腹腔内膿瘍（3%）、その他の既知の部位（8%）と未知の部位（27%）である。	●血液培養は敗血症などの重篤な全身感染症の原因菌を最も効率良く検査できる重要な感染症検査である。検出菌が原因菌かそれともコンタミネーションかの判断に迷うケースが日常しばしば経験され、この解決策として①採血部位の消毒を厳重に行うこと、②必ず2ヵ所（右手と左手など）から採血することなどが行われている。採血でもう1点重要なことは採血量であり、成人では1回の検査に20〜30mLを検査することが理想的とされている。 ●採材時期は、悪寒・戦慄が出現しはじめた時や発熱の初期に行う、抗菌薬投与前に行う、抗菌薬投与中の場合は一時中止（1〜3日）、あるいは血中濃度が最も低い時期に行う。 ●血管内留置カテーテルからの採血は、原則として避ける。 ●好気、嫌気ボトルを1セットとし、24時間以内に2〜3セット採取する。 ●血液培養検査の適正さの評価に用いるパラメータは、提出セット数（1,000patient-dayあたり）、1セット採血率（%）あるいは複数セット採取率（%）、陽性率（%）、陽性率（%）を用いる。 ●血液培養陽性菌が汚染菌なのか、感染を表しているかは、ひとえに血液採取時の皮膚の消毒状況に影響される。注意深い技術と適切な生体消毒薬により皮膚消毒をしなかった場合、皮膚の微生物叢（例えば、コアグラーゼ陰性ブドウ球菌［CNS］またはコリネバクテリウム属）が血液培養を汚染するリスクが増す。
1	手指衛生	●医療従事者の手に付着している汚染や微生物が物品に移動する。	●物品を清潔に扱えるよう、手に付着している細菌のレベルを下げておく必要がある。
2	物品準備	●滅菌物の包装の汚染・ぬれ・破損や滅菌期限切れ。	●物品表面に付着する細菌を最小限にしておかなければならない。
3	手指消毒	●医療領域の病原体を患者ゾーンに持ち込む恐れがある。 ●汚染した手指により、無菌性が破綻する恐れがある。	●患者に直接接触する前に手の汚染除去を行う。 ●医療領域から患者へ医療従事者の手を介して病原体が伝播することを防ぐために。 ●手袋をしている、いないに関わらず、患者ケアで侵襲的器材を扱う前に手指衛生を行う。
4	ボトル刺入部の消毒	●ボトルの刺入部の消毒不足により検体が汚染される。	●血液培養ボトルの穿刺部は、コンタミネーションを防止するため十分に消毒する。 ●ボトルの検体刺入部（ゴム栓）を消毒用アルコール綿などで消毒する。 ●血液培養ボトルについては、上面を80%エタノールまたは70%イソプロピルアルコールで消毒し、十分に乾燥するのを待って使用する。
5	駆血帯を巻く	●汚染した駆血帯を介して交差感染を起こす恐れがある。	●管理された駆血帯を使用する。 ●明らかに血液などで汚染された場合には廃棄するか、洗浄・消毒などの必要な処置を講じる。
6	手指消毒し非滅菌手袋を装着	●汚染した手指により、採血手技の無菌性が破綻する恐れがある。 ●採血作業中に発生する針刺し切創などによる血液曝露の恐れがある。	●採血者は患者ごとに、手袋装着に先立って流水と手洗い剤による手洗いまたはアルコール擦式手指消毒薬による手指消毒を行う。 ●手袋をしている、いないに関わらず、患者ケアで侵襲的器材を扱う前に手指衛生を行う。 ●患者に直接接触する前は手指衛生を行う。 ●アルコール擦式消毒薬で手指消毒し、使い捨て手袋を着用する。 ●採血者は両手に手袋を装着し、患者ごとに交換する。これは採血者の針刺し等の血液曝露による患者−採血者間での感染の可能性、および採血者の手を介する患者−患者間での交差感染の可能性を低減することを目的としたものである。 ●血液、その他感染の可能性がある体液、粘膜、損傷した皮膚との接触の可能性のある場合には手袋を着用する。
7	刺入部消毒	●刺入部の皮膚付着菌を十分に減らすことができていない。	①アルコール綿で皮膚の汚染を広範囲に清拭除去する。 ●穿刺部位とその周囲を消毒用アルコール綿で強く丁寧に拭き取る（皮膚の垢を落とし、清潔にするように行う）。さらに、新しいアルコール綿で穿刺部位から周辺に向い同心円状に消毒し、乾燥させる。 ●穿刺部位をアルコールで広範囲に消毒し、十分に乾燥するのを待つ。 ②皮膚消毒は、穿刺部位から同心円ないし渦巻状に広範囲に塗布し、自然乾燥させる。 ●0.5%以上のグルコン酸クロルヘキシジンアルコールまたは10%ポビドンヨードまたは〜2%ヨードチンキで消毒を行う。 ●十分乾燥するのを待ってから穿刺する（グルコン酸クロルヘキシジンアルコール、ヨードチンキで30秒、ポビドンヨードで2分）。
8	採血	●針の刺入時に皮膚付着菌を血管へ押し込む恐れがある。 ●採血に使用した注射針による針刺し切創のリスクがある。	●無菌操作の破綻により患者の血液中に存在しない細菌が培養ボトルに混入するコンタミネーションが起き、真の起因菌の同定が困難となる。 ●皮膚消毒後は穿刺予定部位を触らない。 ●成人の採血量は、通常、好気、嫌気ボトルそれぞれ8〜10mL採取する。ただし、ボトルの種類ごとに設定されている最大量を考慮する。 ●採血に失敗した場合には新しい注射器で再度行う。 ●異なる部位2ヵ所で採血する。 ●2セットの採取は、通常、左右正静脈が用いられる。 ●原因菌を確実に検出するために、2セット（好気用2本と嫌気用2本）のボトルを使用する。
9	採血検体注入	●無菌操作の破綻によりボトル内が汚染される恐れがある。 ●適正な血液量がボトル内へ摂取されない恐れがある。	●尖ったものは特別な方法で取り扱うこと。 ●血液分注用アダプターを使用し、安全に操作を行うことが望ましい。 ●注射針が汚染されないよう注意を払い、ボトルに血液を注入する。順序は、初めに嫌気用ボトルに半量を、次に好気用ボトルに残りを分注する。
10	注射器の廃棄	●使用済み鋭利器材の針刺しにより職業感染を起こすリスクがある。	●摂取終了後、使用した注射器の針はリキャップせずに、針ごと専用の廃棄ボックスへ廃棄する。 ●針の付いたディスポーザブルのシリンジ、メスの刃などを含む滅菌済みの鋭利なものは使用現場にできる限り近いところに設置された耐貫通性の容器に入れること。
11	手袋を外し手指消毒	●汚染した手袋で作業を続けると周囲環境に汚染を拡げる恐れがある。 ●手袋を外す時に手指を汚染する恐れがある。また、手袋のピンホールによる手指の汚染が考えられる。 ●患者の細菌叢を患者ゾーンから医療領域へ持ち出す恐れがある。	●患者のケアの後には手袋を外す。複数の患者のケアに同じ手袋を使用しない。 ●患者のケアの後は手袋を脱ぐ。1人以上のケアに同じ一双の手袋を着けない。 ●手袋を外した後には手の汚染除去を行う。 ●体液あるいは滲出液、粘膜、正常でない皮膚あるいは創部ドレッシングに触れた後は手指衛生を行う。
12	手袋を装着	●血液曝露を受ける恐れがある。	●血液、その他感染の可能性がある体液、粘膜、損傷した皮膚との接触の可能性のある場合には手袋を着用する。
13	駆血帯の消毒	●血液汚染した駆血帯の保管。 ●血液汚染した注射器や手袋で環境を汚染する。	●明らかに血液などで汚染された場合には廃棄するか、洗浄・消毒などの必要な処置を講じる。
14	手袋を外す	●汚染した手袋で作業を続けると周囲環境に汚染を拡げる恐れがある。	●患者のケアの後には手袋を外す。複数の患者のケアに同じ手袋を使用しない。
15	廃棄物処理	●廃棄物に付着した血液により環境を汚染する。	●使用した物品は、適切に廃棄しなければ処置者、および周囲環境を汚染する恐れがある。
16	手指衛生	●手袋を外す時に手指を汚染する恐れがある。また、手袋のピンホールによる手指の汚染が考えられる。	●手袋を外した後には手の汚染除去を行う。 ●体液あるいは滲出液、粘膜、正常でない皮膚あるいは創部ドレッシングに触れた後は手指衛生を行う。

感染管理重要度	潜在的危害の発生要因	防止措置
	● 手指衛生が不適切になる。 ● 皮膚消毒が不十分であることに伴う皮膚付着菌の押し込み。 ● 採血手技の誤り。 ● 採血器材の使いまわし等取り扱い。 ● 使用後注射針による針刺し。	● 手指衛生のタイミングと方法を理解し、実践する。 ● 穿刺部の皮膚清拭と消毒を十分に行う。 ● 血液培養ボトルの消毒を十分に行う。 ● 採血器材は使用直後に適切に廃棄する。
	● 前作業で手指に異物や病原体が付着している恐れがある。	● 流水と手洗い剤での手洗いまたは、擦式手指消毒用アルコール製剤で手指消毒をする。
	● 滅菌物の管理が不適切である。 ● 滅菌期限日の確認を怠る。	● 医療材料の物品管理を適切に行う。 ● 物品使用直前に滅菌期限を確認する。
最重要	● 医療領域の病原体が手指に付着している恐れがある。	● 患者に接触する前、無菌操作前に、擦式手指消毒用アルコール製剤で手指消毒をする。
	● ボトルのゴム栓が清潔と過信し消毒が疎かになる恐れがある。	● ボトルの刺入部をアルコール綿で「ごしごし」消毒する。
	● 駆血帯の使いまわしや、管理不足による感染の恐れがある。	● 準備時に目視で確認し、汚染があれば清拭する。
最重要	● 汚染した手指、手袋で清潔操作を行う恐れがある。 ● 血管の走行確認のため、手袋を装着せずに穿刺し、血液に触れる恐れがある。	● 擦式手指消毒用アルコール製剤で手指消毒をする。 ● 処置直前に手袋を装着する。
最重要	● 消毒薬の選択および消毒方法が不適切である。 ● 消毒薬が乾燥しない状態で採血を行う。 ● 消毒済み面の再汚染が発生する。	● 刺入部の清拭には70%エタノール綿またはイソプロピルアルコール綿を使用する。 ● 刺入部の消毒は1%クロルヘキシジンを使用する。 ● 刺入部に触れた場合は、再消毒する。
最重要	● 無菌操作の破綻。 ● 標準採血法の理解不足による採血手順の誤りや不慣れ。 ● 手袋を装着しない。	● 消毒が乾いた後、刺入部には触れずに採血する。 ● 手順⑪後に、2か所目の異なる部位で手順⑤〜⑪を繰り返す。
最重要	● 無菌操作の破綻。 ● 理解不足による分注手順の誤り。	● 血液分注用アダプターを接続する。 ● 嫌気用ボトルに半量を、次に好気用ボトルに残りの血液を分注する。
	● 針廃棄容器が作業位置から遠い位置に置かれる。 ● 針廃棄のタイミングを誤る。 ● 使用後針の廃棄忘れ。	● ベッドサイドまで針廃棄容器を携帯する。 ● 針廃棄容器は作業者の利き手側に置いておく。 ● 抜針後の針はリキャップせず、使用直後に廃棄する。
最重要	● 手袋を装着したまま患者や周囲環境に触れる恐れがある。 ● 手指に付着した患者由来の細菌叢を医療領域へ持ち出す恐れがある。	● 処置後は直ちに手袋を外す。 ● 擦式手指消毒用アルコール製剤で手指消毒をする。
	● 清拭時に手に血液が付着する恐れがある。	● 手袋を装着する。
	● 駆血帯の血液付着の有無確認を忘れる。	● 駆血帯汚染の有無確認を手順化しておく。 ● 血液が付着した駆血帯は廃棄する。
	● 手袋を装着したまま患者や周囲環境に触れる恐れがある。	● 処置後は直ちに手袋を外す。 ● 手袋を脱ぐ時は、手袋表面に触れない。
	● 血液などが付着した使用後の物品から汚染が拡大する。	● 分泌物などが付着した物品は、現場でビニール袋に密封した後に持ち出し、感染性廃棄物容器に廃棄する。
最重要	● 手袋のピンホールや使用中の破れ。 ● 手の汚染に気づかない。 ● 手指衛生のタイミングを知らない。 ● 手指衛生を怠る。	● 手袋を外した直後に手指衛生を行う。 ● 手に血液汚染がある場合は、流水下で洗浄剤を使用して手洗いを行う。

採血

薬剤の調製

11 病棟での輸液の調製

調製台準備

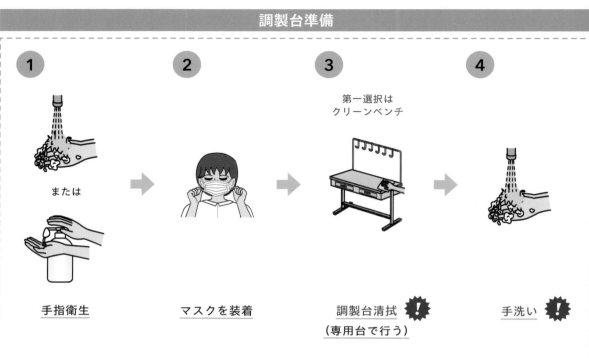

1	2	3	4
手指衛生	マスクを装着	第一選択はクリーンベンチ / 調製台清拭（専用台で行う）	手洗い

または

片付け

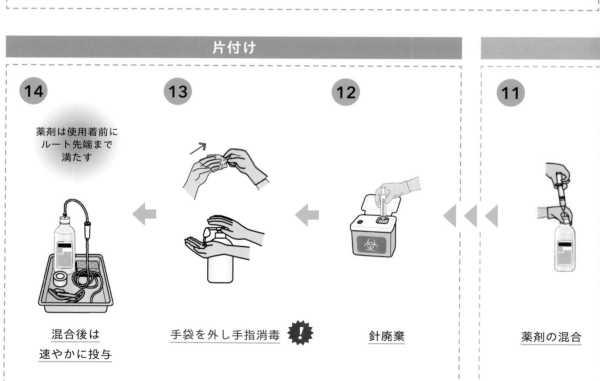

14	13	12	11
薬剤は使用着前にルート先端まで満たす / 混合後は速やかに投与	手袋を外し手指消毒	針廃棄	薬剤の混合

🔖 赤文字：EBMに基づき強く推奨されているところ

物品準備

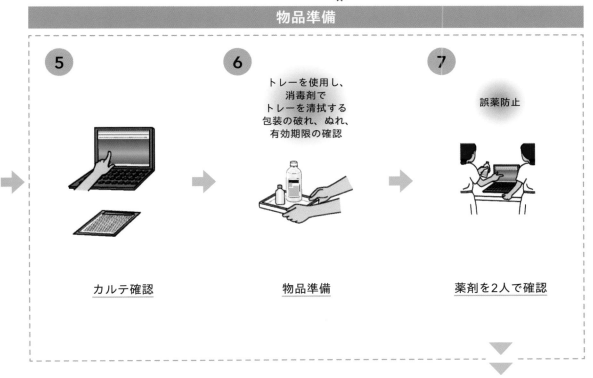

5 カルテ確認

6 トレーを使用し、消毒剤でトレーを清拭する 包装の破れ、ぬれ、有効期限の確認
物品準備

7 誤薬防止
薬剤を2人で確認

薬剤の混合

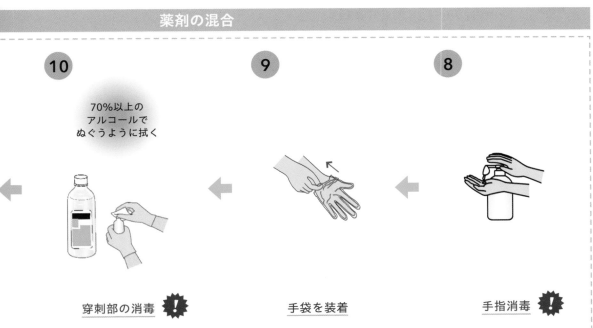

10 70％以上のアルコールでぬぐうように拭く
穿刺部の消毒 🔖

9 手袋を装着

8 手指消毒 🔖

薬剤の調製

チェックリスト　血流感染から分離された主な病原体　●コアグラーゼ陰性ブドウ球菌 (CNS)　●黄色ブドウ球菌　●腸球

	手順	感染管理のポイント
1	手指衛生	●流水と手洗い剤での手洗いまたは、擦式手指消毒用アルコール製剤で手指消毒をする。 ●手が目に見えて汚れている場合は、流水と手洗い剤による手洗いをする。少なくとも15秒以上かけて手全体を洗い、十分に乾燥させる。 ●擦式手指消毒用アルコール製剤での手指消毒は全工程20秒以上かけて手指消毒を実施する。
2	マスクを装着	●マスクを装着する。
3	調製台清拭 （専用台で行う）	●消毒用エタノールで清拭する。 ●調製は専用台で行う。 ●調製台の上には、カルテや伝票を置かない（不必要な物品を置かない）。 ●水場から1m以上離れていることを確認する。
4	手洗い	●流水と手洗い剤での手洗いは必ず実施する。
5	カルテ確認	※（指示の内容を確認し準備する）
6	物品準備	●物品は扉のある保管棚で保管する。 ●輸液ライン、注射器の外袋の汚れ、破れ、ピンホールの有無を確認する。 ●バイアル、アンプルの外観の汚れの有無を確認する。 ●バージンシール、有効期限を確認する。 ●清潔なトレーを使用する。トレーは消毒剤で清拭する。
7	薬剤を2人で 確認	※（指示の内容をダブルチェックする）
8	手指消毒	●擦式手指消毒用アルコール製剤を使用するか、または殺菌剤入りの洗浄剤で流水手洗いする。 ●擦式手指消毒用アルコール製剤での手指消毒は全工程20秒以上かけて手指消毒を実施する。
9	手袋を装着	●調製直前に手袋を装着する。
10	穿刺部の消毒	●開封・未開封にかかわらず、バイアルや輸液ボトルのゴム栓、バイアルのカット部分をアルコール綿で「ごしごし」ぬぐうように拭く。
11	薬剤の混合	●無菌操作で薬剤混合する。 ●注射針の刺入回数を最低限に抑え、注射器および注射針は、1ボトルごとに使用し廃棄する。 ●同じ溶液のバッグ、ボトルや単回量バイアルから複数患者に投与しない。 ●操作中は会話厳禁、操作に集中する。
12	針廃棄	●針廃棄容器を手の届く位置に準備する（汚染された針廃棄容器は清潔区域に持ち込まない）。 ●注射針はリキャップせず、直ちに廃棄する。
13	手袋を外し 手指消毒	●手袋を外し、擦式手指消毒用アルコール製剤で手指消毒をする。
14	混合後は 速やかに投与	●患者ごとの清潔なトレーに必要物品、輸液をセットする。 ●薬剤は使用直前にルート先端まで満たすようにする。 ●混合後は、速やかに投与する。

※（　）は医療安全のポイント

ラム陰性桿菌　●カンジダ属　　など

チェック	理由
☐☐☐	●前作業からの手指汚染を断ち切る。 ●清潔区域内での作業を始めるので、手に付着している異物、病原体のレベルを下げておく必要がある。 ●流水と手洗い剤による手洗いは、病原体を減らすことができる。 ●擦式手指消毒用アルコール製剤での手指消毒は、適切な擦式手指消毒用アルコール製剤の量を使用することで手指に付着している病原体を殺菌することができる。
☐☐☐	●薬剤混合操作時に飛沫で無菌性が破綻する恐れがある。 ●薬剤混合作業では、マスクを着用し、手指衛生を行った後に清潔な手袋（非滅菌でよい）を使用する。
☐☐☐	●調製台の表面に付着している埃や微生物により滅菌物が汚染される恐れがある。 ●混合場所は専用スペースで行う。 ●作業面は消毒用エタノールなどを使用して消毒する。 ●水場のしぶきが調製台や輸液を汚染する。
☐☐☐	●手指の汚染レベルを下げることにより、交差感染のリスクを低減する。 ●前作業からの手指汚染を断ち切る。 ●バチルスなどの芽胞菌はアルコール消毒で殺菌できないため、手洗いを行う。
☐☐☐	※（薬剤の種類と量を確認して、間違いを防止する）
☐☐☐	●包装がぬれたり破損した滅菌物は、無菌性が破綻している恐れがある。
☐☐☐	※（薬剤の種類と量をダブルチェックして、間違わないようにする）
☐☐☐	●手指を介して物品や薬液が汚染され、無菌性が破綻する恐れがある。 ●薬剤あるいは食べ物の準備の前には、擦式アルコール製剤を使うか、または手洗い剤あるいは消毒スクラブ剤と流水で手を洗い手指衛生を実施する。
☐☐☐	●人体からは扁平上皮細胞が 10^6 個以上／時の割合で落ちるとされ、これら皮膚の微粒子には微生物が含まれている。調製職員から落ちる落屑は、混合無菌剤の微生物汚染のリスクを引き起こす。 ●混合操作時はサージカルマスクを着用し、手指衛生の後に非滅菌手袋を着用して作業を行う。
☐☐☐	●バイアルのゴム栓、輸液ゴム栓などに付着している病原体が注射針の刺入で輸液を汚染させる恐れがある。 ●多用量バイアルに器具を挿入する際は、事前に、バイアルのアクセス膜を70％アルコールで消毒のこと。 ●無菌操作を用いて、滅菌注射器具の汚染を防ぐ。
☐☐☐	●針、輸液ゴム栓、作業者の手指などに付着している病原体が注射針の刺入で輸液を汚染させる恐れがある。 ●同じ静脈注射用溶液のバッグやボトルから複数の患者に投与しないこと。 ●多用量バイアルにアクセスする際は、滅菌済みの器具を使用し、アクセス膜貫通前に器具が接触汚染しないよう配慮のこと。 ●多用量バイアルの無菌性が損なわれた時は同バイアルを廃棄すること。 ●無菌操作を用いて、滅菌注射器具の汚染を防ぐ。
☐☐☐	●針刺しによる薬剤曝露のリスクがある。 ●医療器材としての注射針、メス、ガラス製品（破損したもの）等については、メカニカルハザードについて十分に配慮する必要があるため、感染性廃棄物と同等の取扱いとする。また、鋭利なものについては、未使用のもの、血液が付着していないもの、または消毒等により感染性を失わせたものであっても、感染性廃棄物と同等の取扱いとする。
☐☐☐	●手指衛生を怠った場合、手袋内で増殖した手指常在菌により清潔区域が汚染される恐れがある。 ●手袋を外した後は手指衛生を行う。
☐☐☐	●菌が混入していた場合、混合液を長時間保存すると、混入した菌が増殖する恐れがある。 ●内容液をあふれさせて環境と接触することで薬液汚染につながるので注意をする。

薬剤の調製

危害リスト

手順		潜在的危害（危害を及ぼすであろう現象）	重要度の判断根拠（ガイドラインや文献等）
0	工程全体	●CLABSI 病原体 コアグラーゼ陰性ブドウ球菌、黄色ブドウ球菌、腸球菌、カンジダ属。 ●CDC には CLABSI の病原体の19%、疫学的に重大な病原体のサーベイランスと制御（SCOPE）のデータベースには 21%がグラム陰性桿菌であると報告された。	●カテーテルの汚染経路には次の 4 つがある。 （1）挿入部位に存在する皮膚細菌の皮下のカテーテル経路への移動と、カテーテル先部の菌の定着。 （2）手指または汚染液体やデバイスとの接触によるカテーテルまたはカテーテルハブの接的汚染。 （3）他の感染病巣からのカテーテルへの血行性播種。 （4）輸液の汚染によるカテーテル関連血流感染の発生。 ●所定の経静脈的投与輸液製剤は全て、薬剤部において、無菌操作を用いて、層流フー内で混合のこと。 ●患者治療の周辺区域に複数回量バイアルを置かず、製造元の推奨に従って保存する。 ●注射用溶液のバッグやボトルを複数の患者への共通の供給源として用いてはならない。 ●混合を必要とする薬剤は、使用時に混合する。 ●無菌テクニックを用いて、滅菌注射器具の汚染を防ぐ。 ●注射器の針やカニューレが交換されたとしても、1 つの注射器から複数の患者への薬剤与しない。注射針、カニューレ、注射器は滅菌の単回使用であり、他の患者に再使してはならないし、次の患者に使用する可能性のある薬剤や溶液のアクセスのために再用してはならない。 ●注射溶液および投与セット（静脈注射用バッグ、チューブおよびコネクターなど）は 1の患者のみに用い、使用後は適切に廃棄する。注射器や注射針 / カニューレは、患者の脈注射用バッグや投与セットへの挿入や連結に用いられたら、汚染していると考える。 ●静脈内注射薬の混合、ライン接続・交換・サイトケアなどの輸液管理に関する教育を行
1	手指衛生	●無菌操作をする清潔区域内の調製台が手を介して病原体で汚染する恐れがある。	●清潔区域内での作業を始めるので、手に付着している異物、病原体のレベルを下げてお必要がある。
2	マスクを装着	●薬剤混合操作時に飛沫で無菌性が破綻する恐れがある。	●混合操作時はサージカルマスクを着用し、手指衛生の後に非滅菌手袋を着用して作業行う。
3	調製台清拭（専用台で行う）	●調製台の表面に付着している埃や微生物が薬液へ、直接伝播することはないが、台に触れた手から間接的に伝播する恐れがある。	●やむをえず病棟で薬剤混合を行う場合は、専用スペースで行う。 ●作業面は消毒用エタノールなどを使用して消毒する。
4	手指衛生	●調製台を清拭した手が汚染する。	●清拭作業で、手指が微生物汚染することは少ないと考えられるが、洗浄剤容器や他の具・設備に接触している可能性があるため、手指衛生を行う。
5	カルテ確認		
6	物品準備	●物品の品質、外装の汚れ・微生物汚染のリスクがある。 ●物品を載せるトレーからの汚染リスクがある。	●目視で確認できる濁り、漏出、割れ目、粒子状の物質が認められる経静脈的投与輸液剤容器、およびメーカー指定の使用期限が切れたパックは使用しないこと。
7	薬剤を 2 人で確認		
8	手指消毒	●手指を介して物品や薬液が汚染され、無菌性が破綻する恐れがある。	●無菌操作をする手袋を着用時に汚染させない。 ●薬剤あるいは食べ物の準備の前には、擦式アルコール製剤を使うか、または手洗いるいは消毒スクラブ剤と流水で手を洗い手指衛生を実施する。
9	手袋を装着	●手指を介して物品や薬液が汚染され、無菌性が破綻する恐れがある。 ●薬剤曝露のリスクがある。	●人体からは扁平上皮細胞が 10^6 個以上 / 時の割合で落ちるとされ、これら皮膚の微粒子が微生物を含まれている。調製職員から落ちる微粒子は、混合無菌製剤の微生物汚染リスクを引き起こす。 ●混合操作時はサージカルマスクを着用し、手指衛生の後に非滅菌手袋を着用して作業行う。
10	穿刺部の消毒	●バイアルのゴム栓、輸液ゴム栓などに付着している病原体が注射針の刺入で輸液を汚染させる恐れがある。	●多用量バイアルに器具を挿入する際は、事前に、バイアルのアクセス膜を 70%アルコルで消毒のこと。 ●無菌操作を用いて、滅菌注射器具の汚染を防ぐ。
11	薬剤の混合	●針、輸液ゴム栓、作業者の手指などに付着している病原体が注射針の刺入で輸液を汚染させる恐れがある。	●同じ静脈注射用溶液のバッグやボトルから複数の患者に投与しないこと。 ●単回量バイアルやアンプルから複数の患者に薬剤を投与しない。 ●可能ならば常に、非経口薬剤には単回量バイアルを用いる。 ●1 回用量バイアルの内容物の残りを混合して使用しないこと。 ●多用量バイアルにアクセスする際は、滅菌済みの器具を使用し、アクセス膜貫通前に器が接触汚染しないよう配慮のこと。 ●多用量バイアルの無菌性が損なわれた時は同バイアルを廃棄すること。 ●無菌操作を用いて、滅菌注射器具の汚染を防ぐ。
12	針廃棄	●針刺しによる薬剤曝露のリスクがある。	●医療器材としての注射針、メス、ガラス製品（破損したもの）等については、メカニカハザードについて十分に配慮する必要があるため、感染性廃棄物と同等の取扱いとすまた、鋭利なものについては、未使用のもの、血液が付着していないもの、または消毒により感染性を失わせたものであっても、感染性廃棄物と同等の取扱いとする。 ●注射針、メス等の鋭利ものは、金属製、プラスチック製等で危険防止のために耐貫通のある堅牢な容器を使用すること。
13	手袋を外し手指消毒	●手指衛生を怠った場合、手袋内で増殖した手指常在菌により清潔区域が汚染される恐れがある。	●手袋を外した後は手指衛生を行う。
14	混合後は速やかに投与	●調製後の長時間放置は、細菌が混入した場合、増殖して感染原因になる。	●TPN などの高カロリー輸液製剤は、混合時間を含め 28 時間以内に投与を終了する。

感染管理重要度	潜在的危害の発生要因	防止措置
	●汚染した手指により滅菌器材を汚染するリスクがある。 ●不適切な薬剤管理により薬液が汚染する恐れがある。 ●不適切な薬剤混合手技により無菌性が破綻する恐れがある。	●手指衛生を厳守する。 ●無菌的手技を行う。
	●前工程において、手指が異物や病原体で汚染されている恐れがある。	●流水と手洗い剤での手洗いまたは、擦式手指消毒用アルコール製剤で手指消毒をする。
	●薬剤混合作業中にも会話が必要となる場合がある。	●マスクを正しく装着する。
最重要	●調製台の表面に付着している埃や微生物により滅菌物が汚染される恐れがある。	●薬剤混合は専用の台で行う。 ●消毒用エタノールで調製台を清拭する。 ●調製台の上にカルテや伝票等を置かない。
	●接触した環境表面、器材から手に汚染が伝播する。	●流水と手洗い剤での手洗いまたは、擦式手指消毒用アルコール製剤で手指消毒をする。
	●カテーテル、注射器の外袋の汚れ、滅菌袋の破袋による無菌状態の破壊。 ●薬剤のバージンシール破袋による汚染の可能性。有効期限切れによる品質不良。	●物品は扉のある保管棚で保管する。 ●輸液ライン、注射器の外袋の汚れ、破れ、ピンホールの有無を確認する。 ●バイアル、アンプルの外観の汚れの有無を確認する。 ●バージンシール、有効期限を確認する。 ●清潔なトレーを使用する。
最重要	●医療従事者の手指が物品を汚染する。 ●医療従事者の手指が薬液などを汚染する。 ●環境や設備からの伝播が起こる。	●擦式手指消毒用アルコール製剤で手指消毒をする。
	●手指の汚染により無菌性が破綻する恐れがある。	●手袋を装着する。
最重要	●ゴム栓の消毒が適正に行えていない恐れがある。	●バイアルや輸液ボトルのゴム栓、バイアルのカット部分をアルコール綿で「ごしごし」拭く。
	●不慣れな手技により、無菌性が破綻する恐れがある。 ●ヘパリン加生理食塩水のバッグを複数の患者に投与する恐れがある。	●無菌操作で薬剤混合する。 ●注射針の刺入回数を最低限に抑え、注射器および注射針は、1ボトルごとに使用し廃棄する。 ●同じ溶液のバッグ、ボトルや単回量バイアルから複数患者に投与しない。
	●リキャップによる針刺しの恐れがある。	●針廃棄ボックスを手の届く位置に準備する（汚染された針廃棄ボックスは清潔区域に持ち込まない）。 ●注射針はリキャップせず、直ちに廃棄する。
最重要	●手袋を外した手で清潔区域内の環境に触れる恐れがある。	●手袋を外し、擦式手指消毒用アルコール製剤で手指消毒をする。
	●輸液ルートの先端まで輸液を満たして放置すると汚染する恐れがある。 ●混合後、汚染されたトレーにセットすると輸液が汚染する恐れがある。	●清潔なトレーを使い、患者ごとに必要物品を揃えて、速やかに投与する。 ●輸液バッグ内のエアー抜きは、内容液が口先からあふれる直前で止める。 ●内容液をあふれさせて環境と接触することで薬液汚染につながるので注意をする。

薬剤の調製

薬剤の調製

12 クリーンベンチで行う一般注射の

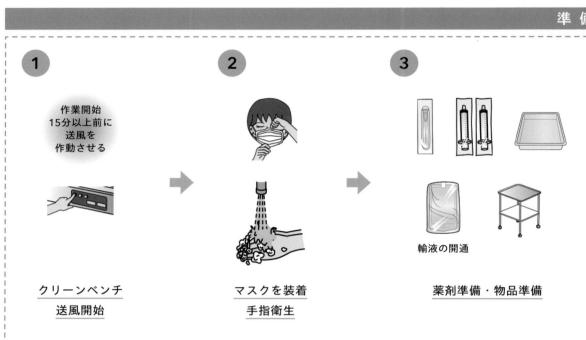

準 備

①
作業開始
15分以上前に
送風を
作動させる

クリーンベンチ
送風開始

②
マスクを装着
手指衛生

③
輸液の開通

薬剤準備・物品準備

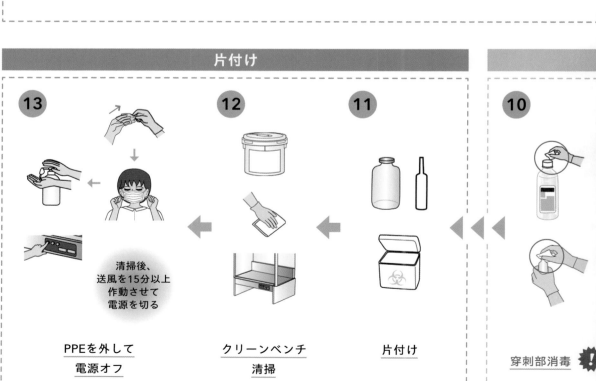

片付け

⑬
清掃後、
送風を15分以上
作動させて
電源を切る

PPEを外して
電源オフ

⑫
クリーンベンチ
清掃

⑪
片付け

⑩
穿刺部消毒

ミキシング

!　赤文字：EBMに基づき強く推奨されているところ

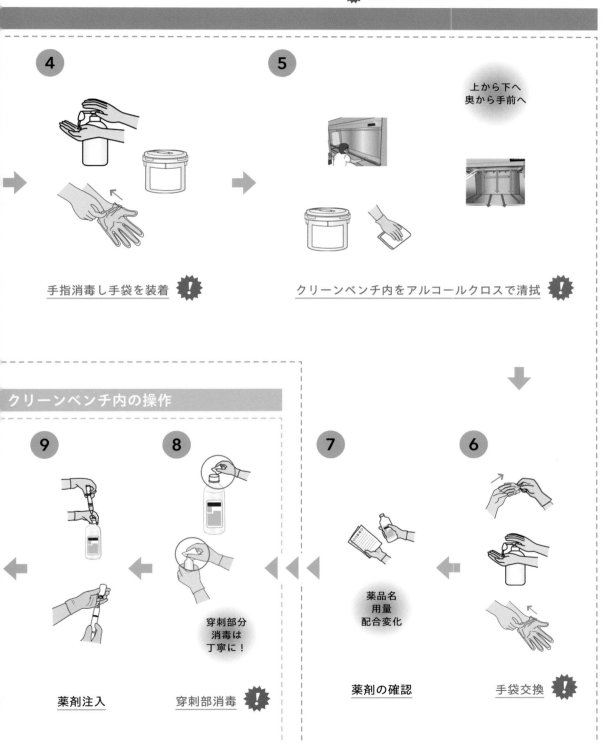

4 手指消毒し手袋を装着　!

5 クリーンベンチ内をアルコールクロスで清拭　!

上から下へ
奥から手前へ

クリーンベンチ内の操作

9 薬剤注入

8 穿刺部消毒　!

穿刺部分
消毒は
丁寧に！

7 薬剤の確認

薬品名
用量
配合変化

6 手袋交換　!

薬剤の調製

チェックリスト

中心ライン関連血流感染の原因病原体　●コアグラーゼ陰性ブドウ球菌　●黄色ブドウ球菌（CNS）　●腸

	手順	感染管理のポイント
1	クリーンベンチ 送風開始	●作業開始 15 分以上前に送風を開始させる。
2	マスクを装着 手指衛生	●マスクを着用する。 ●抗菌手洗い剤で手指を洗浄する。
3	薬剤準備 物品準備	●外装の汚れ、破損を確認し、輸液の開通を行う。 ●バット、シリンジ、針など調製に必要な物品を用意する。
4	手指消毒し 手袋を装着	●擦式手指消毒用アルコール製剤で手指消毒をする。 ●手袋を装着する。
5	クリーンベンチ内を アルコールクロスで 清拭	●送風に逆らわないように上から下へ、奥から手前へアルコールクロス（消毒用エタノール）で拭き取る。 ●クリーンベンチ内の物品（アルコール綿・針廃棄容器・キャップシール等）を消毒する。
6	手袋交換	●手袋を外す。 ●擦式手指消毒用アルコール製剤で手指消毒をする。 ●手袋を装着する。
7	薬剤の確認	●薬品名・用量・配合変化を確認する。
8	穿刺部消毒	●輸液・バイアルのゴム栓部分を丁寧にアルコール綿で拭き取る。
9	薬剤注入	●クリーンベンチ端より少なくとも 15cm 以上奥で行い、扉の開口は 20cm 以下で行う。ゴム栓穿刺部位には触れない。触れた合は必ず消毒する。 ●アンプル、バッグや判子はクリーンベンチ内に入れない。
10	穿刺部消毒	●輸液・バイアルのゴム栓部分を丁寧にアルコール綿で拭き取る。
11	片付け	●調製後、速やかに使用済みの物品を廃棄する。
12	クリーンベンチ 清掃	●送風に逆らわないように上から下へ、奥から手前へアルコールクロスで拭き取る。
13	PPE を 外して電源オフ	●手袋→マスクの順で外す。 ●擦式手指消毒用アルコール製剤で手指消毒をする。 ●送風を 15 分以上作動させ、電源を切る。

ンジダ属菌　●グラム陰性桿菌　　など

チェック	理由	
☐ ☐ ☐	●クリーンベンチは連続運転するように設計されており、電源を切った後は室内空気を完全に排除後に使用する。 ●無菌調製はクラス100環境で調製する。	
☐ ☐ ☐	●前作業からの手指汚染を断ち切る。 ●清潔区域内での作業開始前に手指に付着した細菌や汚れの汚染レベルを下げる必要がある。 ●混合操作時はサージカルマスクを着用し、手指衛生の後に非滅菌手袋を着用して作業を行う。	
☐ ☐ ☐	●不要な物品を清潔区域内へ入れることで汚染リスクが高まる。 ●クリーンベンチ内には無菌調製に必要な材料のみを入れる。	
☐ ☐ ☐	●手指や手袋に付着した細菌が伝播し、調製時に輸液内へ混入する。 ●注射剤の調製前は手と腕を抗菌皮膚洗浄剤で洗浄し、パウダーフリーの使い捨て非滅菌手袋を着用する。	
☐ ☐ ☐	●クリーンベンチ内に存在する埃や環境微生物が伝播し、調製時に輸液内へ混入する。 ●飛散した注射剤が細菌汚染の原因とならないように管理区域を定期的に清掃する。 ●無菌調製はクラス100環境で調製する。	
☐ ☐ ☐	●清拭時着用していた手袋は交換する。手指や手袋に付着した細菌が伝播し、調製時に輸液内へ混入する。 ●注射剤の調製前は手と腕を抗菌皮膚洗浄剤で洗浄し、パウダーフリーの使い捨て非滅菌手袋を着用する。 ●非滅菌手袋を脱いだ後は手指衛生を行う。	
☐ ☐ ☐	●配合変化により成分の安定性が変化する恐れがある。 ●薬品・用量の間違いによる調製過誤の恐れがある。	
☐ ☐ ☐	●バイアルや輸液のゴム栓部位に付着した細菌が注射針を介して輸液内へ混入する。 ●薬液が接触するバイアルのゴム栓、注射針やスパイク針には手袋を装着した手指であっても触れてはならない。	
☐ ☐ ☐	●調製時、クリーンベンチ内の気流を妨げてはならない。 ●無菌操作を用いて、滅菌注射器具の汚染を防ぐ。	
☐ ☐ ☐	●バイアルや輸液のゴム栓部位に付着した細菌が注射針を介して輸液内へ混入する。 ●薬液が接触するバイアルのゴム栓、注射針やスパイク針には手袋を装着した手指であっても触れてはならない。	
☐ ☐ ☐	●作業環境を汚染する。 ●注射針、メス等の鋭利なものは、金属製、プラスチック製等で危険防止のために耐貫通性のある堅牢な容器を使用すること。	
☐ ☐ ☐	●クリーンベンチ内や作業環境を細菌や環境微生物が汚染する。 ●飛散した注射剤が細菌汚染の原因とならないように管理区域を定期的に清掃する。	
☐ ☐ ☐	●クリーンベンチ内や作業環境が細菌や環境微生物で汚染される。 ●非滅菌手袋を脱いだ後は手指衛生を行う。	

薬剤の調製

危害リスト

手順	潜在的危害（危害を及ぼすであろう現象）	重要度の判断根拠（ガイドラインや文献等）
0　工程全体	● 中心ライン関連血流感染の原因病原体 コアグラーゼ陰性ブドウ球菌、黄色ブドウ球菌、腸球菌、カンジダ属菌、グラム陰性桿菌　など。 ● 一般細菌の輸液への混入。 ● 薬剤の間違い、配合変化、投与量の間違い。	● 無菌製剤の調製環境が製剤の細菌汚染に影響する。 ● 多くの薬剤を配合した場合や汚染する危険の大きい投与部位、者の免疫力低下、非滅菌成分の使用、市販の無菌製剤に微生物発生する危険性、保管状況および配合から投与開始までの経過間など、患者に対する潜在リスクを増大させる要因を考慮に入て調製を行う。
1　クリーンベンチ　送風開始	● クリーンベンチ内に存在する埃や環境微生物が伝播し、調製時に輸液内へ混入する。	● クリーンベンチは連続運転するように設計されており、電源を切た後は室内空気を完全に排除後に使用する。
2　マスクを装着　手指衛生	● 唾液内や手指に付着した細菌が伝播し、調製時に輸液内に混入する。	● 清潔区域内での作業開始前に付着した細菌や汚れの汚染レベル下げる必要がある。 ● 混合操作時はサージカルマスクを着用し、手指衛生の後に非滅手袋を着用して作業を行う。 ● 注射剤の調製時には会話を最低限に抑える。
3　薬剤準備　物品準備	● 作業効率の低下。 ● 輸液の安定性が損なわれる。 ● 不要な物品を清潔区域内へ入れることで汚染リスクが高まる。	● クリーンベンチ内には無菌調製に必要な材料のみを入れる。
4　手指消毒し　手袋を装着	● 手指や手袋に付着した細菌が伝播し、調製時に輸液へ混入する。	● 注射剤の調製前は手と腕を抗菌皮膚洗浄剤で洗浄し、パウダーリーの使い捨て非滅菌手袋を着用する。 ● 清潔な非滅菌手袋を着用する。 ● 薬剤あるいは食べ物の準備の前には、擦式アルコール製剤を使か、または手洗い剤あるいは消毒スクラブ剤と流水で手を洗い指衛生を実施する。
5　クリーンベンチ内を　アルコールクロスで　清拭	● クリーンベンチ内に存在する埃や環境微生物が伝播し、調製時に輸液内へ混入する。	● クリーンベンチ内部の作業面の全てを消毒用エタノールで拭きる。 ● 飛散した注射剤が細菌汚染の原因とならないように管理区域を期的に清掃する。 ● 無菌調製はクラス 100 環境で調製する。
6　手袋交換	● 清掃（清拭）時、環境微生物が手袋に付着していることが予測される。	● 注射剤の調製前は手と腕を抗菌皮膚洗浄剤で洗浄し、パウダーリーの使い捨て非滅菌手袋を着用する。 ● 非滅菌手袋を脱いだ後は手指衛生を行う。 ● 薬剤あるいは食べ物の準備の前には、擦式アルコール製剤を使か、または手洗い剤あるいは消毒スクラブ剤と流水で手を洗い指衛生を実施する。
7　薬剤の確認	● 誤った薬剤の調製による調製過誤。	● 薬剤師は混合する成分の安定性、配合変化、患者への適合性を認し、疑問がある場合は主治医へ問い合わせる。
8　穿刺部消毒	● バイアルや輸液のゴム栓部位に付着した細菌が注射針を介して輸液内へ混入する。	● バイアルや輸液のゴム栓は未滅菌である。また注射針が触れる位であり、輸液内への細菌の混入のリスクが最も高い。 ● 薬液が接触するバイアルのゴム栓、注射針やスパイク針には手袋装着した手指であっても触れてはならない。
9　薬剤注入	● 調製時、針・注射筒部品・輸液のゴム栓部に手指が触れて、輸液内に細菌が混入する。	● 注射剤の調製時には会話を最低限に抑える。 ● 無菌操作を用いて調製する。 ● 調製時、クリーンベンチ内の気流を妨げてはならない。 ● 無菌操作を用いて、滅菌注射器具の汚染を防ぐ。
10　穿刺部消毒	● バイアルや輸液のゴム栓部位に付着した細菌が注射針を介して輸液内へ混入する。	● バイアルや輸液のゴム栓は未滅菌である。また注射針が触れる位であり、輸液内への細菌の混入のリスクが最も高い。 ● 薬液が接触するバイアルのゴム栓、注射針やスパイク針には手袋装着した手指であっても触れてはならない。
11　片付け	● 作業環境の汚染。	● 作業後、速やかに物品を片付け、作業環境を清潔に保つ。 ● 医療廃棄物、一般廃棄物に分別する。 ● 注射針、メス等の鋭利なものは、金属製、プラスチック製等で険防止のために耐貫通性のある堅牢な容器を使用すること。
12　クリーンベンチ　清掃	● 調製時に、クリーンベンチ内を汚染させる。	● クリーンベンチ内や作業環境が細菌や環境微生物で汚染される。 ● 飛散した注射剤が細菌汚染の原因とならないように管理区域を期的に清掃する。
13　PPE を　外して電源オフ	● 清掃時に使用した汚染手袋で電源を操作することで環境を汚染させる。	● クリーンベンチ内や作業環境が細菌や環境微生物で汚染される。 ● 非滅菌手袋を脱いだ後は手指衛生を行う。

感染管理重要度	潜在的危害の発生要因	防止措置
	●手指の汚染。 ●薬剤の確認不足。 ●薬品外面の汚染。 ●調製環境の汚染。 ●無菌的調製の操作不備。	●手指消毒。 ●無菌的調製環境。 ●薬品・物品の消毒。 ●無菌的調製操作。
	●クリーンベンチ内に埃や微生物が存在する可能性。	●クリーンベンチ内から室内空気を完全に排除するまで送風を運転する。（目安：15〜30分）
	●唾液を介した汚染。 ●手指に付着した細菌による汚染。	●マスクを着用する。 ●抗菌手洗い剤で手指を洗浄する。
	●外装の汚れ・破損、使用期限切れ。 ●物品に付着した細菌による汚染。	●シリンジ、針、バット、針廃棄容器、アルコール綿、キャップシールなど調製に必要な最低限の物品を用意する。
最重要	●手指や手袋を介して、物品や薬品、輸液を汚染する。	●擦式手指消毒用アルコール製剤で手指消毒をする。
最重要	●クリーンベンチ内に埃や微生物が存在する可能性。	●送風に逆らわないように上から下へ、奥から手前へ拭き取る。
最重要	●手指や手袋を介して、物品や薬品、輸液を汚染する。	●手袋を外す。 ●擦式手指消毒用アルコール製剤で手指消毒をする。 ●手袋を装着する。
	●調製する薬剤の確認不足。	●薬品名、投与量の確認。 ●配合変化の確認。
最重要	●ゴム栓の消毒忘れ、消毒不足。 ●アンプルカット周辺の消毒忘れ。	●ゴム栓部分を丁寧にアルコール綿で拭き取る。
	●無菌操作の不備。	●不必要な会話をしない。 ●層流フードの手前から約15cm以上奥側、扉の開口は20cm以下で調製作業を進める。
最重要	●ゴム栓の消毒忘れ、消毒不足。 ●アンプルカット周辺の消毒忘れ。	●ゴム栓部分を丁寧にアルコール綿で拭き取る。
	●使用済みの物品に付着した細菌による汚染。 ●リキャップによる針刺しの恐れがある。	●調製後、速やかに使用済みの物品を廃棄する。
	●調製時に薬液が飛散する可能性がある。	●アルコールクロスで清拭し、環境を清潔に保つ。
	●手袋を介して周辺環境に汚染を広げる。	●手袋を外し擦式手指消毒用アルコール製剤で手指消毒をする。 ●送風を15分以上作動させてから電源を切る。

薬剤の調製

血管カテーテル関連

13 末梢静脈カテーテル留置

準備

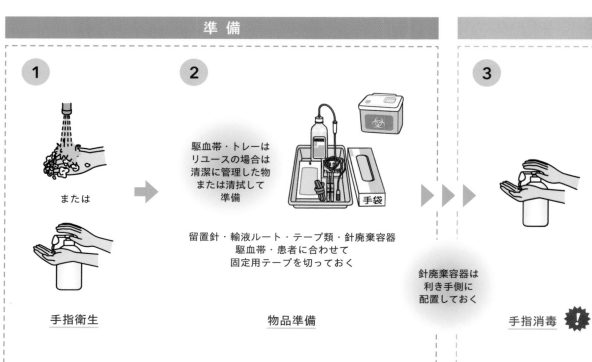

1 手指衛生

または

2 物品準備

駆血帯・トレーは
リユースの場合は
清潔に管理した物
または清拭して
準備

留置針・輸液ルート・テープ類・針廃棄容器
駆血帯・患者に合わせて
固定用テープを切っておく

手袋

3 手指消毒 ❗

針廃棄容器は
利き手側に
配置しておく

終了後

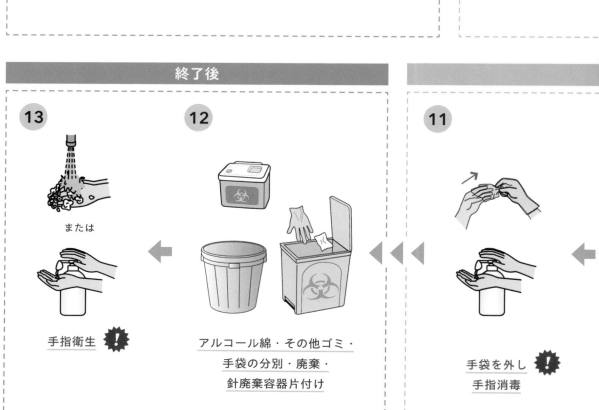

13 手指衛生 ❗

または

12 アルコール綿・その他ゴミ・
手袋の分別・廃棄・
針廃棄容器片付け

11 手袋を外し
手指消毒 ❗

💥 赤文字：EBMに基づき強く推奨されているところ

穿刺部消毒

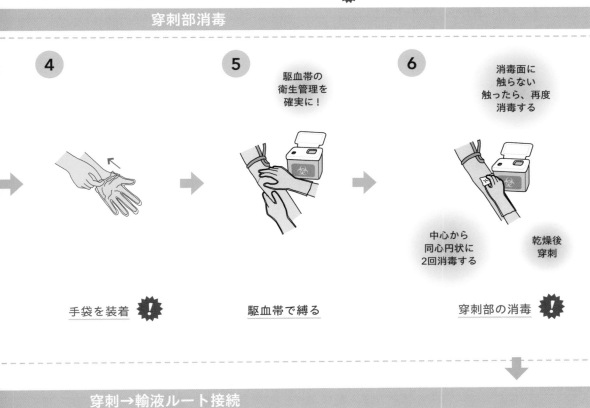

4 手袋を装着 💥

5 駆血帯で縛る 💥
駆血帯の衛生管理を確実に！

6 穿刺部の消毒 💥
消毒面に触らない
触ったら、再度消毒する
中心から同心円状に2回消毒する
乾燥後穿刺

穿刺→輸液ルート接続

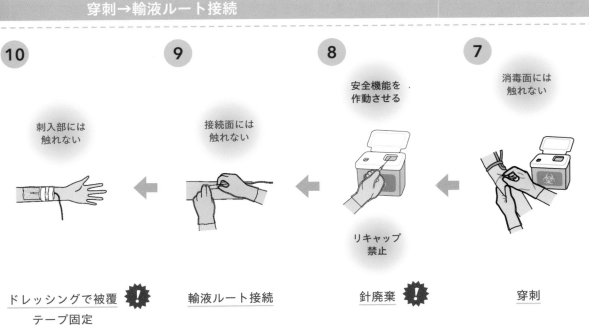

10 ドレッシングで被覆 テープ固定 💥
刺入部には触れない

9 輸液ルート接続
接続面には触れない

8 針廃棄 💥
安全機能を作動させる
リキャップ禁止

7 穿刺
消毒面には触れない

血管カテーテル関連

チェックリスト

血流感染から分離された主な病原体　●コアグラーゼ陰性ブドウ球菌（CNS）　●黄色ブドウ球菌　●腸

	手順	感染管理のポイント
1	手指衛生	●擦式手指消毒用アルコール製剤を使用するか、または手洗い剤で流水手洗いを行う。
2	物品準備	●使用期限、滅菌物の包装がぬれたり破損していないか確認する。 ●駆血帯はディスポまたは、清潔に管理されたものであるか確認する。 ●安全装置付きの留置針を選択する。 ●針廃棄容器は利き手側に配置。
3	手指消毒	●擦式手指消毒用アルコール製剤で手指消毒をする。
4	手袋を装着	●複数の患者の看護・処置に同じ手袋を使用しない。 ●非滅菌手袋は使用直前に箱から取り出す。
5	駆血帯で縛る	●清潔に管理された駆血帯を使用する。
6	穿刺部の消毒	●アルコール綿で中心から同心円状に2回消毒する。 ●アルコールが乾燥してから、穿刺する。 ●消毒後に穿刺部に触れない。触ったら、再度消毒する。 ●アルコール綿の使用期限を守る。単包化されたものかその日開封したアルコール綿を使用する。
7	穿刺	●無菌操作を徹底する。
8	針廃棄	●安全装置を作動させる（安全装置付きの針を選択する）。 ●穿刺実施者がその場ですぐに、リキャップをせず針廃棄容器に廃棄する。穿刺前に利き手側に針廃棄容器を用意しておき、廃棄時手が交差しないように注意する。
9	輸液ルート接続	●無菌操作を徹底する。
10	ドレッシングで被覆テープ固定	●無菌操作を徹底する。
11	手袋を外し手指消毒	●手袋を脱ぐ時は手袋表面部に触れないようにし、直ちに手袋を外す。 ●擦式手指消毒用アルコール製剤で手指消毒をする。
12	アルコール綿・手袋その他のゴミの分別・廃棄・針廃棄容器片付け	●血液が付着したアルコール綿は感染性廃棄物容器に廃棄する。 ●手袋は、血液汚染物等を片付けた後に脱ぐ。 ●手袋を脱ぐ時は手袋表面部に触れないようにし、感染性廃棄物として捨てる。
13	手指衛生	●擦式手指消毒用アルコール製剤を使用するか、または手洗い剤で流水手洗いを行う。

●グラム陰性桿菌　●カンジダ属　　など

チェック	理由	
☐☐☐	●手指の汚染レベルを下げることにより、交差感染のリスクを低減する。 ●前作業からの手指汚染を断ち切る。	
☐☐☐	●包装がぬれたり破損した滅菌物は、内容物の滅菌性が失われている恐れがある。 ●誤針防止のため針廃棄容器を動線の短い利き手側に配置する。	
☐☐☐	●穿刺などの侵襲的処置（無菌操作）を行う前は、衛生的手洗いを行う。 ●挿入操作やケアの前後に手指衛生を行う。	
☐☐☐	●実施者自身の手、および他所への汚染を拡散させることを防止する。 ●実施者への血液曝露を防止する。 ●挿入時には、非滅菌手袋を着用する。 ●他の患者のケアに同じ手袋を使用しない。	
☐☐☐	●清潔な駆血帯を使用して交差感染のリスクを低減する。	
☐☐☐	●無菌操作であるので穿刺部の菌をできるだけ減らし、穿刺部位からの菌の侵入を防ぐ。 ●単包のアルコール綿を使用する。自家調製したアルコール綿を使用する場合は、しっかりと蓋を閉め、アルコール綿の汚染を防止する。 ●挿入前に消毒を行う。消毒薬を乾燥させてから挿入する。	
☐☐☐	●無菌操作を破綻させれば、血管内に菌が侵入し重篤な感染症を引き起こすリスクがある。 ●挿入操作やケア時には無菌操作を守る。	
☐☐☐	●針刺しによる血液曝露を防ぐ。 ●あらかじめ適切な場所に物品を配置し、十分な作業スペースを確保することにより、汚染を拡散するリスクを低減できる。 ●針等鋭利物を、すぐそばに置いた非貫通性の容器の中に捨てる。	
☐☐☐	●無菌操作が破綻しルートが汚染されると、血管内に菌が侵入し重篤な感染症を引き起こすリスクがある。	
☐☐☐	●透明ドレッシングは器具を確実に固定し、カテーテル部分を目視で確認・観察ができる。 ●無菌操作が破綻し皮膚が汚染されると、血管内に菌が侵入し重篤な感染症を引き起こすリスクがある。 ●挿入やケア時には無菌操作を守る。 ●挿入部位を被覆するため滅菌ガーゼやドレッシングを使用する。	
☐☐☐	●汚染した手袋で作業を続けると周囲環境に汚染を拡げる恐れがある。 ●手袋を外す時に手指を汚染する恐れがある。また、手袋のピンホールによる手指の汚染が考えられる。 ●患者や患者周囲の環境表面（医療器具を含む）と接触した後は手の汚染を防ぐ正しい方法で手袋を外す。同じ手袋を着用したまま複数の患者のケアを行ってはならない。再使用する目的で手袋を洗浄してはならない。この行為については病原体伝播との関連が認められている。 ●体液あるいは滲出液、粘膜、正常でない皮膚あるいは創部ドレッシングに触れた後は手指衛生を実行する。	
☐☐☐	●使用した物品は適切に処理されなければ実施者および周囲環境を汚染する恐れがある。	
☐☐☐	●手袋にピンホールがあったり、使用中に破れることもある。また、手袋を外す時に手が汚染される恐れがある。 ●手指衛生を行うことで、他所への汚染を拡散させることを防止する。 ●手袋を外した後は汚染を除去する。	

血管カテーテル関連

危害リスト

	手順	潜在的危害（危害を及ぼすであろう現象）	重要度の判断根拠（ガイドラインや文献等）
0	工程全体	●血流感染から分離された主な病原体 コアグラーゼ陰性ブドウ球菌、黄色ブドウ球菌、腸球菌属、グラム陰性桿菌、カンジダ属 などであり、グラム陰性桿菌では、CDC19％、SCORE（疫学的重要病原体サーベイランス）21％となっている。 ●危険因子 ①カテーテルの汚染。 ②穿刺部位の清潔不良。	●カテーテル関連血流感染は院内感染のなかで5番目に多く、9.9の感染率である。 ●ヒトに由来する細菌のほか、環境由来の細菌も穿刺部位や輸液ら侵入して血流感染を起こすことがある。
1	手指衛生	●手からカテーテルなどの滅菌物品が一般細菌類、病原菌で汚染する恐れがある。	●物品を清潔に扱えるよう、手に付着している細菌のレベルを下ておく必要がある。 ●セラチア等のヒトに由来しない細菌でカテーテル感染を発生している例が少なからずある。
2	物品準備	●汚染された物品を使ってしまう。	●物品表面に付着する細菌を最小限にしておかなければならない。
3	手指消毒	●手からカテーテルなどの滅菌品に一般細菌類、病原菌が汚染する恐れがある。 ●手袋着用前の手指衛生が不十分である。	●挿入操作やケアの前後に手指衛生を行う。 ●手袋の着脱の前後には、手指衛生が必要である。
4	手袋を装着	●不衛生な手袋を使用してしまう恐れがある。 ●手からカテーテルなどの清潔を必要とする物品に一般細菌類、病原菌が汚染する恐れがある。	●医療従事者の手から患者の穿刺部へ伝播させる恐れがある。 ●血液への接触が予想される時は、手袋を装着する。 ●血液による職業感染のリスクがある。
5	駆血帯で縛る	●駆血帯に付着している細菌が医療従事者の手を介して挿入部に伝播する。	●駆血帯に付着する細菌を最小限にする。
6	穿刺部の消毒	●消毒が不十分であれば、穿刺部の細菌を十分に減らすことができていない。	●挿入前に消毒を行う。 ●消毒薬を乾燥させてから挿入する。
7	穿刺	●患者自身の細菌で自己感染する恐れがある。 ●穿刺に伴って細菌が侵入する。	●無菌操作を破綻させれば、血管内に菌が侵入し重篤な感染症をき起こすリスクがある。 ●挿入操作やケア時には無菌操作を守る。 ●無菌操作で滅菌注射器具の汚染を防ぐ。
8	針廃棄	●抜針後、誤刺で職業感染を起こすリスクがある。 ●感染性廃棄物の不適当な取り扱い。	●誤刺による医療従事者の血液ウイルス感染の恐れがある。 ●針等鋭利物を、すぐそばに置いた非貫通性の容器の中に捨てる。
9	輸液ルート接続	●手袋に細菌が付着している場合、輸液ルートの接続部を汚染する恐れがある。	●挿入操作やケア時には無菌操作を守る。 ●無菌操作を破綻させないために、非接触手技を徹底する。
10	ドレッシングで被覆テープ固定	●ドレッシング貼付が不適切であれば、微生物が侵入する恐れがある。	●挿入部位を被覆するため滅菌ガーゼやドレッシングを使用する。 ●挿入操作やケア時には無菌操作を守る。 ●無菌操作を破綻させないために、非接触手技を徹底する。
11	手袋を外し手指消毒	●汚染した手袋で作業を続けると周囲環境に汚染を拡げる恐れがある。 ●手袋を外す時に手指を汚染する恐れがある。また、手袋のピンホールによる手指の汚染が考えられる。 ●患者の細菌叢を患者ゾーンから医療領域へ持ち出す恐れがある。	●手指衛生は、カテーテル挿入部位に触れる前と後、血管内カテーテルの挿入、交換、アクセス、修復、ドレッシング材取り扱いの後にも行う。 ●体液あるいは滲出液、粘膜、正常でない皮膚あるいは創部ドレッシングに触れた後は手指衛生を実行する。 ●患者や患者周囲の環境表面（医療器具を含む）と接触した後はの汚染を防ぐ正しい方法で手袋を外す。同じ手袋を着用したま複数の患者のケアを行ってはならない。再使用する目的で手袋洗浄してはならない。この行為については病原体伝播との関連認められている。
12	アルコール綿手袋・その他のごみの分別・廃棄・針廃棄容器片付け	●患者の血液・体液付着物が周囲を汚染させてしまう恐れがある。	●使用した物品は、適切に廃棄しなければ処置者、および周囲環を汚染する恐れがある。
13	手指衛生	●処置したことにより、手指汚染した可能性がある。 ●手袋内で細菌が増殖する。 ●手袋にピンホールがあった場合、処置中に破損した場合、手指が汚染される。	●一処置ごと、最後は手指衛生が必要である。 ●手袋の着脱の前後は手指衛生が必要である。

感染管理重要度	潜在的危害の発生要因	防止措置
	● 医療従事者が細菌汚染を伝播する。 ● 環境に生息する微生物が挿入部から侵入する。 ● 患者自身の付着菌で自己感染を起こす。 ● カテーテル手技、およびドレッシング操作の不良。	● 手指衛生を厳守する。 ● 無菌的手技を行う。 ● カテーテル固定・管理を十分に行う。 ● 穿刺部の清潔管理を十分に行う。 　① カテーテル挿入時のケア。 　② 適切なドレッシング操作。
	● 医療従事者の手指が物品を汚染する。 ● 医療従事者の手指が穿刺部を汚染する。 ● 環境・設備からの間接接触が起こる。	● 流水と手洗い剤での手洗いまたは、擦式手指消毒用アルコール製剤で手指消毒をする。
	● 器具、物品、環境に細菌が付着している。 ● 滅菌品、保存状態、有効期限、テープ、消毒綿、トレーやワゴンなど、衛生管理不備による汚染。	● 器具の衛生管理規定に従う。 　滅菌物品の保管管理、テープの保管管理、消毒綿の調製、保管管理 ● トレーやワゴンの消毒 / 洗浄・清浄。適切な消毒剤入りの洗浄剤を用いて清潔なクロスまたはペーパーで清拭、または洗浄・乾燥する。 ● 滅菌物は使用前に、有効期限と汚染・破損などがないか確認する。
最重要	● 物品準備による手指の汚染（環境由来の細菌）。	● 擦式手指消毒用アルコール製剤を使用する。
最重要	● 不適切な手指衛生により医療従事者の手指の汚染。 ● 穿刺時に血液曝露を受ける恐れがある。	● 標準予防策、接触予防策を厳守する。
	● 駆血帯の汚れ、微生物汚染。	● 駆血帯を使用ごとに適宜消毒、洗浄し、乾燥させて清潔に保管しておく。
最重要	● 患者が（皮膚常在菌で）自己感染する恐れがある。	● 皮膚を広範囲にアルコール消毒（消毒用エタノールまたは70％イソプロパノール）する。
	● 処置の不慣れ、もたつき。	● 教育・訓練された医療従事者が行う。 ● 医療従事者の教育・訓練。
最重要	● 操作の不慣れ、もたつき。 ● 不適切な針廃棄容器の配置（手の届かない所、不安定な場所）。	● 誤刺防止機能付き留置針の使用。 ● 穿刺実施者がリキャップをせずに、その場ですぐに針廃棄容器に廃棄する。 ● 駆血帯で縛る手順の前に、針廃棄容器を手の届く安定な場所に置く。
	● 操作の不慣れ、もたつき。	● 穿刺部や接続部を汚染させないようにする。 ● 医療従事者の教育・訓練。
最重要	● 操作の不慣れ、もたつき。	● 穿刺部を汚染させないようにする。 ● ドレッシング、テープなどの清潔維持を守る。 ● 医療従事者の教育・訓練。
最重要	● 手袋を装着したまま患者や周囲環境に触れる恐れがある。 ● 手指に付着した患者由来の細菌叢を医療領域へ持ち出す恐れがある。	● 処置後は直ちに手袋を外す。 ● 擦式手指消毒用アルコール製剤で手指消毒をする。
	● 医療従事者が、付着血液に曝露される。 ● 汚染した用具、具材から環境・設備へ汚染が拡散する。	● 使用済み物品は手袋をし、周りに触れないように感染性廃棄物専用容器に捨てる。 ● 手袋の表面に触れないように脱ぎ、感染性廃棄物専用容器に廃棄する。
最重要	● 医療従事者手指から、その他の物品へ汚染拡大する。 ● 医療従事者手指から環境・設備へ汚染拡大する。	● 適切な手洗い剤を使い流水手洗い、または擦式手指消毒用アルコール製剤を使用する。

血管カテーテル関連

血管カテーテル関連

14 中心静脈カテーテル留置

準 備

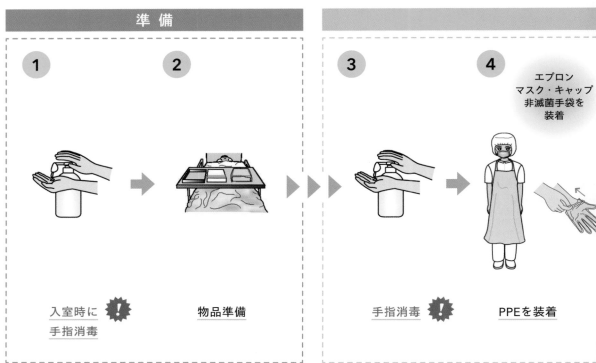

1 入室時に 手指消毒 ❗

2 物品準備

3 手指消毒 ❗

4 エプロン マスク・キャップ 非滅菌手袋を 装着

PPEを装着

片付け

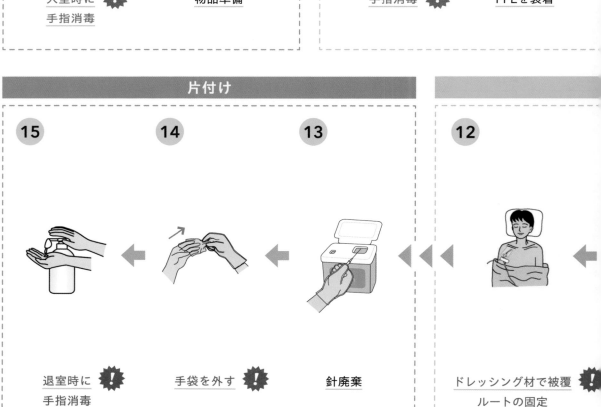

15 退室時に 手指消毒 ❗

14 手袋を外す ❗

13 針廃棄

12 ドレッシング材で被覆 ❗
ルートの固定

赤文字：EBMに基づき強く推奨されているところ

留 置

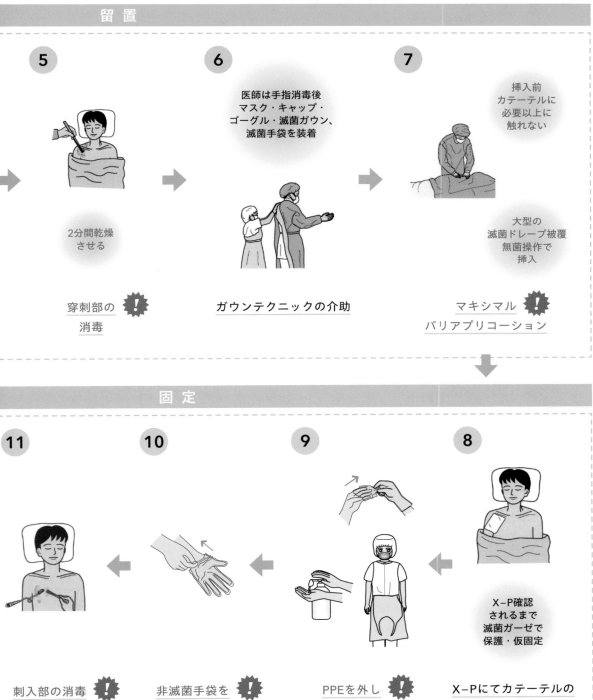

5

2分間乾燥
させる

穿刺部の **!**
消毒

6

医師は手指消毒後
マスク・キャップ・
ゴーグル・滅菌ガウン、
滅菌手袋を装着

ガウンテクニックの介助

7

挿入前
カテーテルに
必要以上に
触れない

大型の
滅菌ドレープ被覆
無菌操作で
挿入

マキシマル **!**
バリアプリコーション

固 定

11

刺入部の消毒 **!**

10

非滅菌手袋を **!**
装着

9

PPEを外し **!**
手指消毒

8

X–P確認
されるまで
滅菌ガーゼで
保護・仮固定

X–Pにてカテーテルの
位置確認

血管カテーテル関連

チェックリスト　血流感染から分離された主な病原体　●コアグラーゼ陰性ブドウ球菌 (CNS)　●黄色ブドウ球菌　●腸球

	手順	感染管理のポイント
1	入室時に手指消毒	●入室後患者に触れる前に擦式手指消毒用アルコール製剤で手指消毒をする。 ●全工程 20 秒以上かけて手指消毒を実施する。
2	物品準備	●使用期限、滅菌物の包装がぬれたり破損していないか確認する。
3	手指消毒	●清潔／無菌操作前に擦式手指消毒用アルコール製剤で手指消毒をする。 ●全工程 20 秒以上かけて手指消毒を実施する。
4	PPE を装着	●エプロン→マスク→キャップ→非滅菌手袋を装着する。
5	穿刺部の消毒	●可能であれば、挿入前に挿入部の皮膚清拭を行う。 ●クロルヘキシジンアルコールまたはポビドンヨードにて穿刺部を中心に広範囲に消毒する。 ●ポビドンヨードを使用する場合は、2 分間以上乾燥させる。
6	ガウンテクニックの介助	〔実施者〕 ●擦式手指消毒用アルコール製剤で手指消毒をする。 ●マスク→キャップ→滅菌ガウン→滅菌手袋を装着する。 〔介助者〕 ●ガウンテクニックの介助をする。
7	マキシマルバリアプリコーション	●大型の滅菌ドレープで被覆する。 ●挿入前のカテーテルには必要以上に触れない。
8	X-P にてカテーテルの位置確認	●挿入部をガーゼで被覆し、仮固定する。
9	PPE を外し手指消毒	●手袋→エプロンを外す。 ●擦式手指消毒用アルコール製剤で手指消毒をする。
10	非滅菌手袋を装着	●非滅菌手袋を装着する。
11	挿入部の消毒	●クロルヘキシジンアルコールまたはポビドンヨードにて穿刺部を中心に広範囲に消毒する。 ●ポビドンヨードを使用する場合は、2 分間以上乾燥させる。
12	ドレッシング材で被覆ルートの固定	●無菌操作でドレッシング材を貼付する。 ●患者が発汗性である場合、または留置部位に出血あるいは血液の滲出が認められる場合は、それが解決するまでガーゼドレッシングを使用する。
13	針廃棄	●使用後の鋭利器材は現場で耐貫通性針廃棄容器へ廃棄する。
14	手袋を外す	●処置後は直ちに手袋を外す。
15	退室時に手指消毒	●擦式手指消毒用アルコール製剤で手指消毒をする。

ラム陰性桿菌　●カンジダ属　　など

チェック	理由
☐☐☐	●医療領域の病原体を患者ゾーンに持ち込む恐れがある。 ●手を介して滅菌物が病原体で汚染する恐れがある。 ●患者に接触する前後に手指衛生を行う。 医療領域から患者へ医療従事者の手を介して病原体が伝播することを防ぐために。
☐☐☐	●包装がぬれたり破損した滅菌物は、無菌性が破綻している恐れがある。
☐☐☐	●汚染した手指により、カテーテル留置操作の無菌性が破綻する恐れがある。 ●手袋をしている、いないに関わらず、患者ケアで侵襲的器材を扱う前に手指衛生を行う。
☐☐☐	●カテーテル挿入介助時に血液曝露を受ける恐れがある。 ●血液その他の潜在的感染性物質、粘膜、損傷皮膚、汚染の可能性のある正常皮膚（便失禁や尿失禁の患者など）との接触が十分予想される場合は手袋を着用する。 ●処置および患者ケアにて血液、体液、分泌物、または排泄物との接触が予想される場合は、作業に適したガウンを着用し、皮膚を保護して衣服への付着（汚染）を防ぐ。
☐☐☐	●穿刺部位の皮膚の常在菌叢の密度は感染のリスクファクターである。穿刺部の菌をできるだけ減らし、穿刺部位からの菌の侵入を防ぐ。 ●中心静脈カテーテルや末梢動脈カテーテルの挿入前とドレッシング交換時には、0.5%以上のクロルヘキシジン入りアルコールで皮膚消毒を行う。クロルヘキシジンが禁忌の場合には、ヨードチンキ、ヨードフォア、または70%アルコールを代替手段として用いることができる。 ●カテーテルを挿入するに先立ち、消毒剤は製造メーカーの勧告に従い乾燥させるべきである。
☐☐☐	●不適切な滅菌ガウンや滅菌手袋の装着により無菌性が破綻する恐れがある。 ●中心静脈カテーテルの挿入時には、滅菌手袋着用の前に手の汚染除去を行う。 ●CVCやPICCの挿入、ガイドワイヤーによるカテーテル交換には、キャップ、マスク、滅菌ガウン、大型の滅菌のフルボディードレープ等からなる、マキシマルバリアプレコーションを用いる。
☐☐☐	●マキシマルバリアプリコーションは、標準的な予防策（滅菌手袋と小さな覆布）に比べてカテーテル関連血流感染の発生率を有意に低減したという報告がある。 ●CVCやPICCの挿入、ガイドワイヤーによるカテーテル交換には、キャップ、マスク、滅菌ガウン、大型の滅菌のフルボディードレープ等からなる、マキシマルバリアプレコーションを用いる。 ●血管内カテーテルの挿入時およびケア時には無菌操作を遵守すること。
☐☐☐	●X-P撮影時に挿入部が汚染する恐れがある。 ●血管内カテーテルの挿入時およびケア時には無菌操作を遵守すること。
☐☐☐	●汚染した手袋で作業を続けると周囲環境に汚染を拡げる恐れがある。 ●手袋を外す時に手指を汚染する恐れがある。また、手袋のピンホールによる手指の汚染が考えられる。 ●体液あるいは滲出液、粘膜、正常でない皮膚あるいは創部ドレッシングに触れた後は手指衛生を行う。 ●患者や患者周囲の環境表面（医療器具を含む）と接触した後は手の汚染を防ぐ正しい方法で手袋を外す。同じ手袋を着用したまま複数の患者のケアを行ってはならない。再使用する目的で手袋を洗浄してはならない。この行為については病原体伝播との関連が認められている。 ●患者環境を離れる前にガウンを脱ぎ、手指衛生を実行する。
☐☐☐	●医療従事者の手から患者の挿入部へ病原体が伝播する恐れがある。 ●血液による職業感染のリスクがある。 ●血管内カテーテルのドレッシング交換の際には、非滅菌手袋か滅菌手袋を着用する。
☐☐☐	●無菌操作を破綻させれば、血管内に菌が侵入し重篤な感染症を引き起こすリスクがある。 ●中心静脈カテーテルや末梢動脈カテーテルの挿入前とドレッシング交換時には、0.5%以上のクロルヘキシジン入りアルコールで皮膚消毒を行う。クロルヘキシジンが禁忌の場合には、ヨードチンキ、ヨードフォア、または70%アルコールを代替手段として用いることができる。 ●カテーテルを挿入するに先立ち、消毒剤は製造メーカーの勧告に従い乾燥させるべきである。
☐☐☐	●器具を確実に固定し、カテーテル部分を目視で確認できる。 ●カテーテル刺入部をカバーするために、滅菌ガーゼ、あるいは滅菌で、透明の半透過性のドレッシングを使用する。 ●患者が発汗している場合、または刺入部が出血していたり滲出がある場合は、出血や滲出の止まるまでガーゼのドレッシングを使用する。 ●血管内カテーテルの挿入時およびケア時には無菌操作を遵守すること。
☐☐☐	●使用済み鋭利器材の針刺しにより職業感染を起こすリスクがある。 ●針のついたディスポーザブルのシリンジ、メスの刃などを含む滅菌済みの鋭利なものは使用現場にできる限り近いところに設置された耐貫通性の容器に入れること。
☐☐☐	●汚染した手袋で作業を続けると周囲環境に汚染を拡げる恐れがある。 ●患者や患者周囲の環境表面（医療器具を含む）と接触した後は手の汚染を防ぐ正しい方法で手袋を外す。同じ手袋を着用したまま複数の患者のケアを行ってはならない。再使用する目的で手袋を洗浄してはならない。この行為については病原体伝播との関連が認められている。 ●患者のケアの後は手袋を脱ぐ。1人以上のケアに同じ一双の手袋を着けない。
☐☐☐	●手袋を外す時に手指を汚染する恐れがある。また、手袋のピンホールによる手指の汚染が考えられる。 ●患者の細菌叢を患者ゾーンから医療領域へ持ち出す恐れがある。 ●体液あるいは滲出液、粘膜、正常でない皮膚あるいは創部ドレッシングに触れた後は手指衛生をする。

血管カテーテル関連

危害リスト

	手順	潜在的危害（危害を及ぼすであろう現象）	重要度の判断根拠（ガイドラインや文献等）
0	工程全体	● CLABSI 病原体 コアグラーゼ陰性ブドウ球菌、黄色ブドウ球菌、腸球菌、カンジダ属。 ● CDC には CLABSI の病原体の 19%、疫学的に重大な病原体のサーベイランスと制御（SCOPE）のデータベースには 21% がグラム陰性桿菌であると報告された。	● カテーテルの汚染経路 (1) 挿入部位に存在する皮膚細菌の皮下のカテーテル経路への移動と、カテーテル先端部の菌の定着 (2) 手または汚染液体やデバイスとの接触によるカテーテルまたはカテーテルハブの直接的汚染 (3) 他の感染病巣からのカテーテルへの血行性播種。 (4) 輸液の汚染による CRBSI の発生。 ● カテーテル挿入前にシャワー浴、不可能であれば清拭を行い、皮膚の汚れを取り除く。 ● 穿刺に先立って局所の剃毛はしない。除毛が必要であれば、医療用電気クリッパーなどを用いる。 ● 挿入時には可能であれば超音波ガイド下で行ったほうがよい。 ● 必要最小限の内腔数のカテーテルを選択する。 ● 感染防止のためには鎖骨下静脈穿刺を第一選択とする。 ● 感染防止のためには大腿静脈からのカテーテル挿入は避ける。 ● マキシマルバリアプリコーション下での中心静脈カテーテル挿入部に必要な物品全てがそろったキットや、それを設置したカートを準備し、全ての部署で使用できるようにする。
1	入室時に手指消毒	● 医療領域の病原体を患者ゾーンに持ち込む恐れがある。 ● 手を介して滅菌物が病原体で汚染する恐れがある。	● 患者に接触する前は手指衛生を行う。 ● 医療領域から患者へ医療従事者の手を介して病原体が伝播することを防ぐために。
2	物品準備	● 汚染された物品を使ってしまう。 ● 物品の不足により操作の中断が起こり、病原体が付着した PPE を介して病原体が拡散する恐れがある。	● 物品表面に付着する細菌を最小限にしておかなければならない。
3	手指消毒	● 汚染した手指により、カテーテル留置操作の無菌性が破綻する恐れがある。	● 抗菌剤入り手洗い剤と流水、またはアルコールベースの手指消毒剤を使って、手衛生を行う。 ● 手衛生は、カテーテルの挿入部位の触診の前後と、挿入、交換、アクセス、修理、カテーテルへドレッシングがけの前後に行うべきである。挿入部位の触診は、生体消毒液を塗布した後は、無菌操作が維持できる場合を除き、行うべきではない。 ● 外科手技を必要としない導尿留置カテーテル、末梢血管カテーテル、その他、侵襲的な器具を挿入する前には、手の汚染除去を行う。 ● 患者に直接接触する前には手指衛生を行う。
4	PPE を装着	● カテーテル挿入介助時に血液曝露を受ける恐れがある。	● 血液その他の潜在的感染性物質、粘膜、損傷皮膚、汚染の可能性のある正常皮膚（便失禁や尿失禁の患者など）との接触が十分予想される場合は手袋を着用する。 ● 処置および患者ケアにて血液、体液、分泌物、または排泄物との接触が予想される場合は、作業に適したガウンを着用し、皮膚を保護して衣服への付着（汚染）を防ぐ。
5	穿刺部の消毒	● 消毒が不十分の場合、挿入部の皮膚常在菌を十分に減らすことができず、血流感染のリスクが生じる。	● 中心静脈カテーテルや末梢動脈カテーテルの挿入前とドレッシング交換時には、0.5% 以上のクロルヘキシジン入りアルコールで皮膚消毒を行う。クロルヘキシジンが禁忌の場合には、ヨードチンキ、ヨードフォア、または 70% アルコールを代替手段として用いることができる。 ● カテーテル挿入時の皮膚消毒には、クロルヘキシジンアルコールまたはポビドンヨードを用いる。 ● カテーテルを挿入するに先立ち、消毒剤は製造メーカーの勧告に従い乾燥させるべきである。
6	ガウンテクニックの介助	● 無菌操作を破綻させる恐れがある。 ● 医療従事者の手や身体、衣服から患者の挿入部へ播種する恐れがある。 ● 血液による職業感染のリスクがある。	● 中心静脈カテーテルの挿入時には、滅菌手袋着用の前に手の汚染除去を行う。 ● CVC や PICC の挿入、ガイドワイヤーによるカテーテル交換には、キャップ、マスク、滅菌ガウン、大型の滅菌のフルボディードレープ等からなる、マキシマルバリアプレコーションを用いる。
7	マキシマルバリアプリコーション	● 無菌操作を破綻させる恐れがある。	● CVC や PICC の挿入、ガイドワイヤーによるカテーテル交換には、キャップ、マスク、滅菌ガウン、大型の滅菌のフルボディードレープ等からなる、マキシマルバリアプレコーションを用いる。
8	X-P にてカテーテルの位置確認	● 挿入部を汚染するリスクがある。	● 血管内カテーテルの挿入時およびケア時には無菌操作を遵守すること。
9	PPE を外し手指消毒	● 汚染した手袋で作業を続けると周囲環境に汚染を拡げる恐れがある。 ● 手袋を外す時に手指を汚染する恐れがある。また、手袋のピンホールによる手指の汚染が考えられる。	● 体液あるいは滲出液、粘膜、正常でない皮膚あるいは創部ドレッシングに触れた後は手指衛生を行う。 ● 手袋を脱いだ後は手指衛生を行う。 ● 患者や患者周囲の環境表面（医療器具を含む）と接触した後は手の汚染を防ぐ正しい方法で手袋を外す。同じ手袋を着用したまま複数の患者のケアを行ってはならない。再使用する目的で手袋を消浄してはならない。この行為については病原体伝播との関連が認められている。 ● 患者環境を離れる前にガウンを脱ぎ、手指衛生を実行する。 ● 同じ患者に再度接する場合であってもガウンを再使用しない。
10	非滅菌手袋を装着	● 医療従事者の手から患者の挿入部へ病原体が伝播する恐れがある。 ● 血液による職業感染のリスクがある。	● 血管内カテーテルのドレッシング交換の際には、非滅菌手袋か滅菌手袋を着用する。
11	挿入部の消毒	● 消毒が不十分の場合、挿入部の皮膚常在菌を十分に減らすことができず、血流感染のリスクが生じる。	● 中心静脈カテーテルや末梢動脈カテーテルの挿入前とドレッシング交換時には、0.5% 以上のクロルヘキシジン入りアルコールで皮膚消毒を行う。クロルヘキシジンが禁忌の場合には、ヨードチンキ、ヨードフォア、または 70% アルコールを代替手段として用いることができる。 ● カテーテル挿入部の消毒は、アルコールを含んだ 0.5% を超える濃度のクロルヘキシジンを用いる。 ● カテーテルを挿入するに先立ち、消毒剤は製造メーカーの勧告に従い乾燥させるべきである。
12	ドレッシング材で被覆ルートの固定	● ドレッシング材貼付が不適切の場合は、病原体が侵入する恐れがある。	● カテーテル刺入部をカバーするために、滅菌ガーゼ、あるいは滅菌で、透明の半透過性のドレッシングを使用する。 ● 患者が発汗している場合、または刺入部が出血していたり滲出がある場合には、出血や滲出が止まるまでガーゼのドレッシングを使用する。 ● 血管内カテーテルの挿入時およびケア時には無菌操作を遵守すること。
13	針廃棄	● 使用済み鋭利器材の針刺しにより職業感染を起こすリスクがある。	● 針のついたディスポーザブルのシリンジ、メスの刃などの滅菌済みの鋭利なものは使用現場でできる限り近いところに設置された耐貫通性の容器に入れること。 ● 注射針、メス等の鋭利なものは、金属製、プラスチック製等で危険防止のために耐貫通性のある丈夫な容器を使用すること。 ● 注射針を使用する際、針刺しによる医療従事者等への感染を防止するため、使用済みの注射針にキャップをはめるいわゆる「リキャップ」を原則として禁止し、注射針専用の廃棄容器等を適切に設置するとともに、診療の状況など必要に応じて針刺しの防止に配慮した安全器材の活用を検討するなど、医療従事者等を対象とした適切な感染予防対策を講じること。
14	手袋を外す	● 汚染した手袋で作業を続けると周囲環境に汚染を拡げる恐れがある。	● 患者や患者周囲の環境表面（医療器具を含む）と接触した後は手の汚染を防ぐ正しい方法で手袋を外す。同じ手袋を着用したまま複数の患者のケアを行ってはならない。再使用する目的で手袋を消浄してはならない。この行為については病原体伝播との関連が認められている。 ● 手袋の後は手袋を脱ぐ。1 人以上のケアに同じ一双の手袋を着けない。
15	退室時に手指消毒	● 手袋を外す時に手指を汚染する恐れがある。また、手袋のピンホールによる手指の汚染が考えられる。 ● 患者の細菌叢を患者ゾーンから医療領域へ持ち出す恐れがある。	● 患者の正常皮膚に接触した後（脈拍または血圧測定時、移動・体位変換などの介助など）は手指衛生を行う。 ● 手袋を脱いだ後は手指衛生を行う。 ● 患者に極めて近い（医療設備を含めて）無生物表面や対象物に触れた後は手指衛生を行う。 ● 体液あるいは滲出液、粘膜、正常でない皮膚あるいは創部ドレッシングに触れた後は手指衛生を行う。

感染管理重要度	潜在的危害の発生要因	防止措置
	●医療従事者の手指が病原体を伝播する。 ●環境に生息する微生物や患者の皮膚細菌が挿入部から侵入する。 ●カテーテル挿入手技、およびドレッシング操作の不良。 ●カテーテル留置期間の長期化は感染リスクにつながる。	●手指衛生を厳守する。 ●無菌的手技を行う。 ●カテーテル管理を適切に行う。
最重要	●医療領域で手指に異物や病原体が付着している恐れがある。 ●汚染した手指から患者・環境へ汚染拡大する恐れがある。	●擦式手指消毒用アルコール製剤で手指消毒をする。
	●滅菌物包装のぬれ、破れなどから滅菌状態が破綻する。	●物品の保管状態等が適正であることを確認する。 ●物品を確認しそろえる。
最重要	●処置準備のために患者や環境に触れ、汚染した手指で滅菌物を展開する恐れがある。	●擦式手指消毒用アルコール製剤で手指消毒をする。
	●処置中の患者への直接接触や血液が付着した器材の取り扱い時に血液に触れる恐れがある。	●エプロン、マスク、キャップ、非滅菌手袋を装着する。
最重要	●消毒方法、範囲、乾燥時間不足により十分な消毒効果が得られない恐れがある。	●可能であれば、挿入前に挿入部の皮膚清拭を行う。 ●クロルヘキシジンアルコールまたはポビドンヨードにて穿刺部を中心に広範囲に消毒する。 ●ポビドンヨードを使用する場合は、2分間以上乾燥させる。
	●不適切な滅菌ガウンや滅菌手袋の装着により無菌性が破綻する恐れがある。 ●穿刺時に血液曝露を受ける恐れがある。	●医師は擦式手指消毒用アルコール製剤で手指消毒をする。 ●マスク、キャップ、滅菌ガウン、滅菌手袋の装着介助をする。
最重要	●滅菌器材を展開する清潔野や挿入部に被覆するドレープが小さい場合は、無菌性が破綻する恐れがある。	●大型の滅菌ドレープで被覆する。 ●挿入前のカテーテルには必要以上に触れない。
	●X-P撮影時に挿入部が汚染する恐れがある。	●挿入部をガーゼで被覆し、仮固定する。
最重要	●汚染した手袋やエプロンを装着したまま患者や周囲環境に触れる恐れがある。	●手袋、エプロンを外す。 ●擦式手指消毒用アルコール製剤で手指消毒をする。
最重要	●前工程の手袋のまま清潔操作をする恐れがある。	●非滅菌手袋を装着する。
最重要	●消毒方法、範囲、乾燥時間不足により十分な消毒効果が得られない恐れがある。	●クロルヘキシジンアルコールまたはポビドンヨードにて穿刺部を中心に広範囲に消毒する。 ●ポビドンヨードを使用する場合は、2分間以上乾燥させる。
最重要	●ドレッシング材の貼付時に刺入部に触れ、無菌性が破綻する恐れがある。	●無菌操作でドレッシング材を貼付する。 ●医療従事者の教育・訓練。
	●片付け時に清潔野で使用された鋭利器材による針刺しの恐れがある。	●使用後の鋭利器材は現場で耐貫通性針廃棄容器へ廃棄する。 ●術者へ使用後の鋭利器材について確認する。
最重要	●手袋を装着したまま患者や周囲環境に触れる恐れがある。	●処置後は直ちに手袋を外す。
最重要	●手指に付着した患者由来の細菌叢を医療領域へ持ち出す恐れがある。	●擦式手指消毒用アルコール製剤で手指消毒をする。

血管カテーテル関連

血管カテーテル関連

15 皮下埋め込み型ポートの穿刺

準 備

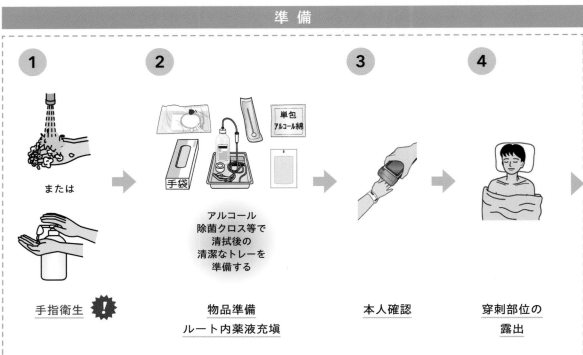

1 手指衛生 ❗

または

2 物品準備
ルート内薬液充塡

アルコール
除菌クロス等で
清拭後の
清潔なトレーを
準備する

手袋

単包
アルコール綿

3 本人確認

4 穿刺部位の
露出

終了後

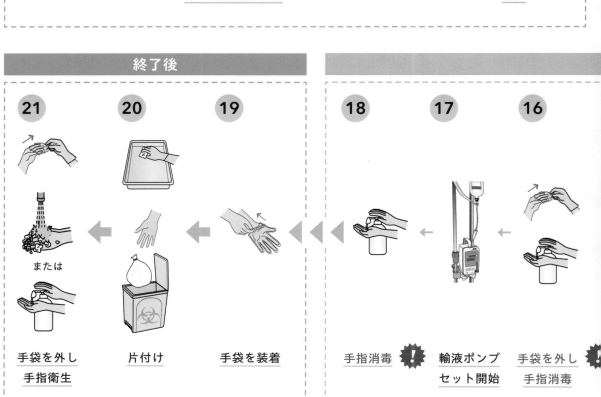

21 手袋を外し
手指衛生

または

20 片付け

19 手袋を装着

18 手指消毒 ❗

17 輸液ポンプ
セット開始

16 手袋を外し
手指消毒

血管カテーテル関連

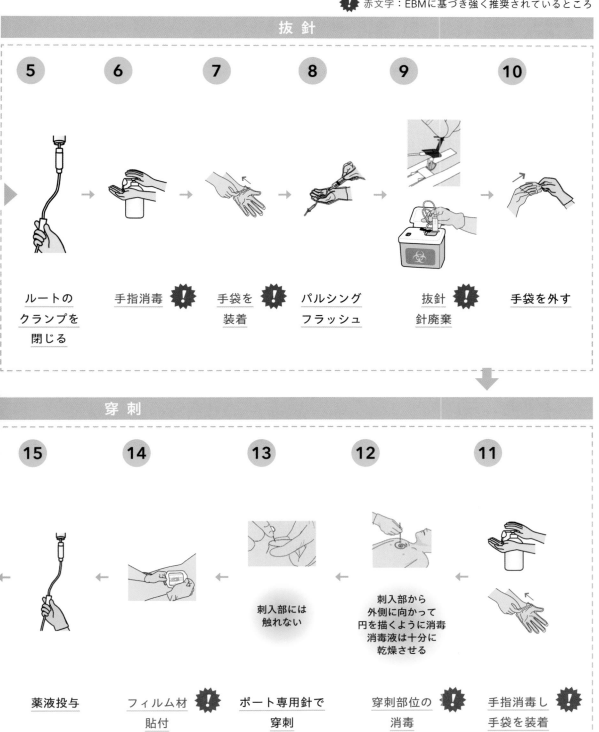

! 赤文字：EBMに基づき強く推奨されているところ

抜 針

5	6	7	8	9	10

ルートの
クランプを
閉じる

手指消毒 !

手袋を
装着 !

パルシング
フラッシュ

抜針
針廃棄 !

手袋を外す

穿 刺

15	14	13	12	11

薬液投与

フィルム材
貼付 !

ポート専用針で
穿刺

刺入部には
触れない

穿刺部位の
消毒 !

刺入部から
外側に向かって
円を描くように消毒
消毒液は十分に
乾燥させる

手指消毒し
手袋を装着 !

チェックリスト　　血流感染から分離された主な病原体　●コアグラーゼ陰性ブドウ球菌（CNS）　●黄色ブドウ球菌　●腸球

	手順	感染管理のポイント
1	手指衛生	●入室後患者に触れる前に、流水と手洗い剤での手洗いまたは、擦式手指消毒用アルコール製剤で手指消毒をする。 ●手が目に見えて汚れている場合は、流水と手洗い剤による手洗いをする。少なくとも15秒以上かけて手全体を洗い、十分に乾燥させる。 ●擦式手指消毒用アルコール製剤での手指消毒は全工程20秒以上かけて手指消毒を実施する。
2	物品準備 ルート内薬液 充填	●使用期限、滅菌の包装がぬれたり破損していないか確認する。 ●清潔なトレーを準備する（物品を置く前にアルコール除菌クロス等で拭く）。 ●注射ラベルと薬剤を2名で確認する。 ●指示の薬剤でルートとポート専用針を満たし、クランプを閉じる。 ●無菌操作を徹底する。
3	本人確認	●患者のネームバンドと自分自身、注射ラベルを電子カルテで確認する。
4	穿刺部位の露出	●衣服が消毒部位にかからないように十分に露出させる。
5	ルートの クランプを閉じる	
6	手指消毒	●擦式手指消毒用アルコール製剤で手指消毒をする。 ●全工程20秒以上かけて手指消毒を実施する。
7	手袋を装着	●複数の患者の看護・処置に同じ手袋を使用しない。 ●非滅菌手袋は使用直前に箱から取り出す。
8	パルシング フラッシュ	●逆血確認はしない。 ●少しずつ生理食塩液を注入し、パルシングフラッシュを行う。 ●無菌操作を徹底する。
9	抜針 針廃棄	●ポート専用針のクランプを閉じて安全装置を作動させながら抜針する。 ●すぐそばに置いた針廃棄容器に廃棄する（リキャップしない）。 ●止血確認する。
10	手袋を外す	●手袋は、血液汚染物等を片付けた後に外す。 ●手袋を外す時は手袋表面部に触れないようにし、感染性廃棄物として捨てる。
11	手指消毒し 手袋を装着	●擦式手指消毒用アルコール製剤で手指消毒をする。 ●全工程20秒以上かけて手指消毒を実施する。 ●複数の患者の看護・処置に同じ手袋を使用しない。 ●非滅菌手袋は使用直前に箱から取り出す。
12	穿刺部位の消毒	●クロルヘキシジンアルコール綿棒で穿刺部から外側に向かって円を描くように消毒する（無菌操作で行う）。 ●穿刺部の汚れが強い場合は、清拭した後で消毒する。 ●消毒後に穿刺部に触れない。触ったら、再度消毒する。 ●消毒剤は、十分に乾燥させる。
13	ポート専用針で 穿刺	●消毒が乾燥してから穿刺する。 ●穿刺部に触れた場合は再度クロルヘキシジンアルコール綿棒で消毒する。
14	フィルム材貼付	●無菌操作でポート専用針をフィルム材で被覆する。 ●周囲やルートをテープで固定する。
15	薬液投与	●クランプを開けて、薬液の投与を開始する。 ●手袋が目に見えて汚染している場合は、手袋を外し手指消毒後にクランプを操作する。 ●無菌操作を徹底する。
16	手袋を外し 手指消毒	●手袋は、血液汚染物等を片付けた後に外す。 ●手袋を外す時は手袋表面部に触れないようにし、感染性廃棄物として捨てる。 ●擦式手指消毒用アルコール製剤で手指消毒をする。 ●全工程20秒以上かけて手指消毒を実施する。
17	輸液ポンプセット 開始	●指示の滴下速度で開始する。
18	手指消毒	●退室時に擦式手指消毒用アルコール製剤で手指消毒をする。 ●全工程20秒以上かけて手指消毒を実施する。
19	手袋を装着	●手袋を装着する。
20	片付け	●トレーを清拭クロスで目に見える汚れを清拭した後、アルコール除菌クロスで清拭し片付ける。 ●血液が付着した物品は感染性廃棄物容器に廃棄する。
21	手袋を外し 手指衛生	●処置後は直ちに手袋を外す。 ●流水と手洗い剤での手洗いまたは、擦式手指消毒用アルコール製剤で手指消毒をする。

ラム陰性桿菌　●カンジダ属　　など

チェック	理由
☐☐☐	●物品を清潔に扱えるよう、手に付着している細菌のレベルを下げておく必要がある。 ●手指衛生を確実にすることにより交差感染のリスクを減らすことができる。 ●前作業からの手指の汚染を断ち切る。 ●患者に接触する前は手指衛生を行う。 　医療領域から患者へ医療従事者の手を介して病原体が伝播することを防ぐために。
☐☐☐	●包装がぬれたり破損した滅菌物は、内容物の滅菌性が失われている恐れがある。 ●調製後の長時間放置は、細菌が混入した場合、増殖して感染原因になる。 ●TPN などの高カロリー輸液製剤は、混合時間を含め 28 時間以内に投与を終了する。
☐☐☐	●名前を名乗れる患者には必ずフルネームで言ってもらい、電子カルテのバーコード認証を行い患者誤認を防ぐ。
☐☐☐	●挿入部位の皮膚の常在菌叢の菌の密度は感染のリスクファクターである。穿刺部の菌をできるだけ減らし、穿刺部位からの菌の侵入を防ぐ。
☐☐☐	
☐☐☐	●汚染した手指により、無菌操作が破綻する恐れがある。 ●清潔 / 無菌操作前に手指衛生を行う。 ●患者に直接接触する前に手指衛生を行う 。
☐☐☐	●汚染した手袋により清潔操作が破綻する恐れがある。 ●実施者が血液・体液曝露を受けることを防止する。 ●血管内カテーテルのドレッシング交換の際には、非滅菌手袋か滅菌手袋を着用する。 ●血液、その他感染の可能性がある体液、粘膜、損傷した皮膚との接触の可能性のある場合には手袋を着用する。
☐☐☐	●カテーテルハブの直接汚染により血流感染症のリスクが生じる。 ●血管内カテーテルの挿入時およびケア時には無菌操作を遵守すること。
☐☐☐	●使用済み鋭利器材の針刺しにより職業感染を起こすリスクがある。 ●汚染を拡散させるリスクを低減させる。 ●針の付いたディスポーザブルのシリンジ、メスの刃などを含む滅菌済みの鋭利なものは使用現場にできる限り近いところに設置された耐貫通性の容器に入れること。
☐☐☐	●汚染した手袋で作業を続けると周囲環境に汚染を拡げる恐れがある。 ●患者や患者周囲の環境表面（医療器具を含む）と接触した後は手の汚染を防ぐ正しい方法で手袋を外す。同じ手袋を着用したまま複数の患者のケアを行ってはならない。再使用する目的で手袋を洗浄してはならない。この行為については病原体伝播との関連が認められている。
☐☐☐	●手袋を外す時に手指を汚染する恐れがある。また、手袋のピンホールによる手指の汚染が考えられる。 ●汚染した手指により、無菌操作が破綻する恐れがある。 ●医療従事者の手から患者の挿入部へ病原体が伝播する恐れがある。 ●血液による職業感染のリスクがある。 ●血液、体液、排泄物、粘膜、損傷皮膚、または創傷被覆材に接触した後は、手が目に見えて汚れていなくても、手の汚染除去を行う。 ●手袋を外した後は手指衛生を行う。 ●清潔 / 無菌操作前に手指衛生を行う。 ●患者に直接接触する前に手指衛生を行う。 ●血管内カテーテルのドレッシング交換の際には、非滅菌手袋か滅菌手袋を着用する。
☐☐☐	●挿入部位の皮膚の常在菌叢の菌の密度は感染のリスクファクターである。穿刺部の菌をできるだけ減らし、穿刺部位からの菌の侵入を防ぐ。 ●中心静脈カテーテルや末梢動脈カテーテルの挿入前とドレッシング交換時には、0.5%以上のクロルヘキシジン入りアルコールで皮膚消毒を行う。 ●カテーテルを挿入するに先立ち、消毒剤は製造メーカーの勧告に従い乾燥させるべきである。
☐☐☐	●無菌操作を破綻させれば、血管内に菌が侵入し重篤な感染症を引き起こすリスクがある。 ●血管内カテーテルの挿入時およびケア時には無菌操作を遵守すること。
☐☐☐	●ドレッシング材貼付が不適切な場合は、病原体が侵入する恐れがある。 ●カテーテル刺入部をカバーするために、滅菌ガーゼ、あるいは滅菌で、透明の半透過性のドレッシングを使用する。 ●血管内カテーテルの挿入時およびケア時には無菌操作を遵守すること。
☐☐☐	●汚染したクランプを介して医療従事者の手が汚染され交差感染のリスクが生じる。
☐☐☐	●汚染した手袋で作業を続けると周囲環境に汚染を拡げる恐れがある。 ●手袋を外す時に手指を汚染する恐れがある。また、手袋のピンホールによる手指の汚染が考えられる。 ●患者や患者周囲の環境表面（医療器具を含む）と接触した後は手の汚染を防ぐ正しい方法で手袋を外す。同じ手袋を着用したまま複数の患者のケアを行ってはならない。再使用する目的で手袋を洗浄してはならない。この行為については病原体伝播との関連が認められている。 ●血液、体液、排泄物、粘膜、損傷皮膚、または創傷被覆材に接触した後は、手が目に見えて汚れていなくても、手の汚染除去を行う。 ●手袋を外した後は手指衛生を行う。
☐☐☐	●ポンプは汚染されている可能性があるため滴下調整の後には手指衛生を行う。 ●指示量を確実に投与する。
☐☐☐	●患者の細菌叢を患者ゾーンから医療領域へ持ち出す恐れがある。 ●患者に触れた後、患者の周りに触れた後は手指衛生をする。 　患者の病原体による保菌や可能性のある感染から医療従事者を守るため、そして病原体汚染と可能性のある広がりから医療領域の環境を守るために。
☐☐☐	●血液、その他感染の可能性がある体液、粘膜、損傷した皮膚との接触の可能性のある場合には手袋を着用する。
☐☐☐	●使用した物品は適切に処理されなければ実施者および周囲環境を汚染する恐れがある。
☐☐☐	●汚染した手袋で作業を続けると周囲環境に汚染を拡げる恐れがある。 ●手袋を外す時に手指を汚染する恐れがある。また、手袋のピンホールによる手指の汚染が考えられる。 ●血液、体液、排泄物、粘膜、損傷皮膚、または創傷被覆材に接触した後は、手が目に見えて汚れていなくても、手の汚染除去を行う。 ●手袋を外した後は手指衛生を行う。

危害リスト

	手順	潜在的危害（危害を及ぼすであろう現象）	重要度の判断根拠（ガイドラインや文献等）
0	工程全体	●CLABSI 病原体 コアグラーゼ陰性ブドウ球菌、黄色ブドウ球菌、腸球菌、カンジダ属。 ●CDC には CLABSI の病原体の 19%、疫学的に重大な病原体のサーベイランスと制御（SCOPE）のデータベースには 21%がグラム陰性桿菌であると報告された。	●トンネル式や埋め込み型の CVC の刺入部の透明ドレッシングは、刺入部が治癒するまで 1 週間に一度を超えて交換しない（ただし、ドレッシングが汚れたり緩んだ場合は別である ●患者が発汗性である場合、または留置部位に出血あるいは血液の滲出が認められる場合はそれが解決するまでガーゼドレッシングを使用すること。 ●カテーテル挿入部位のドレッシング材が湿ったり、緩んだり、目に見えて汚れたりした場合は交換すること。
1	手指衛生	●医療領域の病原体を患者ゾーンに持ち込む恐れがある。 ●清潔を必要とする物品が手指を介して汚染する恐れがある。	●物品を清潔に扱えるよう、手に付着している細菌のレベルを下げておく必要がある。 ●患者に接触する前は手指衛生を行う。 ●医療領域から患者へ医療従事者の手を介して病原体が伝播するのを防ぐために。
2	物品準備 ルート内薬液 充填	●汚染された物品を使ってしまう。 ●物品の不足により操作の中断が起こり、病原体が付着した手指を介して病原体が拡散する恐れがある。 ●調製後の長時間放置は、細菌が混入した場合、増殖し感染原因になる。	●物品表面に付着する細菌を最小限にしておかなければならない。 ●TPN などの高カロリー輸液製剤は、混合時間を含め 28 時間以内に投与を終了する。
3	本人確認		
4	穿刺部位の露出		●挿入部位の皮膚の常在菌叢の菌の密度は感染のリスクファクターである。穿刺部の菌をできるだけ減らし、穿刺部位からの菌の侵入を防ぐ。
5	ルートのクランプを閉じる		
6	手指消毒	●手を介して滅菌物が病原体で汚染する恐れがある。 ●汚染した手指により、無菌操作が破綻する恐れがある。	●清潔／無菌操作前に手指衛生を行う。 ●患者に直接接触する前に手指衛生を行う。
7	手袋を装着	●血液による職業感染のリスクがある。	●血管内カテーテルのドレッシング交換の際には、非滅菌手袋か滅菌手袋を着用する。 ●血液、その他感染の可能性がある体液、粘膜、損傷した皮膚との接触の可能性のある場合は手袋を着用する。
8	パルシング フラッシュ	●カテーテルハブの直接汚染により血流感染症のリスクが生じる。	●血管内カテーテルの挿入時およびケア時には無菌操作を遵守すること。
9	抜針 針廃棄	●使用済み鋭利器材の針刺しにより職業感染を起こすリスクがある。	●針の付いたディスポーザブルのシリンジ、メスの刃などを含む滅菌済みの鋭利なものは使用現場にできる限り近いところに設置された耐貫通性の容器に入れること。 ●注射針、メス等の鋭利なものは、金属製、プラスチック製等で危険防止のために耐貫通性のある堅牢な容器を使用すること。 ●注射針を使用する際、針刺しによる医療従事者等への感染を防止するため、使用済みの注射針に再びキャップするいわゆる「リキャップ」を原則として禁止し、注射針専用の廃棄容器等を適切に配置するとともに、診療の状況など必要に応じて針刺しの防止に配慮した安全器材の活用を検討するなど、医療従事者等を対象とした適切な感染予防対策を講じること。
10	手袋を外す	●汚染した手袋で作業を続けると周囲環境に汚染を拡げる恐れがある。	●患者や患者周囲の環境表面（医療器具を含む）と接触した後は手の汚染を防ぐ正しい方法手袋を外す。同じ手袋を着用したまま複数の患者のケアを行ってはならない。再使用する的で手袋を洗浄してはならない。この行為については病原体伝播との関連が認められてい
11	手指消毒し 手袋を装着	●手袋を外す時に手指を汚染する恐れがある。また、手袋のピンホールによる手指の汚染が考えられる。 ●汚染した手指により、無菌操作が破綻する恐れがある。 ●医療従事者の手から患者の挿入部へ病原体が伝播する恐れがある。 ●血液による職業感染のリスクがある。	●血液、体液、排泄物、粘膜、損傷皮膚、または創傷被覆材に接触した後は、手が目に見えて汚れていなくても、手の汚染除去を行う。 ●手袋を外した後は手指衛生を行う。 ●清潔／無菌操作前に手指衛生を行う。 ●患者に直接接触する前に手指衛生を行う。 ●血管内カテーテルのドレッシング交換の際には、非滅菌手袋か滅菌手袋を着用する。
12	穿刺部位の消毒	●消毒が不十分な場合、挿入部の皮膚常在菌を十分に減らすことができず、血流感染のリスクが生じる。	●中心静脈カテーテルや末梢動脈カテーテルの挿入前とドレッシング交換時には、0.5%以上のクロルヘキシジン入りアルコールで皮膚消毒を行う。クロルヘキシジンが禁忌の場合はヨードチンキ、ヨードフォア、または 70%アルコールを代替品として用いることができる ●カテーテル挿入部の皮膚は、アルコールを含んだ 0.5%を超える濃度のクロルヘキシジンで消毒する。 ●カテーテルを挿入するに先立ち、消毒剤は製造メーカーの勧告に従い乾燥させるべきである。
13	ポート専用針で 穿刺	●無菌操作を破綻させれば、血管内に菌が侵入し重篤な感染症を引き起こすリスクがある。	●血管内カテーテルの挿入時およびケア時には無菌操作を遵守すること。
14	フィルム材貼付	●ドレッシング材貼付が不適切な場合は、病原体が侵入する恐れがある。	●カテーテル刺入部をカバーするために、滅菌ガーゼ、あるいは滅菌で、透明の半透過性のレッシングを使用する。 ●滅菌されたパッド型ドレッシングまたはフィルム型ドレッシングを使用する。 ●ドレッシングは滅菌されたガーゼ型ドレッシングまたはフィルム型ドレッシングを使用す ●血管内カテーテルの挿入時およびケア時には無菌操作を遵守すること。
15	薬液投与	●汚染したクランプを介して交差感染する恐れがある。	●手袋が目に見えて汚染した場合は、クランプ操作前に手袋を外し、手指衛生を行う。
16	手袋を外し 手指消毒	●汚染した手袋で作業を続けると周囲環境に汚染を拡げる恐れがある。 ●手袋を外す時に手指を汚染する恐れがある。また、手袋のピンホールによる手指の汚染が考えられる。	●血液、体液、排泄物、粘膜、損傷皮膚、または創傷被覆材に接触した後は、手が目に見え汚れていなくても、手の汚染除去を行う。 ●手袋を外した後は手指衛生を行う。 ●患者や患者周囲の環境表面（医療器具を含む）と接触した後は手の汚染を防ぐ正しい方法手袋を外す。同じ手袋を着用したまま複数の患者のケアを行ってはならない。再使用する的で手袋を洗浄してはならない。この行為については病原体伝播との関連が認められてい
17	輸液ポンプセット開始		
18	手指消毒	●患者の細菌叢を患者ゾーンから医療領域へ持ち出す恐れがある。	●患者に触れた後、患者の周りに触れた後は手指衛生をする。 ●患者の病原体による保菌や可能性ある感染から医療従事者を守るため、そして病原体汚染と可能性のある広がりから医療領域の環境を守るために。
19	手袋を装着	●血液による職業感染のリスクがある。	●血液、その他感染の可能性がある体液、粘膜、損傷した皮膚との接触の可能性のある場合は手袋を着用する。
20	片付け	●使用後の汚染物品で、実施者および環境が汚染される。	●トレーの血液等を除去し、交差感染のリスクを下げる。 ●使用した物品は、適切に廃棄しなければ処置者、および周囲環境を汚染する恐れがある。
21	手袋を外し 手指衛生	●汚染した手袋で作業を続けると周囲環境に汚染を拡げる恐れがある。 ●手袋を外す時に手指を汚染する恐れがある。また、手袋のピンホールによる手指の汚染が考えられる。	●血液、体液、排泄物、粘膜、損傷皮膚、または創傷被覆材に接触した後は、手が目に見え汚れていなくても、手の汚染除去を行う。 ●手袋を外した後は手指衛生を行う。

感染管理重要度	潜在的危害の発生要因	防止措置
	● 医療従事者が細菌汚染を伝播する。 ● 環境に生息する微生物が挿入部から侵入する。 ● 患者自身の付着菌で自己感染を起こす。 ● ドレッシング操作の不良。	● 手指衛生を厳守する。 ● 無菌的手技を行う。 ● カテーテル刺入部の適正管理を行う。
最重要	● 前作業で手指に異物や病原体が付着している恐れがある。 ● 医療従事者の手指から環境・設備へ汚染拡大する恐れがある。	● 流水と手洗い剤での手洗いまたは、擦式手指消毒用アルコール製剤で手指消毒をする。
	● 物品に細菌が付着している恐れがある。 ● 物品が不足し PPE 装着のまま取りに行く可能性がある。 ● ルート内の薬液をあふれさせ、環境と接触することで薬液汚染につながるので注意する。	● 物品の保管状態等が適正か確認する。 ● 物品を確認しそろえる。 ● 清潔なトレーに準備する。 ● 清潔にルート内に薬液を充填する。
		● 患者のネームバンドと自分自身、注射ラベルを電子カルテで確認する。
		● 衣服が消毒部位にかからないように十分に露出させる。
最重要	● 医療従事者の手指から、その他の物品へ汚染拡大する。 ● 医療従事者の手指から環境・設備へ汚染拡大する恐れがある。	● 擦式手指消毒用アルコール製剤で手指消毒をする。
最重要	● 処置中に血液や体液で手が汚染される恐れがある。	● 処置直前に手袋を装着する。
	● 不適切な操作により無菌性が破綻する恐れがある。	● 逆血確認はしない。 ● 少しずつ生理食塩液を注入し、パルシングフラッシュを行う。 ● 無菌操作を徹底する。
最重要	● 不適切な針廃棄容器の配置（手の届かない所、不安定な場所）。	● ポート専用針のクランプを閉じて安全装置を作動させながら抜針し、すぐに針廃棄容器に廃棄する（リキャップしない）。 ● 止血確認する。
	● 汚染した手袋で清潔操作を行う恐れがある。	● 処置後は直ちに手袋を外す。
最重要	● 前工程で手指に異物や病原体が付着している恐れがある。 ● 汚染した手指で清潔操作を行う恐れがある。 ● 処置中に血液や体液で手が汚染される恐れがある。	● 擦式手指消毒用アルコール製剤で手指消毒をする。 ● 手袋を装着する。
最重要	● 消毒方法、範囲、乾燥時間不足により十分な消毒効果が得られない恐れがある。	● クロルヘキシジンアルコールまたはポビドンヨードにて穿刺部を中心に広範囲に消毒する。 ● ポビドンヨードを使用する場合は、2 分間以上乾燥させる。
	● 不適切な手技により無菌性が破綻する恐れがある。	● 消毒が乾燥してから穿刺する。 ● 穿刺部に触れた場合は再度クロルヘキシジンアルコール綿棒で消毒する。
最重要	● ドレッシング材の貼付時に刺入部に触れ、無菌性が破綻する恐れがある。	● 無菌操作でドレッシング材を貼付する。 ● 医療従事者の教育・訓練。
	● 汚染した手でクランプに触れてしまう恐れがある。	● クランプを開けて、薬液の投与を開始する。 ● 無菌操作を徹底する。
最重要	● 手袋を装着したまま患者や周囲環境に触れる恐れがある。	● 処置後は直ちに手袋を外す。 ● 擦式手指消毒用アルコール製剤で手指消毒をする。
		● 指示の滴下速度で開始する。
最重要	● 手指に付着した患者由来の細菌叢を医療領域へ持ち出す恐れがある。	● 擦式手指消毒用アルコール製剤で手指消毒をする。
	● 片付け中に血液や体液で手が汚染される恐れがある。	● 手袋を装着する。
	● 血液などが付着した使用後の物品から汚染が拡大する。	● トレーを清拭クロスで目に見える汚れを清拭した後、アルコール除菌クロスで清拭し片付ける。 ● 分泌物などが付着した物品は、現場でビニール袋に密封した後に持ち出し、感染性廃棄物容器に廃棄する。
	● 手袋を装着したまま患者や周囲環境に触れる恐れがある。	● 処置後は直ちに手袋を外す。 ● 流水と手洗い剤での手洗いまたは、擦式手指消毒用アルコール製剤で手指消毒をする。

血管カテーテル関連

血管カテーテル関連

16 ドレッシング材交換（CV）

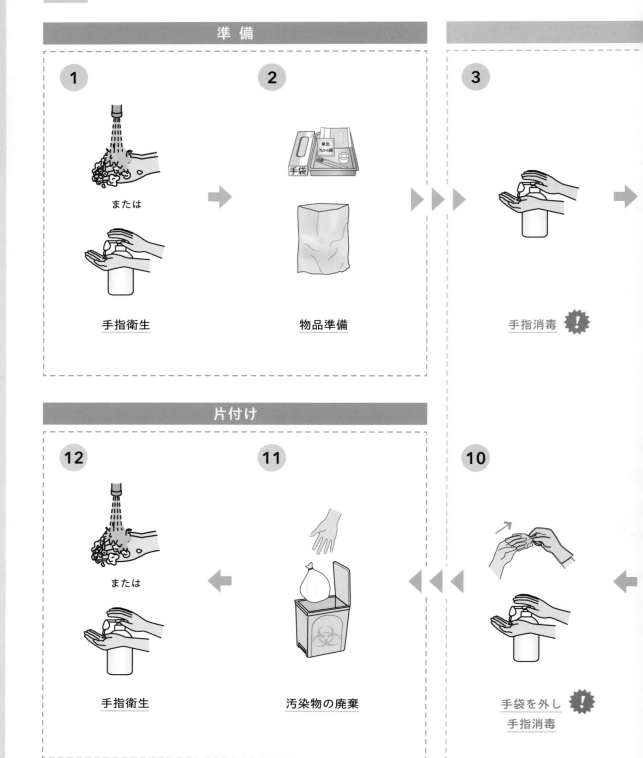

準 備

1 手指衛生

または

2 物品準備

手袋
単包 アルコール綿

3 手指消毒 ❗

片付け

12 手指衛生

または

11 汚染物の廃棄

10 手袋を外し 手指消毒 ❗

赤文字：EBMに基づき強く推奨されているところ

ドレッシング材交換

4

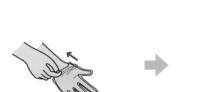

手袋を装着

5

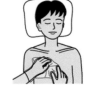

ドレッシング材除去

6

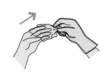

手袋を外し
手指衛生

9

挿入部には
触れない

ドレッシング材で
被覆

8

挿入部から
外部に向かって
円を描くように消毒
消毒液は十分に
乾燥させる

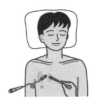

挿入部の消毒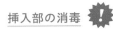

7

手袋を装着

血管カテーテル関連

チェックリスト　血流感染から分離された主な病原体　●コアグラーゼ陰性ブドウ球菌（CNS）　●黄色ブドウ球菌　●腸球

	手順	感染管理のポイント
1	手指衛生	●流水と手洗い剤での手洗いまたは、擦式手指消毒用アルコール製剤で手指消毒をする。 ●手が目に見えて汚れている場合は、流水と手洗い剤による手洗いをする。少なくとも15秒以上かけて手全体を洗い、十分に燥させる。 ●擦式手指消毒用アルコール製剤での手指消毒は全工程20秒以上かけて手指消毒を実施する。
2	物品準備	●使用期限、滅菌物の包装がぬれたり破損していないか確認する。
3	手指消毒	●入室後患者に触れる前に擦式手指消毒用アルコール製剤で手指消毒をする。 ●全工程20秒以上かけて手指消毒を実施する。
4	手袋を装着	●複数の患者の処置に同じ手袋を使用しない。 ●手袋は使用直前に箱から取り出す。
5	ドレッシング材除去	●カテーテル挿入部に触れないように除去する。 ●除去したドレッシング材は直ちにビニール袋へ廃棄する。
6	手袋を外し手指消毒	●処置後は直ちに手袋を外す。 ●擦式手指消毒用アルコール製剤で手指消毒をする。
7	手袋を装着	●手袋を装着する。
8	挿入部の消毒	●クロルヘキシジンアルコールまたはポビドンヨード（またはポビドンヨードアルコール）にて挿入部を中心に広範囲に消毒す ●ポビドンヨードを使用する場合は、2分間以上乾燥させる。
9	ドレッシング材で被覆	●無菌操作でドレッシング材を貼付する。 ●患者が発汗性である場合、または留置部位に出血あるいは血液の滲出が認められる場合は、それが解決するまでガーゼドレッシングを使用する。
10	手袋を外し手指消毒	●処置後は直ちに手袋を外す。 ●擦式手指消毒用アルコール製剤で手指消毒をする。
11	汚染物の廃棄	●血液で汚染された物品はビニール袋に密封して持ち出し、感染性廃棄物容器に廃棄する。
12	手指衛生	●流水と手洗い剤での手洗いまたは、擦式手指消毒用アルコール製剤で手指消毒をする。 ●手が目に見えて汚れている場合は、流水と手洗い剤による手洗いをする。少なくとも30秒以上かけて手全体を洗い、十分に燥させる。 ●擦式手指消毒用アルコール製剤での手指消毒は全工程20秒以上かけて手指消毒を実施する。

ラム陰性桿菌　●カンジダ属　　など

チェック	理由
☐☐☐	●前作業からの手指の汚染を断ち切る。 ●流水と手洗い剤による手洗いは、病原体を減らすことができる。 ●擦式手指消毒用アルコール製剤での手指消毒は、適切な擦式手指消毒用アルコール製剤の量を使用することで手指に付着している病原体を殺菌することができる。 ●手指衛生を確実にすることにより交差感染のリスクを減らすことができる。
☐☐☐	●包装がぬれたり破損した滅菌物は、無菌性が破綻している恐れがある。
☐☐☐	●医療領域の病原体を患者ゾーンに持ち込む恐れがある。 ●手を介して滅菌物が病原体で汚染する恐れがある。 ●患者に接触する前後に手指衛生を行う。 ●医療領域から患者へ医療従事者の手を介して病原体が伝播することを防ぐために。
☐☐☐	●同じ手袋を複数の患者に使用した場合、手袋を介して病原体が伝播する恐れがある。 ●汚染した手袋により清潔操作が破綻する恐れがある。 ●実施者が血液・体液曝露を受けることを防止する。 ●血液その他の潜在的感染性物質、粘膜、損傷皮膚、汚染の可能性のある正常皮膚（便失禁や尿失禁の患者など）との接触が十分予想される場合は手袋を着用する。
☐☐☐	●不適切な操作により、カテーテル挿入部より病原体が侵入する恐れがある。 ●血管内カテーテルの挿入時およびケア時には無菌操作を遵守すること。
☐☐☐	●汚染した手袋で作業を続けると周囲環境に汚染を拡げる恐れがある。 ●手袋を外す時に手指を汚染する恐れがある。また、手袋のピンホールによる手指の汚染が考えられる。 ●患者や患者周囲の環境表面（医療器具を含む）と接触した後は手の汚染を防ぐ正しい方法で手袋を外す。同じ手袋を着用したまま複数の患者のケアを行ってはならない。再使用する目的で手袋を洗浄してはならない。この行為については病原体伝播との関連が認められている。 ●血液、体液、排泄物、粘膜、損傷皮膚、または創傷被覆材に接触した後は、手が目に見えて汚れていなくても、手の汚染除去を行う。
☐☐☐	●医療従事者の手から患者のカテーテル挿入部へ病原体が伝播する恐れがある。 ●血液による職業感染のリスクがある。 ●血管内カテーテルのドレッシング交換の際には、非滅菌手袋か滅菌手袋を着用する。
☐☐☐	●消毒が不十分の場合、挿入部の皮膚常在菌を十分に減らすことができず、血流感染のリスクが生じる。 ●中心静脈カテーテルや末梢動脈カテーテルの挿入前とドレッシング交換時には、0.5％以上のクロルヘキシジン入りアルコールで皮膚消毒を行う。クロルヘキシジンが禁忌の場合には、ヨードチンキ、ヨードフォア、または70％アルコールを代替手段として用いることができる。 ●カテーテルを挿入するに先立ち、消毒剤は製造メーカーの勧告に従い乾燥させるべきである。
☐☐☐	●ドレッシング材貼付が不適切の場合は、病原体が侵入する恐れがある。 ●無菌操作を破綻させれば、血管内に菌が侵入し重篤な感染症を引き起こすリスクがある。 ●カテーテル刺入部をカバーするために、滅菌ガーゼ、あるいは滅菌で、透明の半透過性のドレッシングを使用する。 ●血管内カテーテルの挿入時およびケア時には無菌操作を遵守すること。
☐☐☐	●汚染した手袋で作業を続けると周囲環境に汚染を拡げる恐れがある。 ●手袋を外す時に手指を汚染する恐れがある。また、手袋のピンホールによる手指の汚染が考えられる。 ●患者の細菌叢を患者ゾーンから医療領域へ持ち出す恐れがある。 ●体液あるいは滲出液、粘膜、正常でない皮膚あるいは創部ドレッシングに触れた後は手指衛生を行う。 ●患者に触れた後、患者の周りに触れた後は手指衛生を行う。 ●患者の病原体による保菌や可能性のある感染から医療従事者を守るため、そして病原体汚染と可能性のある広がりから医療領域の環境を守るために。
☐☐☐	●使用した物品は、適切に廃棄しなければ処置者、および周囲環境を汚染する恐れがある。
☐☐☐	●前作業からの手指の汚染を断ち切る。 ●流水と手洗い剤による手洗いは、病原体を減らすことができる。 ●擦式手指消毒用アルコール製剤での手指消毒は、適切な擦式手指消毒用アルコール製剤の量を使用することで手指に付着している病原体を殺菌することができる。 ●手指衛生を確実にすることにより交差感染のリスクを減らすことができる。

危害リスト

	手順	潜在的危害 （危害を及ぼすであろう現象）	重要度の判断根拠（ガイドラインや文献等）
0	工程全体	● CLABSI 病原体 コアグラーゼ陰性ブドウ球菌、黄色ブドウ球菌、腸球菌、カンジダ属。	● 短期 CVC の刺入部にかけているドレッシングは、透明ドレッシングの場合、カテーテルの外れるリスクがドレッシング交換のメリットよりも大きい小児患者の場合を除いて、なくとも 7 日ごとに交換する。 ● トンネル式や埋め込み型の CVC の刺入部の透明ドレッシングは、刺入部が治癒するまでは、1 週間に一度を超えて交換しない（ただし、ドレッシングが汚れたり緩んだ場合は別である）。 ● 短期 CVC 挿入部位に使用したガーゼドレッシング材は、2 日ごとに交換すること。 ● ドレッシング交換は週 1〜2 回、曜日を決めて定期的に行う。 ● ガーゼ型ドレッシングは 48 時間ごとに交換する。フィルム型ドレッシングは少なくとも 7 日ごとに交換する。ドレッシングが汚れたり剥がれたりして交換する回数が少ないほうがよい。 ● 患者が発汗性である場合、または留置部位に出血あるいは血液の滲出が認められる場合は、それが解決するまでガーゼドレッシングを使用すること。 ● カテーテル挿入部位のドレッシング材が湿ったり、緩んだり、目に見えて汚れたりした合は交換すること。 ● カテーテルやカテーテル挿入部位を水に浸さない。シャワーは、カテーテル内への菌の入を防止するための措置（シャワー中はカテーテルと接続器具を不透過性のカバーで護する等）を予め講じていれば差し支えない。
1	手指衛生	● 清潔を必要とする物品が手指を介して汚染する恐れがある。	● 物品を清潔に扱えるよう、手に付着している細菌のレベルを下げておく必要がある。
2	物品準備	● 汚染された物品を使ってしまう。 ● 物品の不足により操作の中断が起こり、病原体が付着した手袋を介して病原体が拡散する恐れがある。	● 物品表面に付着する細菌を最小限にしておかなければならない。
3	手指消毒	● 医療領域の病原体を患者ゾーンに持ち込む恐れがある。 ● 手を介して滅菌物が病原体で汚染する恐れがある。	● 患者に接触する前に手指衛生を行う。 ● 医療領域から患者へ医療従事者の手を介して病原体が伝播することを防ぐために。
4	手袋を装着	● 血液による職業感染のリスクがある。	● 血液、その他感染の可能性がある体液、粘膜、損傷した皮膚との接触の可能性のある合には手袋を着用する。
5	ドレッシング材 除去	● 血液、体液が付着したドレッシング材の不適切な取扱いにより周囲環境が汚染する恐れがある。 ● ドレッシング材除去時に挿入部に触れ、汚染するリスクがある。	● 除去したドレッシング材に付着した血液、体液に曝露する恐れがある。また、適切に廃しなければ周囲環境が汚染される。 ● 血管内カテーテルの挿入時およびケア時には無菌操作を遵守すること。
6	手袋を外し 手指消毒	● 汚染した手袋で作業を続けると周囲環境に汚染を拡げる恐れがある。 ● 手袋を外す時に手指を汚染する恐れがある。また、手袋のピンホールによる手指の汚染が考えられる。 ● 汚染した手指により、無菌操作が破綻する恐れがある。	● 患者や患者周囲の環境表面（医療器具を含む）と接触した後は手の汚染を防ぐ正しい法で手袋を外す。同じ手袋を着用したまま複数の患者のケアを行ってはならない。再使する目的で手袋を洗浄してはならない。この行為については病原体伝播との関連が認められている。 ● 血液、体液、排泄物、粘膜、損傷皮膚、または創傷被覆材に接触した後は、手が目に見えて汚れていなくても、手の汚染除去を行う。 ● 手袋を外した後は手指衛生を行う。 ● 清潔 / 無菌操作前は手指衛生を行う。 ● 患者に直接接触する前は手指衛生を行う。
7	手袋を装着	● 医療従事者の手から患者の挿入部へ病原体が伝播する恐れがある。 ● 血液による職業感染のリスクがある。	● 血管内カテーテルのドレッシング交換の際には、非滅菌手袋か滅菌手袋を着用する。
8	挿入部の消毒	● 消毒が不十分の場合、挿入部の皮膚常在菌を十分に減らすことができず、血流感染のリスクが生じる。	● 中心静脈カテーテルや末梢動脈カテーテルの挿入前とドレッシング交換時には、0.5%以上のクロルヘキシジン入りアルコールで皮膚消毒を行う。クロルヘキシジンが禁忌の場合には、ヨードチンキ、ヨードフォア、または 70%アルコールを代替手段として用いることができる。 ● カテーテル挿入部の皮膚は、アルコールを含んだ 0.5%を超える濃度のクロルヘキシジで消毒する。 ● カテーテルを挿入するに先立ち、消毒剤は製造メーカーの勧告に従い乾燥させるべきである。
9	ドレッシング材で 被覆	● ドレッシング材貼付が不適切の場合は、病原体が侵入する恐れがある。	● カテーテル刺入部をカバーするために、滅菌ガーゼ、あるいは滅菌で、透明の半透過性ドレッシングを使用する。 ● 滅菌されたパッド型ドレッシングまたはフィルム型ドレッシングを使用する。 ● ドレッシングは滅菌されたガーゼ型ドレッシングまたはフィルム型ドレッシングを使用する。 ● 血管内カテーテルの挿入時およびケア時には無菌操作を遵守すること。
10	手袋を外し 手指消毒	● 汚染した手袋で作業を続けると周囲環境に汚染を拡げる恐れがある。 ● 手袋を外す時に手指を汚染する恐れがある。また、手袋のピンホールによる手指の汚染が考えられる。 ● 患者の細菌叢を患者ゾーンから医療領域へ持ち出す恐れがある。	● 血液、体液、排泄物、粘膜、損傷皮膚、または創傷被覆材に接触した後は、手が目に見えて汚れていなくても、手の汚染除去を行う。 ● 手袋を外した後は手指衛生を行う。 ● 患者や患者周囲の環境表面（医療器具を含む）と接触した後は手の汚染を防ぐ正しい法で手袋を外す。同じ手袋を着用したまま複数の患者のケアを行ってはならない。再使する目的で手袋を洗浄してはならない。この行為については病原体伝播との関連が認められている。 ● 患者に触れた後、患者の周りに触れた後は手指衛生をする。 ● 患者の病原体による保菌や可能性のある感染から医療従事者を守るため、そして病原体汚染と可能性のある広がりから医療領域の環境を守るために。
11	汚染物の廃棄	● 使用後の汚染物品で、実施者および環境が汚染される。	● 使用した物品は、適切に廃棄しなければ処置者、および周囲環境を汚染する恐れがある
12	手指衛生	● 汚染した手で作業を続けると周囲環境に汚染を拡げる恐れがある。	● 前作業からの手指の汚染を断ち切る。

感染管理重要度	潜在的危害の発生要因	防止措置
	● 医療従事者が細菌汚染を伝播する。 ● 環境に生息する微生物が挿入部から侵入する。 ● 患者自身の付着菌で自己感染を起こす。 ● ドレッシング操作の不良。 ● カテーテル留置期間の長期化は感染リスクにつながる。	● 手指衛生を厳守する。 ● 無菌的手技を行う。 ● カテーテル刺入部の適正管理を行う。
	● 前作業で手指に異物や病原体が付着している恐れがある。	● 流水と手洗い剤での手洗いまたは、擦式手指消毒用アルコール製剤で手指消毒をする。
	● 物品に細菌が付着している恐れがある。 ● 物品が不足し PPE 装着のまま取りに行く可能性がある。	● 物品の保管状態等が適正か確認する。 ● 物品を確認しそろえる。
最重要	● 医療従事者手指から、その他の物品へ汚染拡大する。 ● 医療従事者手指から環境・設備へ汚染拡大する恐れがある。	● 擦式手指消毒用アルコール製剤で手指消毒をする。
最重要	● 処置中に血液や体液で手が汚染される恐れがある。	● 処置直前に手袋を装着する。
	● ドレッシング材廃棄用ビニール袋の準備を忘れる。 ● 不適切な無菌操作。	● 除去したドレッシング材は、その場でビニール袋へ入れる。 ● 挿入部に触れないようにドレッシング材を除去する。
最重要	● 前工程で手指に異物や病原体が付着している恐れがある。 ● 汚染した手指、手袋で清潔操作を行う恐れがある。	● 処置後は直ちに手袋を外す。 ● 擦式手指消毒用アルコール製剤で手指消毒をする。
最重要	● 処置中に血液や体液で手が汚染される恐れがある。	● 手袋を装着する。
最重要	● 消毒方法、範囲、乾燥時間不足により十分な消毒効果が得られない恐れがある。	● クロルヘキシジンアルコールまたはポビドンヨードにて穿刺部を中心に広範囲に消毒する。 ● ポビドンヨードを使用する場合は、2 分間以上乾燥させる。
最重要	● ドレッシング材の貼付時に刺入部に触れ、無菌性が破綻する恐れがある。	● 無菌操作でドレッシング材を貼付する。 ● 教育・訓練を受けた医療従事者が行う。
最重要	● 手袋を装着したまま患者や周囲環境に触れる恐れがある。 ● 手指に付着した患者由来の細菌叢を医療領域へ持ち出す恐れがある。	● 処置後は直ちに手袋を外す。 ● 擦式手指消毒用アルコール製剤で手指消毒をする。
	● 血液などが付着した使用後の物品から汚染が拡大する。	● 分泌物などが付着した物品は、現場でビニール袋に密封した後に持ち出し、感染性廃棄物容器に廃棄する。
	● 前作業で手指に異物や病原体が付着している恐れがある。	● 流水と手洗い剤での手洗いまたは、擦式手指消毒用アルコール製剤で手指消毒をする。

尿道カテーテル関連

17 採尿バッグからの尿排出

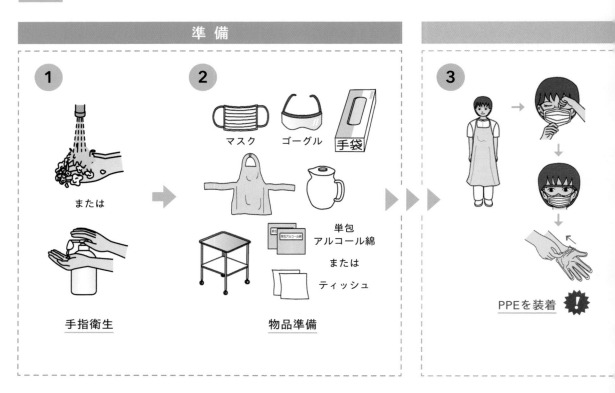

準 備

1 手指衛生

または

2 物品準備

マスク　ゴーグル　手袋

単包
アルコール綿

または

ティッシュ

3 PPEを装着 !

終了後

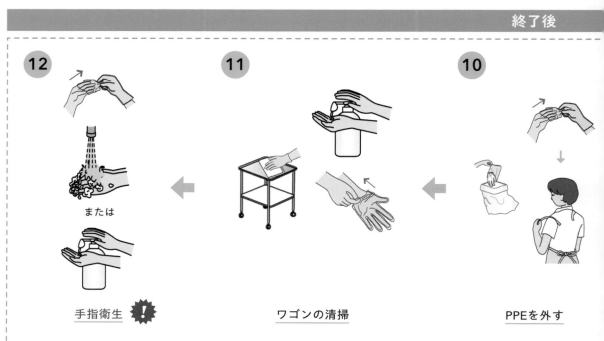

12 手指衛生 !

または

11 ワゴンの清掃

10 PPEを外す

! 赤文字：EBMに基づき強く推奨されているところ

尿排出

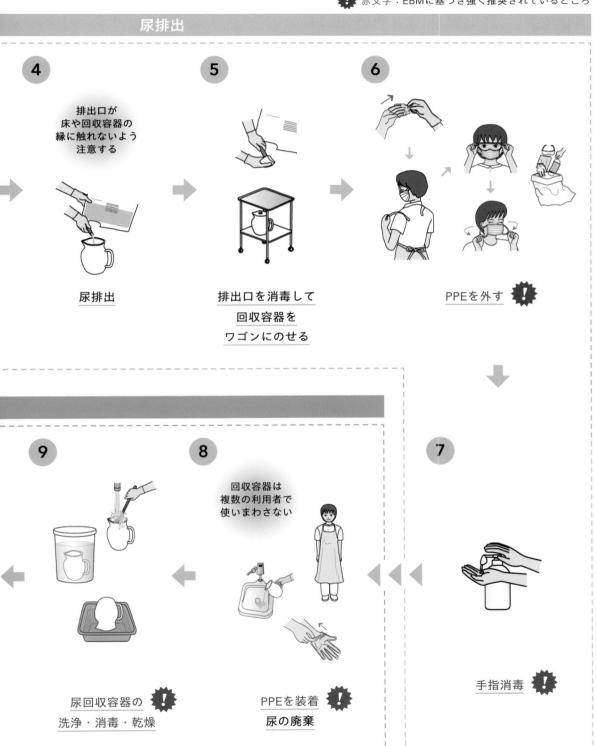

4 排出口が床や回収容器の縁に触れないよう注意する — 尿排出

5 排出口を消毒して回収容器をワゴンにのせる

6 PPEを外す !

7 手指消毒 !

8 回収容器は複数の利用者で使いまわさない — PPEを装着 尿の廃棄 !

9 尿回収容器の洗浄・消毒・乾燥 !

尿道カテーテル関連

チェックリスト

尿道カテーテル関連感染の代表的な起因菌 ●大腸菌 ●カンジダ属 ●腸球菌属 ●緑膿菌 ●肺炎桿

	手順	感染管理のポイント
1	**手指衛生**	●流水と手洗い剤での手洗いまたは、擦式手指消毒用アルコール製剤で手指消毒をする。 ●手が目に見えて汚れている場合は、流水と手洗い剤による手洗いをする。少なくとも15秒以上かけて手全体を洗い、十分に 燥させる。 ●擦式手指消毒用アルコール製剤での手指消毒は全工程20秒以上かけて手指消毒を実施する。
2	**物品準備**	●ぬれたり破損していないか確認する。 ●物品の不足がないか確認する（手袋、マスク、エプロン、ゴーグル、アルコール綿等）。 ●患者ごとに尿の回収容器を準備する。
3	PPE を装着	●手指消毒→エプロン→マスク→ゴーグル→手袋の順に着用する。 ●手順通りに PPE を装着する。
4	尿排出	●排出口が床や回収容器の縁に触れないように注意し、清潔に保持する。 ●清潔な尿回収容器を使用する。
5	排出口を 消毒して 回収容器を ワゴンにのせる	●アルコール綿等で拭き排出口を乾燥させる。 ●尿の回収容器をワゴンにのせる。
6	PPE を外す	●手袋→エプロン→ゴーグル→マスクの順に外し、速やかに廃棄する。 ●正しい手順で PPE を取り外す。
7	手指消毒	●擦式手指消毒用アルコール製剤で手指消毒をする。 ●全工程20秒以上かけて手指消毒を実施する。
8	PPE を装着 **尿の廃棄**	●エプロン→手袋の順に装着する。 ●尿を周囲に飛散しないように、静かに流す。
9	尿回収容器の 洗浄・消毒・乾燥	●十分に洗浄し、消毒、乾燥させる。 ●回収容器は複数の患者で使いまわさない。
10	**PPE を外す**	●手袋→エプロンの順に外し、速やかに廃棄する。
11	**ワゴンの清掃**	●手指消毒→手袋装着し、ワゴンの清掃をする。 ●低水準消毒薬が配合された洗浄剤でワゴンを清掃する。 ●洗浄剤を十分に浸み込ませたクロス等で清掃する。
12	手袋を外し 手指衛生	●手袋は正しい手順で取り外す。 ●流水と手洗い剤での手洗いまたは、擦式手指消毒用アルコール製剤で手指消毒をする。 ●手が目に見えて汚れている場合は、流水と手洗い剤による手洗いをする。少なくとも30秒以上かけて手全体を洗い、十分に 燥させる。 ●擦式手指消毒用アルコール製剤での手指消毒は全工程20秒以上かけて手指消毒を実施する。

エンテロバクター属　など

チェック	理由
□ □ □	●前作業からの手指の汚染を断ち切る。 ●流水と手洗い剤による手洗いは、病原体を減らすことができる。 ●擦式手指消毒用アルコール製剤での手指消毒は、適切な擦式手指消毒用アルコール製剤の量を使用することで手指に付着している病原体を殺菌することができる。 ●手指衛生を確実にすることにより交差感染のリスクを減らすことができる。
□ □ □	●ケア開始後に物品を取りに行くことは、ケアの中断や汚染エリアの拡大につながるため、物品準備を不足なく行う。 ●共用による病原体の伝播を防ぐ。
□ □ □	●前作業からの手指の汚染を断ち切る。 ●適切な擦式手指消毒用アルコール製剤の量を使用することで手指に付着している病原体を殺菌することができる。 ●目に見える汚染がない場合は、アルコールを主成分とする擦式手指消毒薬を用いて手指消毒をする。 ●カテーテル器具を操作したり、カテーテルを挿入する直前／直後に手指衛生を行う。 ●処理時に手や衣服に病原体が付着したり、顔に飛び散る恐れがあるため手袋とマスク、ゴーグル、ガウンまたはエプロンを装着する。 ●カテーテルまたは採尿システムの操作時は、適宜、手袋とガウンの着用を含め標準予防策を用いる。
□ □ □	●排出口が容器に触れると汚染され、菌の侵入部位となる。 ●患者ごとに異なる清潔な回収器を用いて、定期的に採尿バッグを空にする。尿が飛散しないように、また未滅菌の回収容器と排出口が接触しないようにする。
□ □ □	●湿ったままにしておくと、菌が繁殖し逆行性感染のリスクが増す。 ●排出口からの尿がたれることで環境が汚染される。
□ □ □	●処置後の手袋は尿で汚染している恐れがあるのでワゴンや周囲の環境を汚染させないために取り外す。 ●患者や周囲環境（医療器具を含む）に触れた後は、手の汚染を避けるために、適切なテクニックを用いて手袋を脱ぐ。 ●PPE を脱ぐ過程で衣類や皮膚を汚染しないようにする。 ●着用していたガウン・エプロン・マスク、ゴーグル、フェイスシールドは使用後直ちに外し、廃棄する。
□ □ □	●前作業からの手指の汚染を断ち切る。 ●適切な擦式手指消毒用アルコール製剤の量を使用することで手指に付着している病原体を殺菌することができる。 ●体液あるいは滲出液、粘膜、正常でない皮膚あるいは創部ドレッシングに触れた後は、手指衛生をする。 ●手袋を外した後は汚染を除去する。 ●着用していたガウン・エプロン・マスク、ゴーグル、フェイスシールドは使用後直ちに外し、その後、手指衛生を行う。 ●目に見える汚染がない場合は、アルコールを主成分とする擦式手指消毒薬を用いて手指消毒をする。
□ □ □	●処理時に手や衣服に病原体が付着する恐れがあるため、手袋とエプロンを装着する。 ●尿のはね返りによる周辺の汚染を防止する。 ●血液や体液などで、衣服が汚染される可能性がある場合は、ガウンまたはエプロンを着用する。 ●血液、他の感染性物質、粘膜、創のある皮膚、汚染している可能性のある正常皮膚（便失禁や尿失禁している患者など）への接触が予想される時には、手袋を装着する。
□ □ □	●尿には病原体が含まれている恐れがあるため、尿回収容器を適切に洗浄・消毒・乾燥させることにより病原体を除去する。 ●患者ごとに異なる清潔な回収容器を用いて、定期的に採尿バッグを空にする。
□ □ □	●汚染を広げないために、最も汚染している手袋を一番最初に外す。 ●PPE に付いた尿による汚染拡大を防ぐ。 ●使用した物品は適切に廃棄しなければ、処置者および周囲環境を汚染する恐れがある。
□ □ □	●前作業からの手指の汚染を断ち切る。 ●尿が付着した恐れがあるワゴンを放置すると、患者やスタッフ、周囲環境へ汚染を拡大させる恐れがある。 ●汚染器材の処理を行う場合には、適切な PPE を着用する。 ●再使用可能な器材は、消毒と滅菌の前に有機物の汚染を除去するために洗浄を行う。 ●ノンクリティカル器材は、低水準消毒を行う。
□ □ □	●清掃後の手袋は汚染している恐れがあるので、周囲環境を汚染させないために取り外す。 ●手袋を外した後は汚染を除去する。 ●前作業からの手指の汚染を断ち切る。 ●流水と手洗い剤による手洗いは、病原体を減らすことができる。 ●擦式手指消毒用アルコール製剤での手指消毒は、適切な擦式手指消毒用アルコール製剤の量を使用することで手指に付着している病原体を殺菌することができる。 ●手指衛生を確実にすることにより交差感染のリスクを減らすことができる。 ●手が目に見えて汚れている時、有機物で汚染されている時、また、血液や体液で汚染されている時には、手洗い剤と水、あるいは手指消毒剤と水で手を洗う。 ●目に見える汚染がない場合は、アルコールを主成分とする擦式手指消毒薬を用いて手指消毒をする。

尿道カテーテル関連

危害リスト

	手順	潜在的危害（危害を及ぼすであろう現象）	重要度の判断根拠（ガイドラインや文献等）
0	工程全体	●尿道カテーテル関連感染に由来する病原体伝播のリスクがある。 ●CAUTI に関連する病原体で最も多かったのは、大腸菌とカンジダ属であり、腸球菌属、緑膿菌、肺炎桿菌、エンテロバクター属と続いた。割合は低いが、他のグラム陰性細菌やブドウ球菌属によるものもあった。 ●尿路感染症のリスクがある。	●排泄物に含まれる病原体の汚染が拡大するリスクがある。 ●排泄物を飛散させたり、周囲環境に汚染を拡げない。 ●血液、体液、分泌物、排泄物への接触が予測される場合は、PPE を着用する。
1	手指衛生	●手に付着している汚染や病原体が、使用物品に付着する。	●前作業からの手指の汚染を断ち切る。 ●手指衛生を確実にすることにより交差感染のリスクを減らすことができる。
2	物品準備	●破損している物品を使用することで、スタッフに体液が曝露する。 ●汚染した物品を使用することで、スタッフから患者へ汚染が付着する。 ●物品の不足で処置や手順が中断し、時間のロスや対象に負担がかかる。または、装着回数が増えることで物品が無駄になる。 ●尿回収容器を共用することで、病原体伝播のリスクがある。	●不適切な物品の選択や破損により、病原体や感染源となる血液、分泌物、粘膜、皮膚、滲出液等曝露する恐れがある。 ●尿回収に用いる容器は、はねなどにより汚染されているため、使いまわしはしない。
3	PPE を装着	●手に付着している汚染や病原体が、患者や使用物品、周囲環境に付着する恐れがある。 ●尿排出時、スタッフが排泄物の曝露を受ける。 ●PPE の不適切な使用により、周囲環境が汚染される。	●前作業からの手指の汚染を取り除く。 ●汚染された手は、周囲環境を汚染する。 ●目に見える汚染がない場合は、アルコールを主成分とする擦式手指消毒薬を用いて手指消毒をする。 ●カテーテル器具を操作したり、カテーテルを挿入する直前 / 直後に手指衛生を行う。 ●カテーテルまたは採尿システムの操作時は、適宜、手袋とガウンの着用を含め標準予防策を用いる。 ●処置や患者ケアの過程で皮膚や衣服の汚染が予測される場合は、ガウン・エプロンを着用する。 ●血液や体液などで、衣服が汚染される可能性がある場合は、ガウンまたはエプロンを着用する。 ●血液、体液、分泌物、排泄物のはねやしぶきを作り出す可能性のある処置や患者ケアをしている場合は、眼、鼻、口の粘膜を守るために PPE を使用する。必要性に応じて、マスク、ゴーグル、フェイスシールド、それらの組み合わせを選択する。 ●血液、他の感染性物質、粘膜、創のある皮膚、汚染している可能性のある正常皮膚への接触が予測される時には、手袋を装着する。
4	尿排出	●適切な手順を実施しないことで、排出口が汚染され、病原体が伝播する恐れがある。	●尿の回収時に排出口を回収容器に接触させない。 ●採尿バッグは床に直接接触させない。 ●採尿バッグの尿の廃棄は、バッグの廃液管を開けて排出口と回収容器を接触させないように行う。 ●尿の廃棄時は、患者ごとに異なる清潔な回収容器を用いる。 ●患者ごとに異なる清潔な回収容器を用いて、定期的に採尿バッグを空にする。尿が飛散しないように、また未滅菌の回収容器と排出口が接触しないようにする。
5	排出口を消毒して回収容器をワゴンにのせる	●尿排出口を湿った状態にしておくと、病原体が繁殖し、逆行性感染のリスクがある。 ●尿排出口から尿がたれると、環境が汚染される。	●採尿バッグの排出口より逆行性感染を起こしうるので、清潔に管理する。
6	PPE を外す	●PPE に付着した汚染を、患者や周囲環境へ移す恐れがある。 ●使用した PPE を適切に廃棄しなければ汚染が拡がる。	●患者や周囲環境（医療器具を含む）に触れた後は、手の汚染を避けるために、適切なテクニックを用いて手袋を脱ぐ。 ●同じ患者であっても、処置ごとに手袋を交換する。 ●PPE を脱ぐ過程で衣類や皮膚を汚染しないようにする。 ●着用していたガウン・エプロン・マスク、ゴーグル、フェイスシールドは使用後直ちに外し、廃棄する ●PPE はその都度交換する。 ●使用した物品は適切に廃棄しなければ、処置者および周囲環境を汚染する恐れがある。
7	手指消毒	●尿排出時の汚染が、手指に付着している恐れがある。 ●手指から周囲環境へ汚染を付着させる恐れがある。	●体液、排泄物、創傷面の被膜材と接触した後は、目に見えて手が汚れていなくても手の汚染を除去する。 ●前作業からの手指の汚染を取り除く。 ●手袋を外す時に手が汚染される恐れがある。 ●手袋にピンホールがあったり使用中に破れることがある。 ●体液あるいは滲出液、粘膜、正常でない皮膚あるいは創部ドレッシングに触れた後は、手指衛生をする。 ●手袋を外した後は汚染を除去する。 ●着用していたガウン・エプロン・マスク、ゴーグル、フェイスシールドは使用後直ちに外し、その後、手指衛生を行う。 ●目に見える汚染がない場合は、アルコールを主成分とする擦式手指消毒薬を用いて手指消毒をする。
8	PPE を装着尿の廃棄	●尿の廃棄でスタッフが排泄物の曝露を受ける恐れがある。 ●PPE の不適切な使用により、周囲環境が汚染される。	●処置や患者ケアの過程で皮膚や着衣の汚染が予測される場合は撥水性のガウン・エプロンを着用する ●血液や体液などで、衣服が汚染される可能性がある場合は、ガウンまたはエプロンを着用する。 ●血液、他の感染性物質、粘膜、汚染している可能性のある正常皮膚（便失禁や尿失禁している患者など）への接触が予想される時には、手袋を装着する。
9	尿回収容器の洗浄・消毒・乾燥	●使用した容器を適切に処理しなければ、汚染を拡げる恐れがある。	●患者ごとに異なる清潔な回収容器を用いて、定期的に採尿バッグを空にする。 ●尿には病原体が含まれているため、再利用には熱水消毒または消毒薬による消毒を用いる。 ●尿の回収容器は患者ごとに使用し、1 回ごとに洗浄し、熱水消毒する。 ●効果的な消毒・滅菌処理を可能にするために、洗浄剤を用いて器具・器材から有機物を除去する。
10	PPE を外す	●PPE に付着した汚染が、スタッフや周囲環境へ移す恐れがある。 ●使用した PPE を適切に廃棄しなければ汚染が拡がる。	●患者や周囲環境（医療器具を含む）に触れた後は、手の汚染を避けるために、適切なテクニックを用いて手袋を脱ぐ。 ●PPE を脱ぐ過程で衣類や皮膚を汚染しないようにする。 ●着用していたガウン・エプロン・マスク、ゴーグル、フェイスシールドは使用後直ちに外し、廃棄する。 ●PPE はその都度交換する。 ●使用した物品は適切に廃棄しなければ、処置者および周囲環境を汚染する恐れがある。
11	ワゴンの清掃	●手に付着している汚染や病原体が、使用物品へ付着する恐れがある。 ●使用したワゴンを適切に処理しなければ、汚染を拡げる恐れがある。	●前作業からの手指の汚染を断ち切る。 ●手指衛生を確実にすることにより交差感染のリスクを減らすことができる。 ●排泄物が付着した恐れがあるワゴンを放置すると、患者やスタッフ、周囲環境へ汚染を拡大させる恐れがある。 ●汚染器材の処理を行う場合は、適切な PPE を着用する。 ●再使用可能な器材は、消毒と滅菌の前に有機物の汚染を除去するために洗浄を行う。 ●ノンクリティカル器材は、低水準消毒を行う。 ●ノンクリティカルな表面の消毒に、高水準消毒薬 / 液体科学的滅菌剤を使用しない。
12	手袋を外し手指衛生	●手袋に付着した汚染を、患者や周囲環境へ移す恐れがある。	●患者や周囲環境（医療器具を含む）に触れた後は、手の汚染を避けるために、適切なテクニックを用いて手袋を脱ぐ。 ●手袋を外した後は汚染を除去する。 ●前作業からの手指の汚染を断ち切る。 ●手指衛生を確実にすることにより交差感染のリスクを減らすことができる。 ●手が目に見えて汚れている時、有機物で汚染されている時、また、血液や体液などで汚染されている時には、手洗い剤と水、あるいは手指洗浄消毒剤と水で手を洗う。 ●目に見えて汚染がある場合は、流水と手洗い剤で手洗いを行う。 ●目に見える汚染がない場合は、アルコールを主成分とする擦式手指消毒薬を用いて手指消毒をする。

感染管理重要度	潜在的危害の発生要因	防止措置
	● スタッフや周囲環境が排泄物の曝露を受ける。 ● 誤った手順で実施する。 ● PPE を使用せずに尿排出を実施する。 ● 手指衛生を遵守しない。	● 手指衛生を遵守する。 ● 手順を遵守する。 ● PPE を使用する。 ● 適切に準備と片付け作業を行い、使用した物品を速やかに処理する。
	● 前作業のケアや処置で手が汚染している。 ● 手指衛生を正しい手順で実施しない。	● 流水と手洗い剤を使い、流水による手洗い、または擦式手指消毒用アルコール製剤で手指消毒をする。
	● 物品が汚染されている。 ● 物品に破損がある。 ● 準備物品に不足がある。 ● 物品選択が適切でない。 ● 尿回収容器を共用する。	● PPE は、防水・撥水性を使用する。 ● 物品の使用期限を確認する。 ● 破損・汚染などの保存状態を確認する。 ● 必要物品を不足なく準備する。 ● 尿回収容器は、その都度洗浄、消毒、乾燥を行う。
最重要	● 前作業の物品準備で環境等に接触し、手が汚染している。 ● 手指衛生を正しい手順で実施しない。 ● PPE を使用しない。 ● PPE を正しい手順で装着しない。	● 擦式手指消毒用アルコール製剤で手指消毒をする。 ● PPE を着用してケアを行う。 ● PPE は正しい手順で装着する。手指衛生→エプロン→マスク→ゴーグル→手袋の順で装着する。
	● 尿回収容器を複数の患者に使用する。 ● 尿回収容器を 1 回ごとに洗浄・消毒しない。 ● 尿回収時に尿排出口を容器に接触さたり、床に接触させている。	● 尿回収容器は、一患者に 1 個で使用する。 ● 洗浄・消毒した尿回収容器を使用する。 ● 採尿バッグの排出口は、尿回収容器や床に接触させない。
	● 排出口の尿を拭き取らないで放置する。 ● 尿回収容器をワゴンにのせて回収しない。	● アルコール綿等で拭き取り、排出口を乾燥させる。 ● 尿回収容器をワゴンにのせて運ぶ。
最重要	● PPE を正しい手順で外さない。	● 正しい手順で PPE を取り外す。手袋→エプロン→ゴーグル→マスクの順で取り外す。 ● PPE は汚染部分に触れないよう、汚染面を内側にして取り外す。 ● 使用した物品は、速やかにビニール袋へ入れて廃棄する。
最重要	● 前作業で手が汚染している。 ● 手指衛生を正しい手順で実施しない。	● 擦式手指消毒用アルコール製剤で手指消毒をする。
最重要	● 手や衣服が尿で汚染する恐れがある。 ● 汚染した手や衣服で、患者ケアをすれば交差感染の原因になる。	● 尿の廃棄や尿回収容器の洗浄時には PPE を装着する。 ● エプロン→手袋の順で装着する。
最重要	● 洗浄・消毒・乾燥を実施しない。	● 容器を洗浄し消毒後、乾燥させる。 ● 十分に乾燥させた物品を収納する。
	● PPE を正しい手順で外さない。	● 正しい手順で PPE を取り外す。手袋→エプロンの順で取り外す。 ● PPE は汚染部分に触れないよう、汚染面を内側にして取り外す。 ● 使用した物品は、速やかにビニール袋へ入れ、廃棄する。
	● 前作業で手が汚染している。 ● 手指消毒を正しい手順で実施しない。 ● 手袋を使用しない。 ● ワゴンの清掃を実施しない。 ● 不適切な消毒薬や洗浄剤の選択。	● 擦式手指消毒用アルコール製剤で手指消毒をする。 ● 手袋を着用する。 ● 低水準消毒薬が含まれた洗浄剤を使用する。 ● 洗浄剤を十分に浸み込ませたクロス等で清掃する。
最重要	● 前作業で手が汚染している。 ● 手袋を正しい手順で外さない。 ● 手指衛生を正しい手順で実施しない。	● 正しい手順で手袋を取り外す。 ● 流水と手洗い剤を使い、流水による手洗い、または擦式手指消毒用アルコール製剤で手指消毒をする。

尿道カテーテル関連

尿道カテーテル関連

18 尿道カテーテル留置

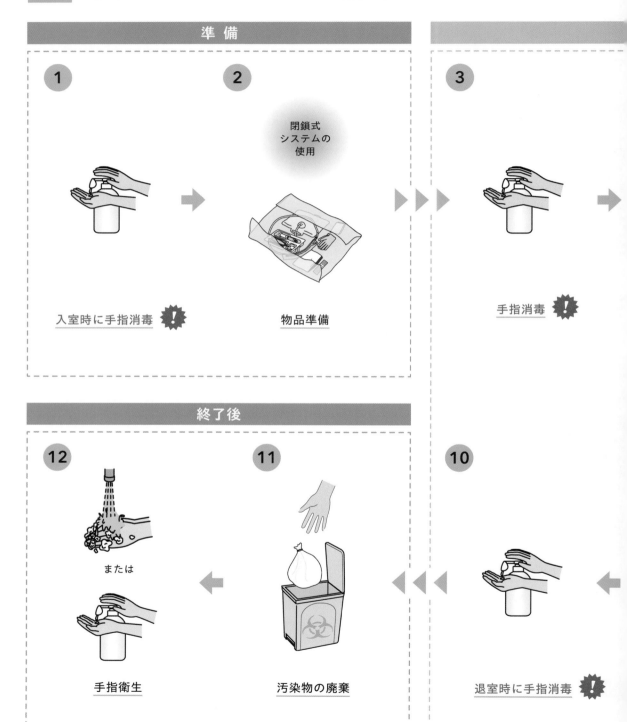

準 備

1

入室時に手指消毒 ⚠

2

閉鎖式
システムの
使用

物品準備

3

手指消毒 ⚠

終了後

12

または

手指衛生

11

汚染物の廃棄

10

退室時に手指消毒 ⚠

赤文字：EBMに基づき強く推奨されているところ

尿道カテーテル留置

4

滅菌手袋を装着 **!**

5

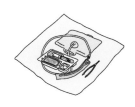

挿入準備

6

消毒に
使用した鑷子は
その後使用しない

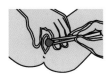

尿道口周囲の消毒

9

採尿バッグは
常に膀胱より低い位
置に保ち、床
につけない

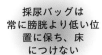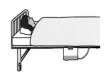

カテーテル・
採尿バッグの固定

8

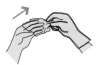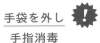

手袋を外し **!**
手指消毒

7

滅菌手袋で
カテーテルを
挿入する

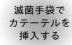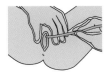

無菌的に **!**
カテーテル挿入

尿道カテーテル関連

チェックリスト

カテーテル関連尿路感染の主な起因菌　●大腸菌　●カンジダ属　●腸球菌属　●緑膿菌　●肺炎桿菌

	手順	感染管理のポイント
1	入室時に手指消毒	●入室後患者に触れる前に擦式手指消毒用アルコール製剤で手指消毒をする。 ●全工程 20 秒以上かけて手指消毒を実施する。
2	物品準備	●使用期限、滅菌物の包装がぬれたり破損していないか確認する。 ●患者の体位を整える。
3	手指消毒	●擦式手指消毒用アルコール製剤で手指消毒をする。 ●全工程 20 秒以上かけて手指消毒を実施する。
4	滅菌手袋を装着	●無菌テクニックで滅菌手袋を装着する。
5	挿入準備	●滅菌器材を汚染させずに展開する。
6	尿道口周囲の消毒	●外尿道口周囲を消毒後、乾燥を待つ。
7	無菌的にカテーテル挿入	●無菌操作でカテーテルを挿入する。
8	手袋を外し手指消毒	●処置後は直ちに手袋を外す。 ●擦式手指消毒用アルコール製剤で手指消毒をする。 ●全工程 20 秒以上かけて手指消毒を実施する。
9	カテーテル・採尿バッグの固定	●尿道留置カテーテルを適切に固定する。 ●採尿バッグは常に膀胱より低い位置に保ち、また床につかないようにする。
10	退室時に手指消毒	●擦式手指消毒用アルコール製剤で手指消毒をする。 ●全工程 20 秒以上かけて手指消毒を実施する。
11	汚染物の廃棄	●尿で汚染された物品はビニール袋に密封して持ち出し、感染性廃棄物容器に廃棄する。
12	手指衛生	●流水と手洗い剤での手洗いまたは、擦式手指消毒用アルコール製剤で手指消毒をする。 ●手が目に見えて汚れている場合は、流水と手洗い剤による手洗いをする。少なくとも 30 秒以上かけて手全体を洗い、十分に乾燥させる。 ●擦式手指消毒用アルコール製剤での手指消毒は全工程 20 秒以上かけて手指消毒を実施する。

:ンテロバクター属　●他のグラム陰性細菌　●ブドウ球菌属　　など

チェック	理由	
☐☐☐	●医療領域の病原体を患者ゾーンに持ち込む恐れがある。 ●手を介して滅菌物が病原体で汚染する恐れがある。 ●患者に接触する前に手指衛生を行う。 　医療領域から患者へ医療従事者の手を介して病原体が伝播することを防ぐために。	
☐☐☐	●包装がぬれたり破損した滅菌物は、無菌性が破綻している恐れがある。	
☐☐☐	●医療従事者の手に付着している病原菌により無菌性が破綻するリスクがある。 ●外科手技を必要としない尿道留置カテーテル、末梢血管カテーテル、その他、侵襲的な器具を挿入する前には、手の汚染除去を行う。	
☐☐☐	●滅菌手袋を汚染させた場合、挿入手技の無菌性が破綻する。 ●急性期病院の環境においては、無菌操作と滅菌材料を使用して、カテーテルを挿入する。	
☐☐☐	●無菌性の破綻により尿路感染症を起こす恐れがある。 ●急性期病院の環境においては、無菌操作と滅菌材料を使用して、カテーテルを挿入する。 ●尿道損傷を避けるために十分な量の滅菌した潤滑ゼリーを使用する。 ●挿入時に使用する潤滑剤は共用しない。	
☐☐☐	●カテーテル挿入時の外尿道口周囲の微生物が膀胱内へ侵入する恐れがある。 ●尿道口周囲の清浄化には滅菌手袋、ドレープ、スポンジ（綿球）、適切な消毒薬または滅菌溶液を使用し、挿入には単回使用の潤滑剤パケットを使用する。 ●外尿道口周囲を 0.02%塩化ベンゼトニウムや 10%ポビドンヨードにて消毒する。	
☐☐☐	●不適切な挿入手技により無菌性が破綻し尿路感染症を起こす恐れががある。 ●急性期病院の環境においては、無菌操作と滅菌材料を使用して、カテーテルを挿入する。 ●尿道留置カテーテルの無菌挿入を行った後、閉鎖した排尿システムを維持する。 ●尿道損傷のリスクを最小限にするために、カテーテルを無理に挿入しない。挿入後は移動や尿道牽引を防ぐため、カテーテルを確実に固定する。	
☐☐☐	●汚染した手袋で作業を続けると周囲環境に汚染を拡げる恐れがある。 ●手袋を外す時に手指を汚染する恐れがある。また、手袋のピンホールによる手指の汚染が考えられる。 ●カテーテルの挿入、およびカテーテルや挿入部位に触れる直前／直後には、手指衛生を行う。 ●手袋を外した後は手指衛生を行う。 ●体液、排泄物、粘膜、正常でない皮膚、創傷面の被覆材との接触の後は、手が目に見えて汚れていなくても、手の汚染除去を行う	
☐☐☐	●カテーテルの移動や尿道の牽引により尿道粘膜が損傷し感染リスクが高まる。 ●カテーテルのねじれや圧迫による尿の停流や採尿バッグ内の尿の逆流により尿路感染症を起こす恐れがある。 ●カテーテル移動や尿道の牽引を防止するために、挿入後は尿道留置カテーテルを適切に固定する。 ●尿流が滞らないように維持する。 ●カテーテルと採尿チューブがねじれないように維持する。 ●採尿バッグは常に膀胱よりも下の位置に置く。採尿バッグが床につかないようにする。	
☐☐☐	●患者の細菌叢を患者ゾーンから医療領域へ持ち出す恐れがある。 ●患者に接触した後は手指衛生を行う。 　患者の病原体による保菌や可能性のある感染から医療従事者を守るため、そして病原体汚染と可能性のある広がりから医療領域の環境を守るために。	
☐☐☐	●使用した物品は、適切に廃棄しなければ処置者、および周囲環境を汚染する恐れがある。	
☐☐☐	●前作業からの手指の汚染を断ち切る。 ●流水と手洗い剤による手洗いは、病原体を減らすことができる。 ●擦式手指消毒用アルコール製剤での手指消毒は、適切な擦式手指消毒用アルコール製剤の量を使用することで手指に付着している病原体を殺菌することができる。 ●手指衛生を確実にすることにより交差感染のリスクを減らすことができる。	

危害リスト

	手順	潜在的危害 （危害を及ぼすであろう現象）	重要度の判断根拠（ガイドラインや文献等）
0	工程全体	● 起因菌は大腸菌、緑膿菌、肺炎桿菌、エンテロバクター、腸球菌、カンジダなど。	● 入院患者の 15 ～ 25％が短期で尿道カテーテルを留置されると考えられる。 ● 尿路感染症は最もよく見られるタイプの医療関連感染症であり、急性期施設から報告されている感染症の 30％以上を占めている。 ● カテーテル関連尿路感染症を引き起こす微生物の発生源は、尿道、直腸、腟での保菌を通じての内因性であるのが一般的であるが、汚染された医療従事者の手指や器材などを通した外因性であることもある。病原性微生物の尿路への侵入ルートはカテーテルの外腔面ルートまたは内腔面ルートであり、尿道周囲粘膜でカテーテルの外腔移動か、汚染された採尿バッグまたはカテーテル－導尿チューブ接続部からカテーテルの内腔移動により侵入する。 ● 尿道カテーテルの留置 30 日後には、ほぼ 100％の患者に細菌尿が認められる。 ● 尿道留置カテーテルは適応がある場合のみ留置し、医療従事者の便宜のためには使用しない。 ● 尿道留置カテーテルは不要になった段階で速やかに抜去する。 ● カテーテルの無菌挿入と管理の正しいテクニックを知っている、正しいトレーニングを受けた者（病院スタッフ、家族、患者自身等）に、この責任が与えられるようにする。 ● プリコネクトでカテーテルとチューブが密封されているタイプの尿道カテーテルシステムの使用を検討する。 ● 臨床的に必要性がない限り、膀胱頸部および尿道の外傷を最小限にするため、十分な排尿を確保できる、可能な限り最小径のカテーテルの使用を検討する。 ● 尿道カテーテル・採尿バッグは閉鎖式システムを用いる。血液や体液、創面のある皮膚や粘膜に触れてしまった場合は、直ちに手洗い剤と流水による手洗いを行う。 ● カテーテルとチューブ接続部があらかじめ接続・シールされている閉鎖式尿道カテーテルシステムの使用を検討する。
1	入室時に手指消毒	● 医療領域の病原体を患者ゾーンに持ち込む恐れがある。 ● 手を介して汚染物が病原体で汚染する恐れがある。	● 物品を清潔に扱えるよう、手に付着している細菌のレベルを下げておく必要がある。 ● 患者に接触する前に手指衛生を行う。 ● 医療領域から患者へ医療従事者の手を介して病原体が伝播することを防ぐために。
2	物品準備	● 汚染された物品を使ってしまう。 ● 物品の不足により操作の中断が起こり、病原体が付着した PPE を介して病原体が拡散する恐れがある。	● 物品表面に付着する細菌を最小限にしておかなければならない。
3	手指消毒	● 医療従事者の手に付着している病原菌により無菌性が破綻するリスクがある。	● カテーテルの挿入、およびカテーテルや挿入部位に触れる直前／直後には、手指衛生を行う。 ● 外科手技を必要としない尿道留置カテーテル、末梢血管カテーテル、その他、侵襲的な器具を挿入する前には、手の汚染除去を行う。
4	滅菌手袋を装着	● 滅菌手袋を汚染させた場合、その後の手技の無菌性が破綻する。	● 急性期病院の環境においては、無菌操作と滅菌材料を使用して、カテーテルを挿入する。 ● 尿道カテーテルの挿入は、無菌操作と滅菌材料を用いて行う（滅菌手袋を装着する直前直後に手指衛生を行う）。
5	挿入準備	● 無菌性の破綻により尿路感染症を起こす恐れがある。	● 尿道損傷を避けるために十分な量の滅菌した潤滑ゼリーを使用する。 ● 挿入時に使用する潤滑剤は共用しない。
6	尿道口周囲の消毒	● カテーテル挿入時のに外尿道口周囲の微生物が尿路へ侵入する恐れがある。	● 尿道口周囲の清浄化には滅菌手袋、ドレープ、スポンジ（綿球）、適切な消毒薬または滅菌溶液を使用し、挿入には単回使用の潤滑剤パケットを使用する。 ● 外尿道口周囲を 0.02％塩化ベンゼトニウムや 10％ポビドンヨードにて消毒する。 ● カテーテル挿入前の尿道口周囲の洗浄について、消毒液を使うのがよいか、滅菌水や生理食塩水を使うのがよいかについては、さらなる研究が必要である（勧告なし／未解決問題）。
7	無菌的にカテーテル挿入	● 不適切な挿入手技により無菌性が破綻し尿路感染症を起こす恐れがある。	● 急性期病院の環境においては、無菌操作と滅菌材料を使用して、カテーテルを挿入する。 ● 尿道カテーテルの無菌挿入を行った後、閉鎖した排尿システムを維持する。 ● 尿道カテーテルの挿入は、無菌操作と滅菌材料を用いて行う（滅菌手袋を装着する直前直後に手指衛生を行う）。 ● 尿道損傷のリスクを最小限にするために、カテーテルを無理に挿入しない。挿入後は移動や尿道牽引を防ぐため、カテーテルを確実に固定する。
8	手袋を外し手指消毒	● 汚染した手袋で作業を続けると周囲環境に汚染を拡げる恐れがある。 ● 手袋を外す時に手指を汚染する恐れがある。また、手袋のピンホールによる手指の汚染が考えられる。	● カテーテルの挿入、およびカテーテルや挿入部位に触れる直前／直後には、手指衛生を行う。 ● 手袋を外した後は手指衛生を行う。 ● 体液、排泄物、粘膜、正常でない皮膚、創傷面の被覆材との接触の後は、手が目に見えて汚れていなくても、手の汚染除去を行う。
9	カテーテル・採尿バッグの固定	● カテーテルの移動や尿道の牽引により尿道粘膜が損傷し感染リスクが高まる。 ● カテーテルのねじれや圧迫による尿の停滞や採尿バッグ内の尿の逆流により尿路感染症を起こす恐れがある。	● カテーテル移動や尿道の牽引を防止するために、挿入後は尿道留置カテーテルを適切に固定する。 ● 尿流が滞らないように維持する。 ● カテーテルと採尿チューブがねじれないように維持する。 ● 採尿バッグは常に膀胱よりも下の位置に置く。採尿バッグが床につかないようにする。
10	退室時に手指消毒	● 患者の細菌叢を患者ゾーンから医療領域へ持ち出す恐れがある。	● 患者に接触した後は手指衛生を行う。 ● 患者の病原体による保菌や可能性のある感染から医療従事者を守るため、そして病原体汚染と可能性のある広がりから医療領域の環境を守るために。 ● 患者のすぐそばにある無生物（医療器具を含む）に接触した後には手の汚染除去を行う。
11	汚染物の廃棄	● 使用後の汚染物品で、実施者および環境が汚染される。	● 使用した物品は、適切に廃棄しなければ処置者、および周囲環境を汚染する恐れがある。
12	手指衛生	● 汚染した手で作業を続けると周囲環境に汚染を拡げる恐れがある。	● 前作業からの手指の汚染を断ち切る。

感染管理重要度	潜在的危害の発生要因	防止措置
	● 医療従事者の手指が病原体を伝播する。 ● 不適切な手技による無菌性の破綻。 ● カテーテル留置期間の長期化は感染リスクにつながる。	● 手指衛生を徹底する。 ● 無菌操作を厳守する。 ● 閉鎖式尿道カテーテルを使う。 ● カテーテル固定・管理を適切に行う。 ● 細菌侵入路を無菌的に管理する。 　①カテーテル挿入時。 　②カテーテルと粘膜の間隙。 　③カテーテルとランニングチューブの接続部。 　④採尿バッグの尿排出口。
最重要	● 医療領域で手指に異物や病原体が付着している恐れがある。 ● 汚染した手指から患者・環境へ汚染拡大する恐れがある。	● 擦式手指消毒用アルコール製剤で手指消毒をする。
	● 滅菌物の包装のぬれ、破れなどから滅菌状態が破綻する。	● 物品の保管状態等が適正か確認する。 ● 物品を確認しそろえる。
最重要	● 前工程で手指に異物や病原体が付着している恐れがある。 ● 汚染した手指で無菌操作が破綻する恐れがある。	● 擦式手指消毒用アルコール製剤で手指消毒をする。
最重要	● 滅菌材料の無菌性が破綻する恐れがある。	● 滅菌手袋を装着する。
	● 滅菌材料が汚染する恐れがある。	● 滅菌材料を汚染させずに展開する。
	● 不適切な消毒手技により尿路感染を起こす恐れがある。	● 外尿道口周囲を消毒後、乾燥を待つ。
最重要	● 挿入時にカテーテルを汚染させる恐れがある。 ● 潤滑剤の不足や挿入刺激で尿路粘膜を損傷する恐れがある。	● 閉鎖式尿道カテーテルの使用を検討する。 ● 閉鎖式でない場合は、無菌的に組み立てる。 ● 無菌操作でカテーテルを挿入する。
最重要	● 手袋を装着したまま患者や周囲環境に触れる恐れがある。	● 処置後は直ちに手袋を外す。 ● 擦式手指消毒用アルコール製剤で手指消毒をする。
	● カテーテルの不適切な固定により尿道粘膜が損傷する恐れがある。 ● 採尿バッグが膀胱より高い位置に置かれ逆流する恐れがある。	● カテーテルを固定する。 ● 採尿バッグは膀胱より下の位置に置く。 ● 採尿バッグが床につかないように置く。
最重要	● 手指に付着した患者由来の細菌叢を医療領域へ持ち出す恐れがある。	● 擦式手指消毒用アルコール製剤で手指消毒をする。
	● 尿などが付着した使用後の物品から汚染が拡大する。	● 体液や排泄物などが付着した物品は、現場でビニール袋に密封した後に持ち出し、感染性廃棄物容器に廃棄する。
	● 前作業で手指に異物や病原体が付着している恐れがある。	● 流水と手洗い剤での手洗いまたは、擦式手指消毒用アルコール製剤で手指消毒をする。

尿道カテーテル関連

111

おむつ交換

19 おむつ交換

準 備

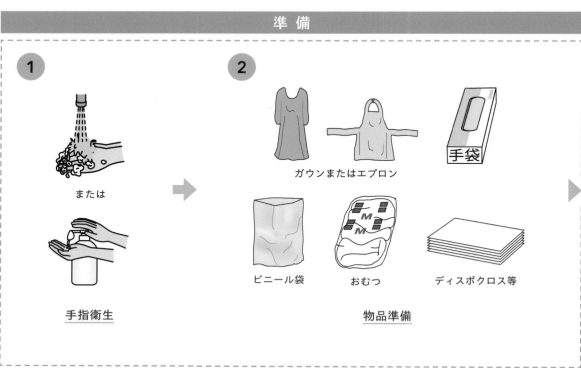

1
または

手指衛生

2
ガウンまたはエプロン

手袋

ビニール袋　おむつ　ディスポクロス等

物品準備

終了後

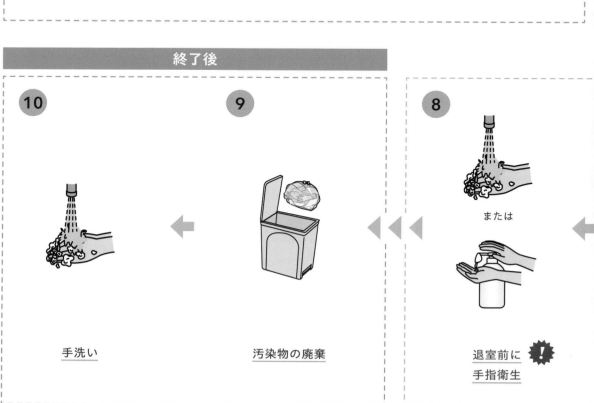

10
手洗い

9
汚染物の廃棄

8
または

退室前に
手指衛生

赤文字：EBMに基づき強く推奨されているところ

おむつ交換

3

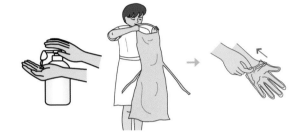

手指消毒後
PPEを装着

4

ビニール袋

おむつを丸め
ビニール袋に入れる

排泄物の処理

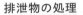

7

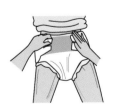

新しいおむつをつける

6

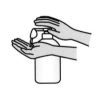

手指消毒

5

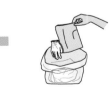

PPEを外す

チェックリスト   排泄物に由来する主な病原体 ●ノロウイルス ●ロタウイルス ●アデノウイルス ●病原性大腸菌

	手順	感染管理のポイント
1	**手指衛生**	●流水と手洗い剤での手洗いまたは、擦式手指消毒用アルコール製剤で手指消毒をする。 ●手が目に見えて汚れている場合は、流水と手洗い剤による手洗いをする。少なくとも15秒以上かけて手全体を洗い、十分に乾燥させる。 ●擦式手指消毒用アルコール製剤での手指消毒は全工程20秒以上かけて手指消毒を実施する。
2	**物品準備**	●ぬれたり破損していないか確認する。物品の不足がないか確認する。 ●下痢の場合はガウンを着用する。 ●ガウンまたはエプロン、手袋、ディスポクロス、ビニール袋等、おむつ（おむつは汚れないようにベッドサイドに準備する）。
3	**手指消毒後 PPE を 装着**	●手指消毒→ガウンまたはエプロン→手袋の順に着用する。 ●手順通りに PPE を装着する。
4	**排泄物の処理**	●汚染が拡がらないようおむつを少し足元にずらし、排泄物を包み込むようにおむつを丸め、ビニール袋に入れる。
5	**PPE を 外す**	●手袋→エプロンの順に外し、速やかに廃棄する。 ●脱ぐ時に自身に排泄物が付かないように外す。 ●ビニール袋に PPE を捨てる時は外側を汚さないように捨てる。 ●ビニール袋の口を静かに縛る。
6	**手指消毒**	●擦式手指消毒用アルコール製剤で手指消毒をする。 ●全工程20秒以上かけて手指消毒を実施する。
7	**新しいおむつを つける**	●排泄物が漏れないようにおむつを装着する。
8	**退室前に 手指衛生**	●流水と手洗い剤での手洗いまたは、擦式手指消毒用アルコール製剤で手指消毒をする。 ●手が目に見えて汚れている場合は、流水と手洗い剤による手洗いをする。少なくとも15秒以上かけて手全体を洗い、十分に乾燥させる。 ●擦式手指消毒用アルコール製剤での手指消毒は全工程20秒以上かけて手指消毒を実施する。
9	**汚染物の廃棄**	●交換後のおむつは直ちに指定の廃棄物容器に廃棄する
10	**手洗い**	●流水と手洗い剤での手洗いをする。 ●手が目に見えて汚れている場合は、流水と手洗い剤による手洗いをする。少なくとも30秒以上かけて手全体を洗い、十分に乾燥させる。

. ディフィシル　● MRSA　● VRE　● CRE　　など

チェック	理由
☐ ☐ ☐	● 前作業からの手指の汚染を断ち切る。 ● 流水と手洗い剤による手洗いは、病原体を減らすことができる。 ● 擦式手指消毒用アルコール製剤での手指消毒は、適切な擦式手指消毒用アルコール製剤の量を使用することで手指に付着している病原体を殺菌することができる。 ● 手指衛生を確実にすることにより交差感染のリスクを減らすことができる。
☐ ☐ ☐	● ケア開始後に物品を取りに行くことは、ケアの中断や汚染エリアの拡大につながるため、物品準備を不足なく行う。
☐ ☐ ☐	● 前作業からの手指汚染を断ち切る。 ● 患者に直接接触する前に手の汚染除去を行う。 ● 手は汚染していると考え、汚染に含まれている病原体を除去するために手指衛生を行い自身・物品・環境への病原体の伝播を防ぐ。 ● 目に見える汚染がない場合は、アルコールを主成分とする擦式手指消毒薬を用いて手指消毒をする。 ● 排泄物による汚染により感染の危険があるため PPE により保護する必要がある。 ● 血液、他の感染性物質、粘膜、創のある皮膚、汚染している可能性のある正常皮膚（便失禁や尿失禁している患者など）への接触が予想される時には、手袋を装着する。 ● 血液、体液、分泌物、排泄物への接触が予測される場合、処置や患者ケアの間は皮膚を守るために、また衣類が汚染したりするのを避けるために、業務に適したガウンを着る。 ● 処置や患者ケアの過程で皮膚や着衣の汚染が予測される場合は撥水性のガウン・エプロンを着用する。
☐ ☐ ☐	● 交換したおむつは適切に処理しなければ、実施者や周囲環境の汚染につながる。
☐ ☐ ☐	● 汚染を拡げないために、最も汚染している手袋を一番最初に外す。 ● PPE に付着した排泄物による汚染拡大を防ぐ。 ● 使用した物品は適切に廃棄しなければ、処置者および周囲環境を汚染する恐れがある。 ● PPE を脱ぐ過程で衣類や皮膚を汚染しないようにする。 ● 着用していたガウン・エプロン・マスク、ゴーグル、フェイスシールドは使用後直ちに外し、廃棄する。
☐ ☐ ☐	● 体液、排泄物、創傷面の被膜材と接触した後は、目に見えて手が汚れていなくても手の汚染を除去する。 ● 適切な擦式手指消毒用アルコール製剤の量を使用することで手指に付着している病原体を殺菌することができる。 ● 体液あるいは滲出液、粘膜、正常でない皮膚あるいは創部ドレッシングに触れた後は、手指衛生をする。 ● 着用していたガウン・エプロン・マスク、ゴーグル、フェイスシールドは使用後直ちに外し、その後、手指衛生を行う。 ● 前作業からの手指の汚染を断ち切る。 ● 患者に直接接触する前に手の汚染除去を行う。 ● 目に見える汚染がない場合は、アルコールを主成分とする擦式手指消毒薬を用いて手指消毒をする。
☐ ☐ ☐	● 排泄物が漏れることで、シーツ等を汚染しないようにするため。
☐ ☐ ☐	● 前作業からの手指の汚染を断ち切る。 ● 流水と手洗い剤による手洗いは、病原体を減らすことができる。 ● 擦式手指消毒用アルコール製剤での手指消毒は、適切な擦式手指消毒用アルコール製剤の量を使用することで手指に付着している病原体を殺菌することができる。 ● 手指衛生を確実にすることにより交差感染のリスクを減らすことができる。 ● 患者の損傷のない皮膚に接触した後は手の汚染除去を行う。 ● 手が目に見えて汚れている時、有機物で汚染されている時、また、血液で汚染されている時には、手洗い剤と水、あるいは手指消毒剤と水で手を洗う。 ● 目に見える汚染がない場合は、アルコールを主成分とする擦式手指消毒薬を用いて手指消毒をする。 ● ノロウイルスなどアルコールが効きにくい微生物の汚染が疑われる場合は、流水と手洗い剤での手洗いで物理的に洗い流す。
☐ ☐ ☐	● 交換したおむつを適切に処理をすることで、感染源とならないようにする。
☐ ☐ ☐	● 流水と手洗い剤による手洗いは、病原体を減らすことができる。 ● 手指衛生を確実にすることにより交差感染のリスクを減らすことができる。 ● 手が目に見えて汚れている時、有機物で汚染されている時、また、血液で汚染されている時には、手洗い剤と水、あるいは手指消毒剤と水で手を洗う。

危害リスト

	手順	潜在的危害（危害を及ぼすであろう現象）	重要度の判断根拠（ガイドラインや文献等）
0	工程全体	●排泄物に由来する病原体伝播のリスクがある。ノロウイルス、ロタウイルス、アデノウイルス、病原性大腸菌、C ディフィシル、MRSA、VRE、CRE など	●排泄物に含まれる病原体の汚染が拡大するリスクがある。 ●排泄物を飛散させたり、環境へ付着させない。 ●便には病原性のある細菌が混入している可能性を考慮し、介護職員や看護職員等が病原体の媒介者とならないよう、特に注意が必要である。 ●血液、体液、分泌物、排泄物への接触が予測される場合は、PPE を着用する。
1	手指衛生	●手に付着している汚染や病原体が、使用物品へ付着する恐れがある。	●前作業からの手指の汚染を断ち切る。 ●手指衛生を確実にすることにより交差感染のリスクを減らすことができ
2	物品準備	●破損している物品を使用することで、スタッフに体液が曝露する。 ●汚染した物品を使用することで、スタッフから患者へ汚染が付着する。 ●物品の不足で処置や手順が中断し、時間のロスや対象へ負担がかかる。または、装着回数が増えることで物品が無駄になる。	●不適切な物品の選択や破損により、病原体や感染源となる血液、分泌物、粘膜、皮膚、滲出液等に曝露する恐れがある。
3	手指消毒後 PPE を装着	●手に付着している汚染や病原体が、患者や使用物品、周囲環境へ付着する恐れがある。 ●おむつ交換時、スタッフが排泄物の曝露を受ける。 ●PPE の不適切な使用により、周囲環境が汚染される。	●前作業からの手指の汚染を取り除く。 ●汚染された手は、周囲環境を汚染する。 ●患者に直接接触する前に手の汚染除去を行う。 ●目に見える汚染がない場合は、アルコールを主成分とする擦式手指消毒 ●便に含まれる病原体の曝露の恐れがあるため、PPE を着用する。 ●患者に直接接触するケアを提供するためには使い捨ての非滅菌手袋を着用する。 ●血液、他の感染性物質、粘膜、創のある皮膚、汚染している可能性のある正常皮膚（便失禁や尿失禁している患者など）への接触が予想される時は、手袋を装着する。 ●血液、体液、分泌物、排泄物への接触が予測される場合、処置や患者との間は皮膚を守るために、また衣類が汚染したりするのを避けるために業務に適したガウンを着る。 ●処置や患者ケアの過程で皮膚や着衣の汚染が予測される場合は撥水性のガウン・エプロンを着用する。 ●血液や体液などで、衣服が汚染される可能性がある場合は、ガウンまたはエプロンを着用する。
4	排泄物の処理	●交換したおむつを適切に処理しなければ、スタッフや周囲環境に汚染が拡がる恐れがある。	●便などの排泄物は、病原性のある細菌が混入している可能性を考慮し、スタッフが病原体の媒介者とならないよう、注意してケアする。
5	PPE を外す	●PPE に付着した汚染が、患者やスタッフ、周囲環境へ付着する恐れがある。 ●使用した PPE を適切に廃棄しなければ汚染が拡がる。	●患者や周囲環境（医療器具を含む）に触れた後は、手の汚染を避けるために、適切なテクニックを用いて手袋を脱ぐ。 ●PPE を脱ぐ過程で衣類や皮膚を汚染しないようにする。 ●着用していたガウン・エプロン・マスク、ゴーグル、フェイスシールドは使用後直ちに外し、廃棄する。 ●使用した物品は適切に廃棄しなければ、処置者および周囲環境を汚染する恐れがある。
6	手指消毒	●排泄物処理時の汚染が、手指に付着している恐れがある。 ●手指の汚染が患者や周囲環境へ汚染を付着させる恐れがある。	●体液、排泄物、創傷面の被膜材と接触した後は、目に見えて手が汚れていなくても手の汚染を除去する。 ●体液あるいは滲出液、粘膜、正常でない皮膚あるいは創部ドレッシングに触れた後は、手指衛生をする。 ●同一の患者のケアの間に、もし汚染された身体の部分からもう 1 つの部へ移動するなら手指衛生をする。 ●手袋を外す時に手が汚染される恐れがある。 ●手袋にピンホールがあったり使用中に破れることがある。 ●手袋を外した後は汚染を除去する。 ●着用していたガウン・エプロン・マスク、ゴーグル、フェイスシールドは使用後直ちに外し、その後、手指衛生を行う。 ●前作業からの手指の汚染を断ち切る。 ●患者に直接接触する前に手の汚染除去を行う。 ●目に見える汚染がない場合は、アルコールを主成分とする擦式手指消毒を用いて手指消毒をする。
7	新しいおむつをつける	●合わないおむつの選択や間違ったおむつのあて方をすると排泄物が漏れ、周囲環境が汚染される恐れがある。	
8	退室前に手指衛生	●前作業で患者に接触したことにより、手指が汚染されている。 ●スタッフの手を介して他の患者や周囲環境へ汚染を拡げる恐れがある。 ●排泄物由来のアルコール無効病原体の曝露のリスクがある。	●前作業からの手指の汚染を断ち切る。 ●手指衛生を確実にすることにより交差感染のリスクを減らすことができ ●患者の損傷のない皮膚に接触した後は手の汚染除去を行う。 ●患者に接触する前後で手指衛生を行う。 ●手が目に見えて汚れている時、有機物で汚染されている時、また、血液で汚染されている時には、手洗い剤と水、あるいは手指消毒剤と水で手を洗う。 ●目に見えて汚染がある場合は、流水と手洗い剤で手洗いを行う。 ●目に見えて汚染がない場合は、アルコールを主成分とする擦式手指消毒を用いて手指消毒をする。 ●アルコールが無効なノロウイルスや芽胞菌（クロストリジウム・ディフィシルなど）を含む排泄物に接触した疑いがある場合はアルコールを主成分とする擦式手指消毒薬ではなく、手洗い剤あるいは手指洗浄消毒薬と流水による手洗いとで病原性微生物を物理的に洗い落とす。
9	汚染物の廃棄	●汚染したおむつから排泄物が飛散し、周囲環境を汚染する恐れがある。 ●患者とスタッフが排泄物の曝露を受ける。	●おむつを外したら、すぐにビニール袋に入れ感染性廃棄物として処理する
10	手洗い	●スタッフの手に付着している汚染が、手から患者へ、または周囲環境に広がる。	●前作業からの手指の汚染を断ち切る。 ●手指衛生を確実にすることにより交差感染のリスクを減らすことができ ●手が目に見えて汚れている時、有機物で汚染されている時、また、血液で汚染されている時には、手洗い剤と水、あるいは手指消毒剤と水で手を洗う。 ●目に見えて汚染がある場合は、流水と手洗い剤で手洗いを行う。

感染管理重要度	潜在的危害の発生要因	防止措置
	● スタッフや環境が便の曝露を受ける。 ● 誤った手順で実施する。 ● PPE を使用せずにおむつ交換を実施する。	● 手指衛生を遵守する。 ● 手順を遵守する。 ● PPE を使用する。 ● 適切に準備と片付け作業を行う。 ● 廃棄物を速やかに処理する。
	● 前作業のケアや処置で手が汚染している。 ● 手指衛生を正しい手順で実施しない。	● 流水と手洗い剤を使い、流水による手洗い、または擦式手指消毒用アルコール製剤で手指消毒をする。
	● 物品が汚染されている。 ● 物品に破損がある。 ● 準備物品に不足がある。 ● 物品選択が適切でない。	● PPE は、防水・撥水性を使用する。 ● 物品の使用期限を確認する。 ● 破損・汚染などの保存状態を確認する。 ● 必要物品を不足なく準備する。
最重要	● 前作業での物品準備で環境等に接触し、手が汚染している。 ● 手指衛生を正しい手順で実施しない。 ● PPE を使用しない。 ● PPE を正しい手順で装着しない。	● 擦式手指消毒用アルコール製剤で手指消毒をする。 ● PPE を着用してケアを行う。 ● PPE は正しい手順で装着する。ガウンまたはエプロン→手袋の順で装着する。
	● 排泄物を適切に処理しない。	● おむつなど便が付着したものは、ビニール袋に速やかに入れ密封し、一般または感染性廃棄物容器に速やかに廃棄する。
	● PPE を正しい手順で外さない。	● 正しい手順で PPE を取り外す。手袋→エプロンの順で取り外す。 ● PPE は汚染部分に触れないよう、汚染面を内側にして取り外す。 ● 使用した物品は、速やかにビニール袋へ入れ、廃棄する。
最重要	● 前作業の汚染が手に付着している。 ● 手指消毒を正しい手順で実施しない。	● 擦式手指消毒用アルコール製剤で手指消毒をする。
	● 合わないおむつの選択。 ● 間違ったおむつのあて方をする。	● 新しいおむつの着用後に寝衣等を整える。 ● 排泄量に合った適切なおむつを選択する。 ● 漏れを防ぐために、身体とおむつの間に隙間をつくらないようにあてる。 ● テープは骨盤より上の位置にする。 ● 重ね使いはしない。
最重要	● 前作業の汚染が手に付着している。 ● 手指衛生の手順を正しく実施しない。	● 流水と手洗い剤を使い、流水による手洗い、または擦式手指消毒用アルコール製剤で手指消毒をする。
	● 廃棄物をベッド上や床などへ一時置きをする。	● 汚染したおむつ類は、速やかに指定の廃棄物容器に廃棄する。
	● 前作業の汚染が手に付着している。 ● 手指衛生を正しい手順で実施しない。	● 流水と手洗い剤を使い、流水による手洗いをする。

おむつ交換

おむつ交換

20 おむつ交換・陰部洗浄

準 備

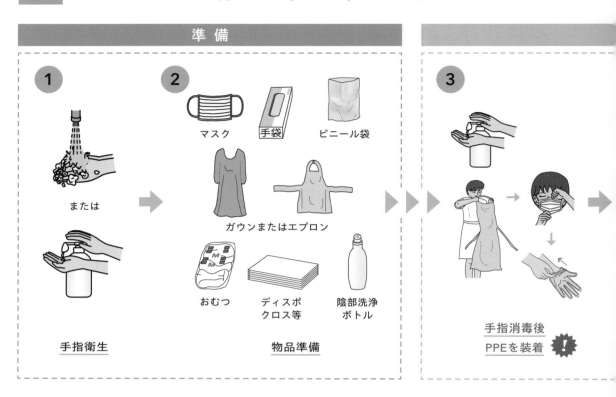

1 手指衛生

または

2 物品準備

マスク　手袋　ビニール袋

ガウンまたはエプロン

おむつ　ディスポクロス等　陰部洗浄ボトル

3 手指消毒後 PPEを装着 !

終了後

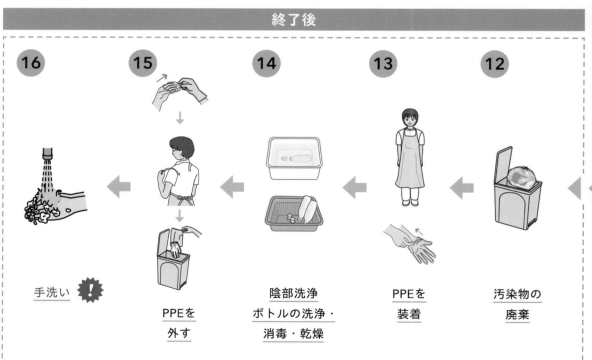

16 手洗い !

15 PPEを外す

14 陰部洗浄ボトルの洗浄・消毒・乾燥

13 PPEを装着

12 汚染物の廃棄

おむつ交換・陰部洗浄

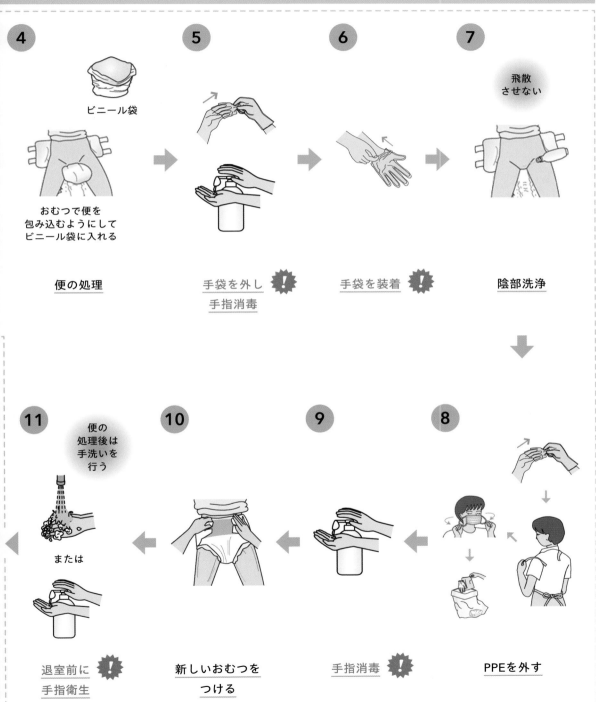

4 ビニール袋

おむつで便を
包み込むようにして
ビニール袋に入れる

便の処理

5 手袋を外し
手指消毒 !

6 手袋を装着 !

7 飛散
させない

陰部洗浄

11 便の
処理後は
手洗いを
行う

または

退室前に
手指衛生 !

10 新しいおむつを
つける

9 手指消毒 !

8 PPEを外す

おむつ交換

119

チェックリスト　排泄物に由来する主な病原体　●ノロウイルス　●ロタウイルス　●アデノウイルス　●病原性大腸菌

	手順	感染管理のポイント
1	手指衛生	●流水と手洗い剤での手洗いまたは、擦式手指消毒用アルコール製剤で手指消毒をする。 ●手が目に見えて汚れている場合は、流水と手洗い剤による手洗いをする。少なくとも15秒以上かけて手全体を洗う。 ●擦式手指消毒用アルコール製剤での手指消毒は全工程20秒以上かけて手指消毒を実施する。
2	物品準備	●ぬれたり破損していないか確認する。 ●物品の不足がないか確認する（ガウンまたはエプロン、手袋、マスク、陰部洗浄ボトル、ディスポクロス、ビニール袋等）。
3	手指消毒後 PPEを装着	●手指消毒→ガウンまたはエプロン→手袋の順に着用する。 ●手順通りにPPEを装着する。
4	便の処理	●汚染が拡がらないようおむつを少し足元にずらし、排泄物を包み込むようにおむつを丸め、ビニール袋に入れる。
5	手袋を外し 手指消毒	●排泄物で汚染された手袋は速やかに交換する。 ●擦式手指消毒用アルコール製剤で手指消毒をする。 ●全工程20秒以上かけて手指消毒を実施する。
6	手袋を装着	●手順通りに手袋を装着する。 ●周囲に接触しないように注意する。
7	陰部洗浄	●洗浄液を飛散させないように行う。
8	PPEを外す	●手袋→エプロン→ゴーグル→マスクの順に外し、廃棄する。 ●脱ぐ時に自身に排泄物が付かないように外す。 ●ビニール袋にPPEを捨てる時は外側を汚さないように捨てる。ビニール袋の口を静かにしばる。
9	手指消毒	●擦式手指消毒用アルコール製剤で手指消毒をする。 ●全工程20秒以上かけて手指消毒を実施する。
10	新しいおむつを つける	●新しいおむつの着用と寝衣等を整える。 ●排泄物が漏れないように留意する。
11	退室前に 手指衛生	●流水と手洗い剤での手洗いまたは、擦式手指消毒用アルコール製剤で手指消毒をする。 ●手が目に見えて汚れている場合は、流水と手洗い剤による手洗いをする。少なくとも15秒以上かけて手全体を洗い、十分に乾燥させる。 ●擦式手指消毒用アルコール製剤での手指消毒は全工程20秒以上かけて手指消毒を実施する。
12	汚染物の廃棄	●交換後のおむつは直ちに指定の廃棄物容器に廃棄する。
13	PPEを装着	●エプロン→手袋の順に装着する。 ●物品等の洗浄時には、PPEを着用する。
14	陰部洗浄ボトルの 洗浄・消毒・乾燥	●陰部洗浄ボトルを洗剤でしっかり洗浄し、乾燥を行う（必要時、消毒を行う）。
15	PPEを外す	●手袋→エプロンの順に外し、廃棄する。
16	手洗い	●流水と手洗い剤での手洗いをする。 ●手が目に見えて汚れている場合は、流水と手洗い剤による手洗いをする。少なくとも30秒以上かけて手全体を洗い、十分に乾燥させる。

. ディフィシル　●MRSA　●VRE　●CRE　　　など

チェック	理由
☐ ☐ ☐	●前作業からの手指の汚染を断ち切る。 ●流水と手洗い剤による手洗いは、病原体を減らすことができる。 ●擦式手指消毒用アルコール製剤での手指消毒は、適切なアルコール製剤の量を使用することで手指に付着している病原体を殺菌することができる。 ●手指衛生を確実にすることにより交差感染のリスクを減らすことができる。
☐ ☐ ☐	●ケア開始後に物品を取りに行くことは、ケアの中断や汚染エリアの拡大につながるため、物品準備を不足なく行う。
☐ ☐ ☐	●前作業からの手指汚染を断ち切る。 ●手は汚染していると考え、汚染に含まれている病原体を除去するために手指衛生を行い自身・物品・環境への病原体の伝播を防ぐ。 ●患者に直接接触する前に手の汚染除去を行う。 ●目に見える汚染がない場合は、アルコールを主成分とする擦式手指消毒薬を用いて手指消毒をする。 ●排泄物による汚染により感染の危険があるため PPE により保護する必要がある。 ●血液、他の感染性物質、粘膜、創のある皮膚、汚染している可能性のある正常皮膚（便失禁や尿失禁している患者など）への接触が予想される時には、手袋を装着する。 ●血液、体液、分泌物、排泄物への接触が予測される場合、処置や患者ケアの間は皮膚を守るために、また衣類が汚染したりするのを避けるために、業務に適したガウンを着る。 ●処置や患者ケアの過程で皮膚や着衣の汚染が予測される場合は撥水性のガウン・エプロンを着用する。
☐ ☐ ☐	●交換したおむつは適切に処理しなければ、実施者や周囲環境の汚染につながる。
☐ ☐ ☐	●手袋に付着した排泄物による汚染拡大を防ぐ。 ●患者や周囲環境（医療器具を含む）に触れた後は、手の汚染を避けるために、適切なテクニックを用いて手袋を脱ぐ。 ●同じ患者であっても、処置ごとに手袋を交換する。 ●前作業からの手指の汚染を断ち切る。 ●体液あるいは滲出液、粘膜、正常でない皮膚あるいは創部ドレッシングに触れた後は、手指衛生をする。 ●手袋を外した後は汚染を除去する。 ●患者に直接接触する前に手の汚染除去を行う。 ●適切なアルコール製剤の量を使用することで手指に付着している病原体を殺菌することができる。 ●目に見える汚染がない場合は、アルコールを主成分とする擦式手指消毒薬を用いて手指消毒をする。
☐ ☐ ☐	●汚染した体部分から清潔な体部分に手が移動するならば、患者ケアの途中でも手袋を交換する。 ●血液、他の感染性物質、粘膜、創のある皮膚、汚染している可能性のある正常皮膚（便失禁や尿失禁している患者など）への接触が予想される時には、手袋を装着する。
☐ ☐ ☐	●洗浄液を飛散させることによって、他への汚染を拡大する。
☐ ☐ ☐	●PPE に付着した排泄物による汚染拡大を防ぐ。 ●使用した物品は適切に廃棄しなければ、処置者および周囲環境を汚染する恐れがある。 ●着用していたガウン・エプロン・マスク、ゴーグル、フェイスシールドは使用後直ちに外し、廃棄する。
☐ ☐ ☐	●体液、排泄物、創傷面の被膜材と接触した後は、目に見えて手が汚れていなくても手の汚染を除去する。 ●適切なアルコール製剤の量を使用することで手指に付着している病原体を殺菌することができる。 ●前作業からの手指の汚染を断ち切る。 ●体液あるいは滲出液、粘膜、正常でない皮膚あるいは創部ドレッシングに触れた後は、手指衛生をする。 ●手袋を外した後は汚染を除去する。 ●着用していたガウン・エプロン・マスク、ゴーグル、フェイスシールドは使用後直ちに外し、その後、手指衛生を行う。 ●患者に直接接触する前に手の汚染除去を行う。 ●目に見える汚染がない場合は、アルコールを主成分とする擦式手指消毒薬を用いて手指消毒をする。
☐ ☐ ☐	●排泄物による汚染が周囲環境に拡大しないようにする。
☐ ☐ ☐	●前作業からの手指の汚染を断ち切る。 ●流水と手洗い剤による手洗いは、病原体を減らすことができる。 ●擦式手指消毒用アルコール製剤での手指消毒は、適切な擦式手指消毒用アルコール製剤の量を使用することで手指に付着している病原体を殺菌することができる。 ●手指衛生を確実にすることにより交差感染のリスクを減らすことができる。 ●患者の損傷のない皮膚に接触した後は手の汚染除去を行う。 ●手が目に見えて汚れている時、有機物で汚染されている時、また、血液で汚染されている時には、手洗い剤と水、あるいは手指消毒剤と水で手を洗う。 ●目に見える汚染がない場合は、アルコールを主成分とする擦式手指消毒薬を用いて手指消毒をする。 ●アルコールが無効なノロウイルスや芽胞菌（C. ディフィシルなど）を含む排泄物に接触した疑いがある場合はアルコールを主成分とする擦式手指消毒薬ではなく、手洗い剤あるいは手指洗浄消毒薬と流水による手洗いとで病原性微生物を物理的に洗い落とす。
☐ ☐ ☐	●交換したおむつはを適切に処理をすることで、感染源とならないようにする。
☐ ☐ ☐	●排泄物による汚染により感染の危険があるため PPE により保護する必要がある。
☐ ☐ ☐	●使用後の物品を適切に処理をすることで、物品が感染源とならないようにする。
☐ ☐ ☐	●使用した PPE に付着した汚染の拡大を防ぐ。 ●適切に廃棄しなければ、実施者および周辺の環境を汚染する恐れがある。
☐ ☐ ☐	●流水と手洗い剤による手洗いは、病原体を減らすことができる。 ●手指衛生を確実にすることにより交差感染のリスクを減らすことができる。 ●手袋を外した後は汚染を除去する。 ●着用していたガウン・エプロン・マスク、ゴーグル、フェイスシールドは使用後直ちに外し、その後、手指衛生を行う。 ●手が目に見えて汚れている時、有機物で汚染されている時、また、血液で汚染されている時には、手洗い剤と水、あるいは手指消毒剤と水で手を洗う。

おむつ交換

121

危害リスト

	手順	潜在的危害（危害を及ぼすであろう現象）	重要度の判断根拠（ガイドラインや文献等）
0	工程全体	● 排泄物に由来する病原体伝播のリスクがある。 ノロウイルス、ロタウイルス、アデノウイルス、サルモネラ、カンピロバクター、病原性大腸菌、C.ディフィシル、MRSA、VRE、CRE など	● 排泄物に含まれる病原体の汚染が拡大するリスクがある。 ● 排泄物を飛散させたり、環境へ付着させない。 ● 便には病原性のある細菌が混入している可能性を考慮し、介護職員や看護職員等が病原体の媒介者とならないよう、特に注意が必要である。 ● おむつ交換は、排泄物に直接触れなくても必ず使い捨て手袋とエプロン（またはガウン）を着用して行うことが基本である。 ● 血液、体液、分泌物、排泄物への接触が予測される場合は、PPEを着用する。
1	手指衛生	● 手に付着している汚染や病原体が、使用物品へ付着する恐れがある。	● 前作業からの手指の汚染を断ち切る。 ● 手指衛生を確実にすることにより交差感染のリスクを減らすことができる。
2	物品準備	● 破損している物品を使用することで、スタッフに体液が曝露する。 ● 汚染した物品を使用することで、スタッフから患者へ汚染が付着する。 ● 物品の不足で処置や手順が中断し、時間のロスや負担がかかる。または、装着回数が増えることで物品が無駄になる。 ● 陰部洗浄ボトルを共用することで、病原体伝播のリスクがある。	● 陰部洗浄に用いるボトルははねなどにより汚染されているため、使いまわしはしない。 ● 不適切な物品の選択や破損により、病原体や感染源となる血液、分泌物、粘膜、皮膚、滲出液等に曝露するれがある。
3	手指消毒後 PPEを装着	● 手に付着している汚染や病原体が、患者や使用物品、周囲環境へ付着する恐れがある。 ● おむつ交換時、スタッフが排泄物の曝露を受ける。 ● PPEの不適切な使用により、周囲環境が汚染される。	● 前作業からの手指の汚染を取り除く。 ● 汚染された手は、周囲環境を汚染する。 ● 患者に直接接触する前に手の汚染除去を行う。 ● 目に見える汚染がない場合は、アルコールを主成分とする擦式手指消毒薬を用いて手指消毒する。 ● 便に含まれる病原体の曝露の恐れがあるため、PPEを着用する。 ● 患者に直接ケアを提供するときには使い捨ての非滅菌手袋を着用する。 ● 血液、他の感染性物質、粘膜、創のある皮膚、汚染している可能性のある正常皮膚（便失禁や尿失禁している者など）への接触が予想される時には、手袋を着装する。 ● 血液、体液、分泌物、排泄物への接触が予測される場合、処置や患者ケアの間は皮膚を守るために、また衣が汚染したりするのを避けるために、業務に適したガウンを着る。 ● 処置や患者ケアの過程で皮膚や着衣の汚染が予測される場合は撥水性のガウン・エプロンを着用する。 ● 血液や体液などで、衣服が汚染される可能性がある場合は、ガウンまたはエプロンを着用する。
4	便の処理	● 交換したおむつを適切に処理しなければ、スタッフや周囲環境に汚染が拡がる恐れがある。	● 便などの排泄物は、病原性のある細菌が混入している可能性を考慮し、スタッフが病原体の媒介者とならないよう注意してケアをする。
5	手袋を外し 手指消毒	● 排泄物処理時の汚染が、手指に付着している恐れがある。 ● 手に付着している汚染や病原体が、患者や使用物品、周囲環境へ付着する恐れがある。	● 手袋にピンホールがあったり使用中に破れることがある。 ● 手袋を外す時に手が汚染される恐れがある。 ● 患者や周囲環境（医療器具を含む）に触れた後は、手の汚染を避けるために、適切なテクニックを用いて手袋を脱ぐ。 ● 同じ患者であっても、処置ごとに手袋を交換する。 ● PPEを脱ぐ過程で衣類や皮膚を汚染しないようにする。 ● PPEはその都度交換する。 ● 手袋にピンホールがあったり使用中に破れることがある。 ● 体液あるいは滲出液、粘膜、正常でない皮膚あるいは創部ドレッシングに触れた後は、手指衛生をする。 ● 同一の患者のケアの間に、もし汚染された身体の部分からもう1つの部分へ移動するなら手指衛生をする。 ● 手袋を外した後は汚染を除去する。 ● 体液、排泄物、創傷面の被膜材と接触した後は、目に見えて手が汚れていなくても手の汚染を除去する。 ● 前作業からの手指の汚染を取り除く。 ● 患者に直接接触する前に手の汚染除去を行う。 ● 目に見える汚染がない場合は、アルコールを主成分とする擦式手指消毒薬を用いて手指消毒をする。
6	手袋を装着	● 陰部洗浄時、スタッフが排泄物の曝露を受ける。 ● 手袋の不適切な使用により、周囲環境が汚染される。	● 汚染した体部分から清潔な体部分に手が移動するならば、患者ケアの途中でも手袋を交換する。 ● 患者に直接ケアを提供するときには使い捨ての非滅菌手袋を着用する。 ● 血液、他の感染性物質、粘膜、創のある皮膚、汚染している可能性のある正常皮膚（便失禁や尿失禁している者など）への接触が予想される時には、手袋を装着する。
7	陰部洗浄	● 洗浄液を飛散させることで、患者や周囲環境が汚染する恐れがある。	
8	PPEを外す	● PPEに付着した汚染が、患者やスタッフ、周囲環境へ付着する恐れがある。 ● 使用した PPEを適切に廃棄しなければ汚染が拡がる。	● 患者や周囲環境（医療器具を含む）に触れた後は、手の汚染を避けるために、適切なテクニックを用いて手袋を脱ぐ。 ● PPEを脱ぐ過程で衣服や皮膚を汚染しないようにする。 ● 着用していたガウン・エプロン・マスク、ゴーグル、フェイスシールドは使用後直ちに外し、廃棄する。 ● 使用した物品は適切に廃棄しなければ、処置者および周囲環境を汚染する恐れがある。
9	手指消毒	● 陰部洗浄時の汚染が、手指に付着している恐れがある。 ● 手指の汚染が患者や使用物品、周囲環境へ付着する恐れがある。	● 体液、排泄物、創傷面の被膜材と接触した後は、目に見えて手が汚れていなくても手の汚染を除去する。 ● 体液あるいは滲出液、粘膜、正常でない皮膚あるいは創部ドレッシングに触れた後は、手指衛生をする。 ● 同一の患者のケアの間に、もし汚染された身体の部分からもう1つの部分へ移動するなら手指衛生をする。 ● 手袋を外す時に手が汚染される恐れがある。 ● 手袋にピンホールがあったり使用中に破れることがある。 ● 手袋を外した後は汚染を除去する。 ● 着用していたガウン・エプロン・マスク、ゴーグル、フェイスシールドは使用後直ちに外し、その後、手指衛生をする。 ● 前作業からの手指の汚染を断ち切る。 ● 患者に直接接触する前に手の汚染除去を行う。 ● 目に見える汚染がない場合は、アルコールを主成分とする擦式手指消毒薬を用いて手指消毒をする。
10	新しいおむつをつける	● 合わないおむつの選択や間違ったおむつのあて方をすると排泄物が漏れ、周囲環境が汚染される恐れがある。	
11	退室前に 手指衛生	● スタッフの手を介して他の患者や周囲環境へ汚染を広げる恐れがある。 ● 排泄物由来のアルコール無効病原体の曝露のリスクがある。	● 前作業からの手指の汚染を断ち切る。 ● 手指衛生を確実にすることにより交差感染のリスクを減らすことができる。 ● 患者の損傷のない皮膚に接触した後は手の汚染除去を行う。 ● 患者に接触する前後で手指衛生を行う。 ● 手が目に見えて汚れている時、有機物で汚染されている時、また、血液で汚染されている時には、手洗い剤と水で手を洗う。あるいは手指消毒剤と水で手を洗う。 ● 目に見えて汚染がある場合は、流水と手洗い剤で手洗いを行う。 ● 目に見える汚染がない場合は、アルコールを主成分とする擦式手指消毒薬を用いて手指消毒する。 ● アルコールが無効なノロウイルスや芽胞菌（C.ディフィシルなど）を含む排泄物に接触した疑いがある場合はアルコールを主成分とする擦式手指消毒薬ではなく、手洗い剤あるいは手指洗浄消毒薬と流水による手洗いとで病原性微生物を物理的に洗い落とす。
12	汚染物の廃棄	● 汚染したおむつから排泄物が飛散し、周囲環境を汚染する恐れがある。 ● 患者とスタッフが排泄物の曝露を受ける。	● おむつを外したら、すぐにビニール袋に入れ感染性廃棄物として処理する。
13	PPEを装着	● 物品洗浄で、排泄物の曝露を受ける恐れがある。 ● PPEの不適切な使用により、実施者や周囲環境が汚染される。	● 排泄物の曝露を受ける恐れがあるため、PPEを着用する。
14	陰部洗浄ボトルの洗浄・消毒・乾燥	● 使用したボトルを適切に処理しなければ、汚染を拡げる恐れがある。	● 陰部洗浄ボトルは、目に見える汚れがなくても洗浄時のしぶきなどで汚染を受け、間接的に粘膜に接触することら、再利用は熱水洗浄又は消毒薬を用いて消毒をする。 ● 効果的な消毒・滅菌処理を可能にするために、洗浄剤を用いて器具・器材から有機物を除去する。
15	PPEを外す	● PPEに付着した汚染が、スタッフや周囲環境へ付着する。 ● 使用した PPEを適切に廃棄しなければ汚染が拡がる。	● 患者や周囲環境（医療器具を含む）に触れたあとは、手の汚染を避けるために、適切なテクニックを用いて手袋を脱ぐ。 ● PPEを脱ぐ過程で衣服や皮膚を汚染しないようにする。 ● 着用していたガウン・エプロン・マスク、ゴーグル、フェイスシールドは使用後直ちに外し、廃棄する。 ● 使用した物品は適切に廃棄しなければ、処置者および周囲環境を汚染する恐れがある。
16	手洗い	● スタッフの手に付着している汚れが、手から患者へ、または周囲環境に拡がる。	● 前作業からの手指の汚染を断ち切る。 ● 手指衛生を確実にすることにより交差感染のリスクを減らすことができる。 ● 手袋を外した後は汚染を除去する。 ● 手袋を外した後も手指衛生を行う。 ● 着用していたガウン・エプロン・マスク、ゴーグル、フェイスシールドは使用後直ちに外し、その後、手指衛生をする。 ● 手が目に見えて汚れている時、有機物で汚染されている時、また、血液で汚染されている時には、手洗い剤とあるいは手指消毒剤と水で手を洗う。 ● 目に見える汚染がある場合は、流水と手洗い剤で手洗いを行う。

感染管理重要度	潜在的危害の発生要因	防止措置
	● スタッフや環境が便の曝露を受ける。 ● 誤った手順で実施する。 ● PPEを使用せずにおむつ交換を実施する。	● 手指衛生を遵守する。 ● 手順を遵守する。 ● PPEを使用する。 ● 適切に準備と片付け作業を行う。 ● 廃棄物を速やかに処理する。
	● 前作業のケアや処置で手が汚染している。 ● 手指衛生を正しい手順で実施しない。	● 流水と手洗い剤を使い、流水による手洗い、または擦式手指消毒用アルコール製剤で手指消毒をする。
	● 物品が汚染されている。 ● 物品に破損がある。 ● 準備物品に不足がある。 ● 物品選択が適切でない。 ● 陰部洗浄ボトルを共用する。	● PPEは、防水・撥水性を使用する。 ● 物品の使用期限を確認する。 ● 破損・汚染などの保存状態を確認する。 ● 必要物品を不足なく準備する。 ● 陰部洗浄ボトルは、その都度洗浄、消毒、乾燥を行う。
最重要	● 前作業の物品準備で環境等に接触し、手が汚染している。 ● 手指消毒を正しい手順で実施しない。 ● PPEを使用しない。 ● PPEを正しい手順で装着しない。	● 擦式手指消毒用アルコール製剤で手指消毒をする。 ● PPEを着用してケアを行う。 ● PPEは正しい手順で装着する。ガウンまたはエプロン→手袋の順で装着する。
	● 排泄物が付着したおむつなどをそのまま放置する。	● おむつなど便が付着したものは、ビニール袋に速やかに入れ密封し、一般または感染性廃棄物容器に速やかに廃棄する。
最重要	● 前作業で手が汚染している。 ● 手袋を正しい手順で取り外さない。 ● 手指消毒を正しい手順で実施しない。	● 手袋を外す時は、手袋表面に接触しないように脱ぐ。 ● 擦式手指消毒用アルコール製剤で手指消毒をする。
最重要	● 手袋を使用しない。 ● 手袋を正しい手順で装着しない。	● 手袋を着用してケアを行う。 ● 手袋は正しい手順で装着する。
	● 洗浄作業で洗浄液が周囲に飛散する。 ● 飛散した箇所を、拭き取らない。	● 洗浄液が飛散しないように実施する。 ● 飛散で汚れた箇所は、速やかに拭き取る。
	● PPEを正しい手順で外さない。	● 正しい手順でPPEを取り外す。手袋→エプロン→ゴーグル→マスクの順で取り外す。 ● PPEは汚染部分に触れないよう、汚染面を内側にして取り外す。 ● 使用した物品は、速やかにビニール袋へ入れ、廃棄する。
最重要	● 前作業で手が汚染している。 ● 手指消毒を正しい手順で実施しない。	● 擦式手指消毒用アルコール製剤で手指消毒をする。
	● 合わないおむつの選択。 ● 間違ったおむつのあて方をする。	● 新しいおむつの着用後に寝衣等を整える。 ● 排泄量に合った適切なおむつを選択する。 ● 漏れを防ぐために、身体とおむつの間に隙間をつくらないようにあてる。 ● テープは骨盤より上の位置にする。 ● 重ね使いはしない。
最重要	● 前作業で手が汚染している。 ● 手指衛生を正しい手順で実施しない。	● 流水と手洗い剤を使い、流水による手洗い、または擦式手指消毒用アルコール製剤で手指消毒をする。
	● 廃棄物をビニール袋に入れずにベッド上に置く。または床などへ一時置きをする。	● 汚染したおむつ類は、速やかに指定の廃棄物容器に廃棄する。
	● PPEを使用しない。 ● PPEを正しい手順で装着しない。	● PPEを着用して洗浄を行う。 ● PPEは正しい手順で装着する。エプロン→手袋の順で装着する。
	● 洗浄・消毒・乾燥を実施しない。 ● 乾燥が不十分な状態で収納する。	● ボトルを洗浄し消毒後、乾燥させる。 ● 十分に乾燥させた物品を収納する。
	● PPEを正しい手順で外さない。	● 正しい手順でPPEを取り外す。手袋→エプロンの順で取り外す。 ● PPEは汚染部分に触れないよう、汚染面を内側にして取り外す。 ● 使用した物品は、速やかにビニール袋へ入れ、廃棄する。
最重要	● 前作業で手が汚染している。 ● 手洗いを正しい手順で実施しない。	● 流水と手洗い剤を使い、流水による手洗い、または擦式手指消毒用アルコール製剤で手指消毒をする。

おむつ交換

ドレッシング交換

21 ドレッシング材交換（創傷部）

準 備

1

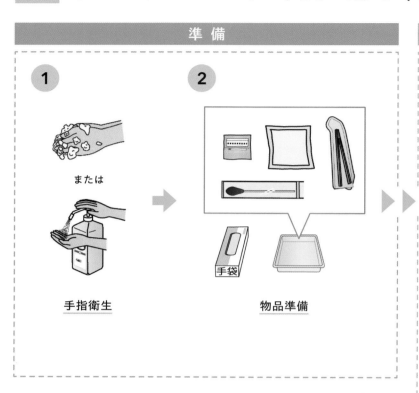

または

手指衛生

2

物品準備

手袋

3

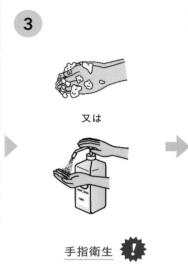

又は

手指衛生 ！

終了後

12

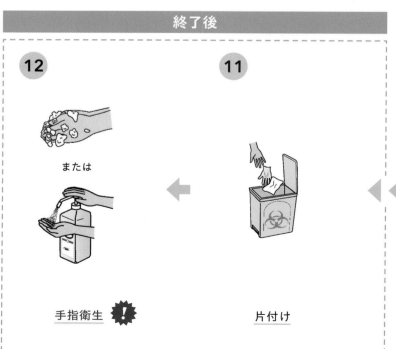

または

手指衛生 ！

11

片付け

10

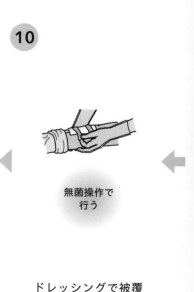

無菌操作で
行う

ドレッシングで被覆

赤文字：EBMに基づき強く推奨されているところ

ドレッシング交換

4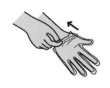

非滅菌手袋の着用

5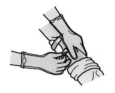

ドレッシング除去

6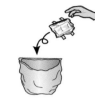

ドレッシング廃棄
汚染物の密封

9

①洗浄

a）鑷子使用

②消毒 b）滅菌手袋

c）綿棒

洗浄または消毒

8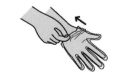

非滅菌手袋の着用

7

または

手袋を外し
手指衛生

チェックリスト　手術部位感染から分離された主な病原体　●黄色ブドウ球菌　●コアグラーゼ陰性ブドウ球菌　●腸球菌属

	手順	感染管理のポイント
1	手指衛生	擦式アルコール製剤を使用するか、または手指用洗浄消毒剤で流水手洗いを行う。
2	物品準備	●使用期限、滅菌物の包装がぬれたり破損していないか確認する。 ●消毒綿の使用期限を確認し、汚染に注意する。
3	手指衛生	●擦式アルコール製剤を使用する。または、流水と殺菌剤入りの手洗い剤で手を洗う。
4	非滅菌手袋の 着用	●複数の患者の看護・処置に同じ手袋を使用しない。
5	ドレッシング除去	●無菌操作で行う。
6	ドレッシング廃棄	●取り除いたドレッシングは、直ちに、指定の廃棄袋に廃棄する。
7	手袋を外し 手指衛生	●手が手袋表面に接触しないように脱ぎ、取り去ったドレッシングとともに廃棄する。 ●擦式消毒用アルコール製剤を使用する。または、流水と殺菌剤入りの手洗い剤で手を洗う。
8	非滅菌手袋の 着用 （次の処置によっては 滅菌手袋を使用する）	●汚染した部位から清潔な部位に移る時は手袋を交換する。
9	洗浄または消毒	●無菌操作で行う。 ●創部は、生理食塩水で洗浄する。
10	ドレッシングで 被覆	●無菌操作で行う。
11	片付け	●手袋は、汚染物などを片付けた後に脱ぐ。 ●手袋を脱ぐときは手袋表部に触れないようにし、感染性廃棄物として捨てる。
12	手指衛生	●擦式アルコール製剤を使用するか、または殺菌剤入りの手洗い剤で流水手洗いする。

腸菌　●緑膿菌　　など

チェック	理由	
☐ ☐ ☐	●手指の汚染レベルを下げることにより、交差感染のリスクを低減する。 ●前作業からの手指汚染を断ち切る。	
☐ ☐ ☐	●包装がぬれたり、破損した滅菌物は、内容物の滅菌性が失われている恐れがある。	
☐ ☐ ☐	●無菌操作に入る直前なので入念に手指衛生を行う。 ●患者と直接接触する前には汚染を除去する。	
☐ ☐ ☐	●実施者自身の手、および他所への汚染を拡散させることを防止する。 ●実施者への血液・汚物曝露を防止する。 ●粘膜や創のある皮膚に触れる直前に手袋を着用する。 ●他の患者のケアに同じ手袋を使用しない。	
☐ ☐ ☐	●創傷部からの汚染のリスクは高い。	
☐ ☐ ☐	●汚染の拡散を防止する。	
☐ ☐ ☐	●手袋にピンホールがあったり、使用中に破れることもある。また、手袋を外す時に手が汚染される恐れがある。 ●汚染されているものに触れた後は、処置の合間に手袋交換する。 ●手袋を外した後は汚染を除去する。	
☐ ☐ ☐	●実施者自身の手の汚染、および他所へ拡散させることを防止する。 ●実施者が血液・汚物曝露を防止する。 ●粘膜や創のある皮膚に触れる直前に手袋を着用する。汚染されているものに触れた後は、処置の合間に手袋を交換する。	
☐ ☐ ☐	●創傷部からの汚染のリスクは高い。 ●水道水には、1mL 中 100 個までの生菌が許容されている（水道法）。	
☐ ☐ ☐	●創傷部からの汚染のリスクは高い。	
☐ ☐ ☐	●使用した物品は適切に処理されなければ実施者および周囲環境を汚染する恐れがある。	
☐ ☐ ☐	●手袋にピンホールがあったり、使用中に破れることもある。また、手袋を外す時に手が汚染される恐れがある。 ●手指衛生を行うことで、他所への汚染を拡散させることを防止する。 ●手袋を外した後は汚染を除去する。	

ドレッシング交換

127

危害リスト

手順		潜在的危害（危害を及ぼすであろう現象）	重要度の判断根拠（ガイドラインや文献等）
0	工程全体	● 一般細菌類による汚染。 ● 手指の常在菌。 　表皮ブドウ球菌 ● 手指通過菌。 　黄色ブドウ球菌（MRSA）、グラム陰性桿菌（大腸菌、緑膿菌、アシネトバクター、セラチア） ● 血液・体液由来ウイルス。 　HIV、HBV、HCV ● 手洗い剤の汚染。 　セラチア、エルシニア、レジオネラ	NNIS システムのレポートによると、SSI は院内感染の原因の第１位であり、入院患者の 14〜16％である。
1	手指衛生	● 手から処置器具およびドレッシングへ一般細菌類、病原菌を伝播させる。 ● 手指の常在菌。 　表皮ブドウ球菌 ● 手指通過菌。 　黄色ブドウ球菌（MRSA）、グラム陰性桿菌（大腸菌、緑膿菌、アシネトバクター、セラチア）など ● 手洗い剤が汚染され、手に伝播する。 　セラチア、エルシニア、レジオネラなど	● 作業直前の手指の汚染のレベルを下げることによりリスクを低減できる。 ● 作業直前の手指汚染のチェーンを断ち切る。
2	物品準備	● 環境、器具に付着している細菌の手指を介した汚染が起こる。 ● 異物。 　一般的な汚れ、昆虫など	● 器具、環境の衛生を保ち器具の衛生管理を徹底することによって汚染のリスクを回避できる。
3	手指衛生	● 手袋を汚染させる恐れがある。 ● 手の一般細菌類、病原菌をピンセット、ドレッシングなどへ汚染させる恐れがある。	● 創処置する前に、手に付着している細菌レベルを十分に下げておく必要がある。 ● 手袋の着脱の前後には、手指衛生が必要である。
4	非滅菌手袋の着用	● 不衛生な手袋を着用する恐れがある。 ● 医療従事者の手が患者の滲出液等で汚染する恐れがある。	● 医療従事者の手が患者の創部へ細菌伝播させる恐れがある。 ● 創部滲出液や生息している細菌で職業感染を起こすリスクがある。
5	ドレッシング除去	● 対象患者のリスクに応じて危害の重要度が変わる。 ● 患者の創傷から検出される細菌。 　表皮ブドウ球菌、黄色ブドウ球菌、大腸菌、緑膿菌、腸球菌、ウイルス等 ● 看護師手指の常在菌および通過菌。 　表皮ブドウ球菌、黄色ブドウ球菌（MRSA）、グラム陰性桿菌（大腸菌、緑膿菌、アシネトバクター、セラチア）	● 患者の創傷部に触れる時。
6	ドレッシングの廃棄	● 患者血液、体液等から看護師へ伝播する恐れがある。 　上記微生物、ウイルス	● 医療従事者の２次感染防止、重要かつ危険な作業である。
7	手袋を外し手指衛生	● ドレッシングを取り除いた後の汚れた手袋の後始末にケアを要する。 ● 以後に創処置が控えているので、手指衛生が重要である。	● 創部ドレッシングに触れた後は手指衛生をする。 ● 手が目で見て汚れていなくとも、ドレッシングされている創傷に触れた後である。 ● 手袋を外した後は必ず手指衛生する。
8	非滅菌手袋の着用	● 創処置は無菌的に行わなければならないので、手袋着用を守る。	● 創のある皮膚への接触が予想される時は、手袋を装着する。
9	洗浄・消毒	● 無菌操作で行う。 ● 洗浄だけ行ってドレッシングする場合、創を清潔に保つ。 ● 実施者の手指の常在菌および通過菌を伝播させる恐れがある。 ● 洗浄後、消毒する場合は滅菌済み消毒剤を使う。 ● 消毒綿が細菌汚染されないように管理する。	● 創部に触れる時はスタンダードプリコーションを行う。 ● 創傷の状態を評価して、消毒が必要か必要でないかを評価する。 ● 感染症を起こしている創傷は消毒したほうが早く治癒する。
10	ドレッシングで被覆	● ドレッシングで被覆する時に、看護師が傷周辺に触れないようにする。	● 創部のドレッシングを交換する時は、滅菌テクニックを用いる。
11	片付け	● 患者の傷滲出物、付着血液などから看護師が感染を受ける恐れがある。 ● 上記微生物、ウイルスに注意が必要である。	● 使用した物品は、適切に廃棄しなければ処置者、および周囲環境を汚染する恐れがある。
12	手指衛生	● 他の患者や環境を汚染する。 ● 手袋内で細菌が増殖する。 ● 手袋にピンホールがあった場合、手指が汚染される。	● 創傷処置で手指が汚染された可能性がある。 ● 創部ドレッシングに触れた後は、手指衛生が必要である。 ● 手袋の着脱の前後は手指衛生が必要である。

感染管理重要度	潜在的危害の発生要因	防止措置
	● 手指が汚染している。 ● 衛生物品が汚染している。 ● 清潔操作を破綻させた。 ● 誤った手技を行った。	● 手指衛生を厳守する。 ● 無菌的手技を行う。 ● 医療材料は滅菌品を使用する。
	● 前工程で手指に異物や一般細菌類、病原菌が付着している可能性がある。	● 適切な殺菌剤入りの手洗い剤を使い流水手洗い、または擦式アルコール製剤を使用する。
	● 器具、物品、環境に細菌が付着している。 ● 滅菌品、保存状態、有効期限、テープ、消毒綿、トレーやワゴンなど、衛生管理不備による汚染。	● 器具の衛生管理規定に従う。 　滅菌物品の保管管理 　テープの保管管理 　消毒綿の調製、保管管理 ● トレーやワゴンの消毒／洗浄・清浄。 ● 適切な消毒剤入りの洗浄剤を用いて清潔なクロスまたはペーパーで清拭、または洗浄・乾燥する。 ● 滅菌物は使用前に、有効期限と汚染・破損などがないか確認する。
最重要	● 物品準備による手指の汚染（環境由来の細菌）。	● 適切な殺菌剤入りの手洗い剤を使い流水手洗い、または擦式アルコール製剤を使用する。
最重要	● 物品準備による手指の汚染（汚れおよび体液、血液）。	● 標準予防策、接触予防策を厳守する。
	● 患者滲出液からの汚染リスクが高い。 ● 患者創傷部、皮膚における常在菌、付着菌の汚染可能性。 ● 手指を介した微生物の汚染。	● 滲出液のある創部には非滅菌手袋を装着して行う。
	● 手袋非着用による看護師手指の微生物コンタミ。 ● 患者由来の血液、体液等による看護師への危害汚染。	● 手袋の着用。 ● 汚染廃棄物処理の処理袋への廃棄徹底。
最重要	● ドレッシング除去作業による手指の汚染（汚れおよび体液、血液）。	● 適切な殺菌剤入りの手洗い剤を使い流水手洗い、または擦式アルコール製剤を使用する。
最重要	● ドレッシング除去作業による手指の汚染（汚れおよび体液、血液）。	● 標準予防策、接触予防策を厳守する。
	● 創部滲出液、創傷部、皮膚における常在菌、付着菌による汚染の可能性がある。 ● 手指を介した微生物の汚染。 ● 消毒綿調製時の衛生管理不備。 ● 消毒綿の衛生管理不備、直接手指でつかむ。	● 無菌操作を行う。 ● 消毒綿調製方法を規定する。 　交換頻度、調製品の管理
	● 患者滲出液、創傷部、皮膚における常在菌、付着菌の汚染可能性。 ● 手指を介した微生物の汚染。	● 無菌操作で行う。
	● 患者由来の血液、体液等による医療従事者への微生物汚染。 ● 手袋を着用しないことによる医療従事者の手指への微生物汚染。	● 手袋をして、周りに触れないように感染性廃棄物専用容器に捨てる。
最重要	● 医療従事者手指から、その他の物品へ汚染拡大する。 ● 医療従事者手指から環境・設備へ汚染拡大する。	● 適切な殺菌剤入りの手洗い剤を使い流水手洗い、または擦式アルコール製剤を使用する。

ドレッシング交換

22 ドレッシング材交換（褥瘡部）

準 備

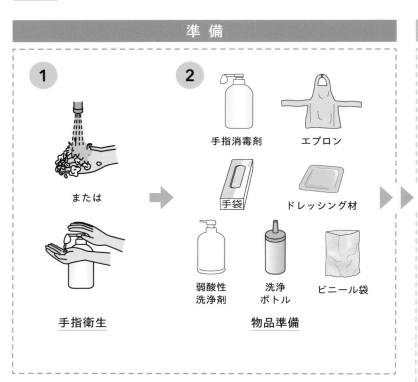

1 手指衛生

または

2 物品準備

手指消毒剤　エプロン

手袋　ドレッシング材

弱酸性
洗浄剤　洗浄
ボトル　ビニール袋

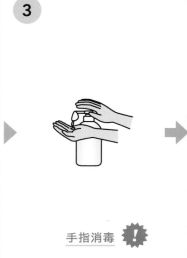

3 手指消毒　!

終了後

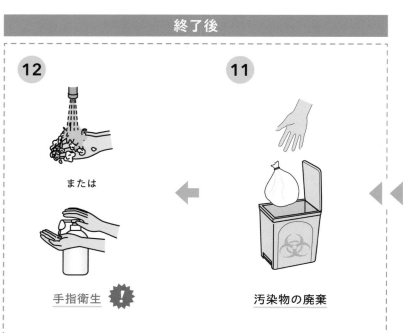

12 手指衛生　!

または

11 汚染物の廃棄

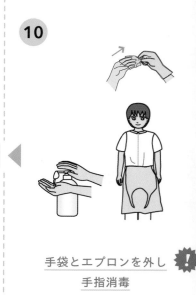

10 手袋とエプロンを外し
手指消毒　!

![赤文字：EBMに基づき強く推奨されているところ]

ドレッシング交換

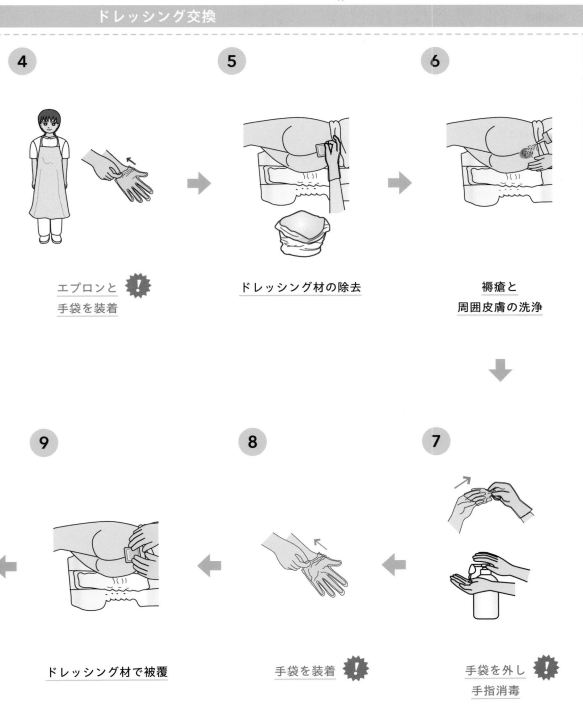

4 エプロンと ! 手袋を装着

5 ドレッシング材の除去

6 褥瘡と 周囲皮膚の洗浄

9 ドレッシング材で被覆

8 手袋を装着 !

7 手袋を外し ! 手指消毒

ドレッシング交換

チェックリスト

褥瘡から分離された主な病原体　●表皮ブドウ球菌　●黄色ブドウ球菌　●化膿性連鎖球菌　●緑膿菌

	手順	感染管理のポイント
1	**手指衛生**	●流水と手洗い剤での手洗いまたは、擦式手指消毒用アルコール製剤で手指消毒をする。 ●手が目に見えて汚れている場合は、流水と手洗い剤による手洗いをする。少なくとも 15 秒以上かけて手全体を洗い、十分に乾燥させる。 ●擦式手指消毒用アルコール製剤での手指消毒は全工程 20 秒以上かけて手指消毒を実施する。
2	物品準備	●使用期限、滅菌物の包装がぬれたり破損していないか確認する。 ●患者ごとに洗浄、消毒、乾燥をした洗浄ボトルを準備する。
3	手指消毒	●入室後患者に触れる前に擦式手指消毒用アルコール製剤で手指消毒をする。 ●全工程 20 秒以上かけて手指消毒を実施する。
4	エプロンと 手袋を装着	●エプロン→手袋の順に装着する。 ●褥瘡の範囲や部位、洗浄量に応じて、顔が飛散した洗浄液等に曝露される場合はマスクやゴーグル等の装着も検討する。
5	**ドレッシング材の 除去**	●ドレッシング材は愛護的に除去し、直ちにビニール袋等に廃棄する。
6	**褥瘡と 周囲皮膚の洗浄**	必要に応じて ●褥瘡周囲の皮膚（創部ではない）を弱酸性洗浄剤にて洗浄する。 ●褥瘡部を十分な量の生理食塩水または水道水で洗浄する。 ●不織布やガーゼ等で愛護的に水分を拭き取る。
7	手袋を外し 手指消毒	●処置後は直ちに手袋を外す。 ●擦式手指消毒用アルコール製剤で手指消毒をする。 ●全工程 20 秒以上かけて手指消毒を実施する。
8	手袋を装着	●手袋を装着する。
9	**ドレッシングで 被覆**	●褥瘡を評価し、ドレッシング材を選択する。
10	手袋とエプロン を外し手指消毒	●処置後は直ちに手袋、エプロンを外す。 ●擦式手指消毒用アルコール製剤で手指消毒をする。 ●全工程 20 秒以上かけて手指消毒を実施する。
11	**汚染物の廃棄**	●滲出液で汚染された物品はビニール袋に密封して持ち出し、感染性廃棄物容器に廃棄する。
12	手指衛生	●流水と手洗い剤での手洗いまたは、擦式手指消毒用アルコール製剤で手指消毒をする。 ●手が目に見えて汚れている場合は、流水と手洗い剤による手洗いをする。少なくとも 30 秒以上かけて手全体を洗い、十分に乾燥させる。 ●擦式手指消毒用アルコール製剤での手指消毒は全工程 20 秒以上かけて手指消毒を実施する。

●腸球菌　●変形菌　　など

チェック	理由
☐☐☐	●前作業からの手指の汚染を断ち切る。 ●流水と手洗い剤による手洗いは、病原体を減らすことができる。 ●擦式手指消毒用アルコール製剤での手指消毒は、適切な擦式手指消毒用アルコール製剤の量を使用することで手指に付着している病原体を殺菌することができる。 ●手指衛生を確実にすることにより交差感染のリスクを減らすことができる。
☐☐☐	●包装がぬれたり破損した滅菌物は、無菌性が破綻している恐れがある。 ●洗浄ボトルの使いまわしによる交差感染の恐れがある。 ●テープ類は可能であれば患者のベッドサイドに袋に入れて保管（個別使用）。
☐☐☐	●医療領域の病原体を患者ゾーンに持ち込む恐れがある。 ●手を介して滅菌物が病原体で汚染する恐れがある。 ●患者に直接接触する前に手指衛生を行う。 　医療領域から患者へ医療従事者の手を介して病原体が伝播することを防ぐために。
☐☐☐	●洗浄時に手や身体が洗浄液や滲出液に曝露する恐れがある。 ●血液あるいはその他の感染性のある物質、粘膜あるいは正常でない皮膚に触れる理由のある可能性がある時は、手袋を着用する。 ●処置および患者ケアにて血液、体液、分泌物、または排泄物との接触が予想される場合は、作業に適したガウンを着用し、皮膚を保護して衣服への付着（汚染）を防ぐ。
☐☐☐	●滲出液の付着したドレッシング材により環境が汚染される恐れがある。 ●ドレッシング材剝離時は創床、創縁、創周囲皮膚に損傷のリスクが生じる。 ●ハイドロコロイドを脆弱な皮膚に使用する場合には、慎重に除去する。
☐☐☐	●創部の滲出液や排泄物等は創傷治癒の妨げとなり局所感染のリスクを高める。 ●褥瘡：十分な量の生理食塩水または水道水を用いて洗浄する。 ●褥瘡：洗浄のみで十分であり通常は必要ないが、明らかな創部の感染を認める滲出液や膿苔が多い時には洗浄前に消毒を行ってもよい。 ●スキンケア：弱酸性洗浄剤による洗浄を行ってもよい。 ●スキンケア：洗浄剤による洗浄後に、褥瘡周囲皮膚への皮膚保護クリーム等の塗布を行ってもよい。
☐☐☐	●汚染した手袋で作業を続けると周囲環境に汚染を拡げる恐れがある。 ●手袋を外す時に手指を汚染する恐れがある。また、手袋のピンホールによる手指の汚染が考えられる。 ●汚染した手指により、清潔操作が破綻する恐れがある。 ●体液、排泄物、粘膜、正常でない皮膚、創傷面の被覆材との接触の後は、手が目に見えて汚れていなくても、手の汚染除去を行う。
☐☐☐	●医療従事者の手から患者の創部へ病原体が伝播する恐れがある。 ●創部、滲出液曝露による職業感染のリスクがある。 ●創処置は手袋を着用して行い、処置を実施する前後には手指衛生を行う。
☐☐☐	●貼付部位の洗浄を行い、清潔な皮膚へ使用し1週間を限度に適宜交換する。
☐☐☐	●汚染した手袋で作業を続けると周囲環境に汚染を拡げる恐れがある。 ●手袋を外す時に手指を汚染する恐れがある。また、手袋のピンホールによる手指の汚染が考えられる。 ●患者の細菌叢を患者ゾーンから医療領域へ持ち出す恐れがある。 ●体液、排泄物、粘膜、正常でない皮膚、創傷面の被覆材との接触の後は、手が目に見えて汚れていなくても、手の汚染除去を行う。 ●手袋を外した後には手の汚染除去を行う。 ●患者環境を離れる前にガウンを脱ぎ、手指衛生を実行する。
☐☐☐	●使用した物品は、適切に廃棄しなければ処置者、および周囲環境を汚染する恐れがある。
☐☐☐	●前作業からの手指の汚染を断ち切る。 ●流水と手洗い剤による手洗いは、病原体を減らすことができる。 ●擦式手指消毒用アルコール製剤での手指消毒は、適切な擦式手指消毒用アルコール製剤の量を使用することで手指に付着している病原体を殺菌することができる。 ●手指衛生を確実にすることにより交差感染のリスクを減らすことができる。

危害リスト

	手順	潜在的危害（危害を及ぼすであろう現象）	重要度の判断根拠（ガイドラインや文献等）
0	工程全体	●浅い褥瘡では表皮ブドウ球菌などの常在菌が多く、深い褥瘡では黄色ブドウ球菌、化膿性連鎖球菌あるいは緑膿菌などとともに大腸菌、腸球菌、変形菌などの混合感染をみることが多い。	●通常、褥瘡潰瘍面には一定量の細菌が付着しているが、感染をこしているわけではない。創部の有菌状態を汚染（contamination）、定着（colonization）、感染（infection）というように連続的に捉え、その菌の創部への負担（bacterial burdeと生体側の抵抗力のバランスにより感染が生じる。 ●褥瘡や糖尿病性足潰瘍などの慢性創傷は易感染性で、明らかな染徴候がなくても創部に細菌が定着している場合が多い。私は日常行っている創傷処置を介して感染が伝播されることがないよう、細心の注意を払わなければならない。 ●洗浄は褥瘡に有効であるが、特定の洗浄液や洗浄法を支持する論は出せない。十分な量の生理食塩水または水道水を用いて洗する。
1	手指衛生	●清潔を必要とする物品が手指を介して汚染する恐れがある。	●物品を清潔に扱えるよう、手に付着している細菌のレベルを下ておく必要がある。
2	物品準備	●汚染された物品を使ってしまう。 ●物品の不足により操作の中断が起こり、病原体が付着したPPEを介して病原体が拡散する恐れがある。	●物品表面に付着する細菌を最小限にしておかなければならない。 ●テープ類は可能であれば患者のベッドサイドに袋に入れて保（個人使用）。
3	手指消毒	●医療領域の病原体を患者ゾーンに持ち込む恐れがある。 ●手を介して滅菌物が病原体で汚染する恐れがある。	●ドレッシング材の交換を行う場合や手術部位に接触する場合に処置の前後に手指消毒を行い清潔な（非滅菌でよい）手袋を使する。 ●患者に直接接触する前は手指衛生を行う。医療領域から患者へ医療従事者の手を介して病原体が伝播すとを防ぐために。
4	エプロンと手袋を装着	●洗浄時に手や身体が洗浄液や滲出液に曝露する恐れがある。	●ドレッシング材の交換を行う場合や手術部位に接触する場合に処置の前後に手指消毒を行い清潔な（非滅菌でよい）手袋を使する。 ●血液その他の潜在的感染性物質、粘膜、損傷皮膚、汚染の可能のある正常皮膚（便失禁や尿失禁の患者など）との接触が十分想される場合は手袋を着用する。 ●処置および患者ケアにて血液、体液、分泌物、または排泄物と接触が予想される場合は、作業に適したガウンを着用し、皮膚保護して衣服への付着（汚染）を防ぐ。
5	ドレッシング材の除去	●滲出液の付着したドレッシング材により環境が汚染される恐れがある。 ●ドレッシング材剥離時は創床、創縁、創周囲皮膚に損傷のリスクが生じる。	●ハイドロコロイドを脆弱な皮膚に使用する場合には、慎重に除する。
6	褥瘡と周囲皮膚の洗浄	●創部の滲出液や排泄物等は創傷治癒の妨げとなり局所感染のリスクを高める。 ●周囲の皮膚の汚染により褥瘡創部感染の原因になる。	●褥瘡：十分な量の生理食塩水または水道水を用いて洗浄する。 ●褥瘡：洗浄のみで十分であり通常は必要ないが、明らかな創部の染を認める滲出液や膿苔が多い時には洗浄前に消毒を行ってもい。 ●スキンケア：弱酸性洗浄剤による洗浄を行ってもよい。 ●スキンケア：洗浄剤による洗浄後に、褥瘡周囲皮膚への皮膚保クリーム等の塗布を行ってもよい。
7	手袋を外し手指消毒	●汚染した手袋で作業を続けると周囲環境に汚染を拡げる恐れがある。 ●手を外す時に手指を汚染する恐れがある。また、手袋のピンホールによる手指の汚染が考えられる。 ●汚染した手指により、清潔操作が破綻する恐れがある。	●患者や患者周囲の環境表面（医療器具を含む）と接触した後はの汚染を防ぐ正しい方法で手袋を外す。同じ手袋を着用したま複数の患者のケアを行ってはならない。再使用する目的で手袋洗浄してはならない。この行為については病原体伝播との関連認められている。 ●創処置は手袋を着用して行い、処置を実施する前後には手指を行う。 ●手袋を外した後は手指衛生を行う。 ●体液、排泄物、粘膜、正常でない皮膚、創傷面の被覆材との接の後は、手が目に見えて汚れていなくても、手の汚染除去を行う ●清潔/無菌操作前は手指衛生を行う。 ●患者に直接接触する前は手指衛生を行う。
8	手袋を装着	●医療従事者の手から患者の創部へ病原体が伝播する恐れがある。 ●創部、滲出液曝露による職業感染のリスクがある。	●創処置は手袋を着用して行い、処置を実施する前後には手指を行う。 ●ドレッシング材の交換を行う場合や手術部位に接触する場合に処置の前後に手指消毒を行い清潔な（非滅菌でよい）手袋を使する。
9	ドレッシング材で被覆	●不適切なドレッシング材選択、創傷管理により創部の感染リスクが生じる。	●創の状態を評価し、進行に応じたドレッシング材を選択する。 ●貼付部位の洗浄を行い、清潔な皮膚へ使用し1週間を限度に適交換する。
10	手袋とエプロンを外し手指消毒	●汚染した手袋で作業を続けると周囲環境に汚染を拡げる恐れがある。 ●手袋を外す時に手指を汚染する恐れがある。また、手袋のピンホールによる手指の汚染が考えられる。 ●患者の細菌叢を患者ゾーンから医療領域へ持ち出す恐れがある。	●患者や患者周囲の環境表面（医療器具を含む）と接触した後はの汚染を防ぐ正しい方法で手袋を外す。同じ手袋を着用したま複数の患者のケアを行ってはならない。再使用する目的で手袋洗浄してはならない。この行為については病原体伝播との関連認められている。 ●患者環境を離れる前にガウンを脱ぎ、手指衛生を実行する。 ●手袋を外した後は手指衛生を行う。 ●体液、排泄物、粘膜、正常でない皮膚、創傷面の被覆材との接の後は、手が目に見えて汚れていなくても、手の汚染除去を行う
11	汚染物の廃棄	●使用後の汚染物品で、実施者および環境が汚染される。	●使用した物品は、適切に廃棄しなければ処置者、および周囲を汚染する恐れがある。
12	手指衛生	●汚染した手で作業を続けると周囲環境に汚染を拡げる恐れがある。	●前作業からの手指の汚染を断ち切る。

感染管理重要度	潜在的危害の発生要因	防止措置
	●手指が汚染している。 ●衛生物品や器材が汚染している。 ●清潔操作を破綻させた。 ●誤った手技で行った。	●手指衛生を厳守する。 ●無菌的手技を行う。 ●医療材料は滅菌品を使用する。
	●前作業で手指に異物や病原体が付着している恐れがある。	●流水と手洗い剤での手洗いまたは、擦式手指消毒用アルコール製剤で手指消毒をする。
	●衛生材料のぬれ、汚れなどから滅菌状態が破綻する。 ●洗浄ボトルが適切に洗浄・消毒・乾燥されていない場合は交差感染のリスクが生じる。	●物品の衛生状態や保管状況等が適正か確認をする。 ●必要物品を確認しそろえる。
最重要	●医療領域で手指に異物や病原体が付着している恐れがある。 ●汚染した手指から患者・環境へ汚染拡大する恐れがある。	●擦式手指消毒用アルコール製剤で手指消毒をする。
最重要	●エプロンの装着忘れにより洗浄液でユニフォームが汚染される恐れがある。	●エプロン→手袋の順に装着する。 ●褥瘡の範囲や部位、洗浄量に応じて、顔が飛散した洗浄液等に曝露される場合はマスクやゴーグル等の装着も検討する。
	●廃棄用のビニール袋等の準備を忘れる。 ●正しい除去方法の知識不足による褥瘡部や皮膚の損傷の恐れがある。	●ドレッシング材は愛護的に除去し、直ちにビニール袋等に廃棄する。
	●不適切な洗浄により創部に滲出液やドレッシング材の糊等が残存する恐れがある。 ●洗浄ボトルの使いまわしによる交差感染の恐れがある。	●褥瘡周囲皮膚を弱酸性洗浄剤による洗浄を行う。 ●褥瘡部を水道水で洗浄する。 ●不織布やガーゼ等で愛護的に水分を拭き取る。 ●洗浄ボトルは患者ごとに適切に再生処理をする。
最重要	●前工程で手指に異物や病原体が付着している恐れがある。 ●汚染した手指、手袋で清潔操作を行う恐れがある。	●処置後は直ちに手袋を外す。 ●擦式手指消毒用アルコール製剤で手指消毒をする。
最重要	●処置中に滲出液や排泄物で手が汚染される恐れがある。	●手袋を装着する。
	●創傷管理に関する知識不足。	●褥瘡を評価し、ドレッシング材を選択する。 ●教育・訓練を受けた医療従事者が行う。
最重要	●手袋を装着したまま患者や周囲環境に触れる恐れがある。 ●手指に付着した患者由来の細菌叢を医療領域へ持ち出す恐れがある。	●処置後は直ちに手袋、エプロンを外す。 ●擦式手指消毒用アルコール製剤で手指消毒をする。
	●滲出液などが付着した使用後の物品から汚染が拡大する。	●分泌物などが付着した物品は、現場でビニール袋に密封した後に持ち出し、感染性廃棄物容器に廃棄する。
最重要	●前作業で手指に異物や病原体が付着している恐れがある。	●流水と手洗い剤での手洗いまたは、擦式手指消毒用アルコール製剤で手指消毒をする。

環境整備

23 病室の日常清掃（ディスポクロス使用）

準 備

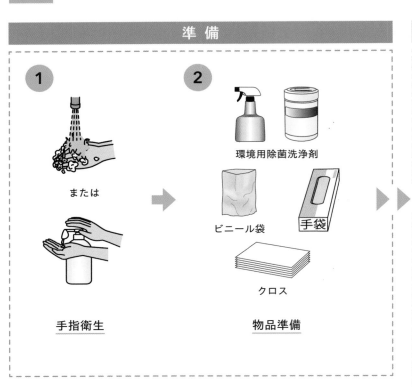

1 手指衛生

または

2 物品準備

環境用除菌洗浄剤

ビニール袋

手袋

クロス

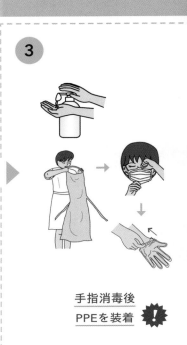

3 手指消毒後
PPEを装着 **!**

終了後

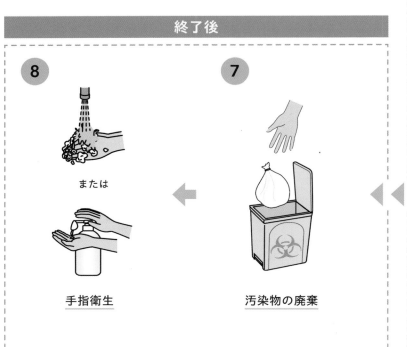

8 手指衛生

または

7 汚染物の廃棄

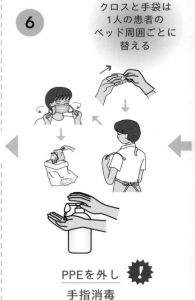

クロスと手袋は
1人の患者の
ベッド周囲ごとに
替える

6 PPEを外し
手指消毒 **!**

136

赤文字：EBMに基づき強く推奨されているところ

ホコリ除去・湿性清掃

4

湿性生体物質の
汚染がある場合は
発見時直ちに
「湿性生体物質の
汚染除去」を行う

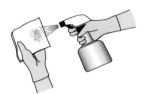 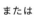 または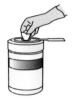

除菌洗浄剤をクロスに含ませる

5

高頻度
接触表面を
重点的に実施

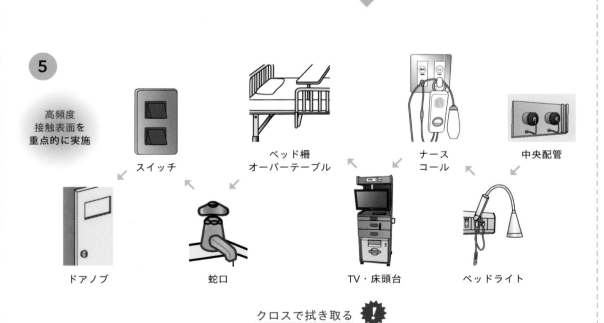

スイッチ

ベッド柵
オーバーテーブル

ナース
コール

中央配管

ドアノブ

蛇口

TV・床頭台

ベッドライト

クロスで拭き取る

環境整備

137

チェックリスト

環境から伝播の恐れがある病原体 ● MRSA ● VRE ● CRE ● セラチア菌 ● カンジダ菌

手順		感染管理のポイント
1	手指衛生	● 流水と手洗い剤での手洗いまたは、擦式手指消毒用アルコール製剤で手指消毒をする。 ● 手が目に見えて汚れている場合は、流水と手洗い剤による手洗いをする。少なくとも 15 秒以上かけて手全体を洗い、十分に乾燥させる。 ● 擦式手指消毒用アルコール製剤での手指消毒は全工程 20 秒以上かけて手指消毒を実施する。
2	物品準備	● 清潔な清掃用クロス、洗浄剤等を用意し、常に清潔に整えておく。
3	PPE を装着	● 汚染の危険性があるためエプロン、マスク、手袋を装着する。
4	除菌洗浄剤をクロスに含ませる	● 高頻度接触表面は、除菌洗浄剤と清潔なクロスで清拭する。
5	クロスで拭き取る	● 適切な手順で清拭を行い汚れを十分に除去する。 ● 清掃は汚れの少ない箇所から汚れのひどい箇所、高い表面から低い表面へと進む。 ● オフロケーション方式で、患者あるいは部屋ごとにクロスを交換する。
6	PPE を外し手指消毒	● 作業後は直ちに手袋→エプロンの順に外し廃棄する。 ● 脱ぐ時に自身に汚染物が付かないように外す。 ● ビニール袋に手袋を捨てる時は外側を汚さないように捨てる。 ● 擦式手指消毒用アルコール製剤で全工程 20 秒以上かけて手指消毒を実施する。
7	汚染物の廃棄	● 滲出液で汚染された物品はビニール袋に密封して持ち出し、感染性廃棄物容器に廃棄する。
8	手指衛生	● 流水と手洗い剤での手洗いまたは、擦式手指消毒用アルコール製剤で手指消毒をする。 ● 手が目に見えて汚れている場合は、流水と手洗い剤による手洗いをする。少なくとも 15 秒以上かけて手全体を洗い、十分に乾燥させる。 ● 擦式手指消毒用アルコール製剤での手指消毒は全工程 20 秒以上かけて手指消毒を実施する。

色ブドウ球菌　●緑膿菌　　など

チェック	理由
☐ ☐ ☐	● 前作業からの手指の汚染を断ち切る。 ● 流水と手洗い剤による手洗いは、病原体を減らすことができる。 ● 擦式手指消毒用アルコール製剤での手指消毒は、適切な擦式手指消毒用アルコール製剤の量を使用することで手指に付着している病原体を殺菌することができる。 ● 手指衛生を確実にすることにより交差感染のリスクを減らすことができる。
☐ ☐ ☐	● 汚染された清掃用具、洗浄剤・消毒剤は、病原体を環境表面へ伝播させる恐れがある。 ● 清掃用液体（洗浄剤）は毎日あるいは必要に応じて準備すること。施設の方針や規定に従って新しい液体と頻繁に交換すること。
☐ ☐ ☐	● 環境に付着した細菌、湿性生体物質により実施者の手指が汚染される。 ● 実施者の手指を介して環境に付着した病原体が他の環境に伝播する。 ● 洗浄剤、消毒剤等により実施者の手指皮膚が損傷するリスクがある。 ● 環境清掃や医療器具の洗浄には使い捨ての非滅菌手袋を着用する。 ● 血液その他の潜在的感染性物質、粘膜、損傷皮膚、汚染の可能性のある正常皮膚（便失禁や尿失禁の患者など）との接触が十分予想される場合は手袋を着用する。 ● 作業に適した適性と耐久性のある手袋を使用すること。
☐ ☐ ☐	● 不適切な環境洗浄剤、消毒剤の選択により環境表面の汚染が除去できない恐れがある。 ● 入手可能であれば、EPA の承認を受けた消毒薬を選びメーカーの指示に従って使用すること。 ● 広い範囲の環境表面を消毒する場合は、アルコールを使用しない。 ● 高頻度に手が触れる環境表面（ベッド柵、床頭台、ドアノブ、水道の蛇口、手すりなど）は、日常的な清拭を第 4 級アンモニウム塩や両性界面活性剤などを含んだ洗浄剤を用いて行い、埃や汚れを取り除いておく（未解決）。 ● 表面に付いている汚れがないかはっきりしない場合（例えば、血液や体液なのか、あるいは日常的な塵挨やごみか）、あるいは、多剤耐性菌が存在するかどうかはっきりしない場合は、ワンステッププロセスで EPA 承認の病院用で全般使用目的の洗剤・消毒薬を使用すること。
☐ ☐ ☐	● 手が頻繁に接触する部分は、汚染されている可能性が高い。 ● 接触時、病原体が環境表面から手に伝播し、さらに手を介して、他の環境表面に交差感染する恐れがある。 ● 汚染された雑巾により、環境表面へ病原体を伝播させる。 ● 病原体で汚染されやすい物体表面、例えば患者のすぐそばにあるもの（ベッド柵、オーバーテーブルなど）や患者ケアの環境で接触頻度の高い表面（ドアノブ、室内便器の内側や周囲など）についてはその他の表面（待合室の水平面など）よりも清掃・消毒回数を増やす。 ● 取り外し可能な保護カバーや洗浄可能なキーボードの使用についての勧告はない（未解決問題）。 ● 清掃のスケジュールと手順は、汚れの少ない箇所から汚れのひどい箇所、高い表面から低い表面へと進んで行くべきである。
☐ ☐ ☐	● 汚染した手袋で作業を続けると周囲環境に汚染を拡げる恐れがある。 ● 手袋を外す時に手指を汚染する恐れがある。また、手袋のピンホールによる手指の汚染が考えられる。 ● 患者の細菌叢を患者ゾーンから医療領域へ持ち出す恐れがある。 ● 患者や患者周囲の環境表面（医療器具を含む）と接触した後は手の汚染を防ぐ正しい方法で手袋を外す。同じ手袋を着用したまま複数の患者のケアを行ってはならない。再使用する目的で手袋を洗浄してはならない。この行為については病原体伝播との関連が認められている。 ● 患者のすぐ近くのもの（医療機器を含む）との接触の後には手の汚染除去を行う。
☐ ☐ ☐	● 使用した物品は、適切に廃棄しなければ処置者、および周囲環境を汚染する恐れがある。
☐ ☐ ☐	● 前作業からの手指の汚染を断ち切る。 ● 流水と手洗い剤による手洗いは、病原体を減らすことができる。 ● 擦式手指消毒用アルコール製剤での手指消毒は、適切な擦式手指消毒用アルコール製剤の量を使用することで手指に付着している病原体を殺菌することができる。 ● 手指衛生を確実にすることにより交差感染のリスクを減らすことができる。

環境整備

139

危害リスト

	手順	潜在的危害（危害を及ぼすであろう現象）	重要度の判断根拠（ガイドラインや文献等）
0	工程全体	●環境由来の病原体 MRSA、VRE、CRE、セラチア菌、カンジダ菌、黄色ブドウ球菌、緑膿菌 等	●環境表面の清掃と消毒の鍵は、目に見える汚れ、有機物質、堆積物などを物理的に取り除くための摩擦力の使用（ハードワーク）と、それによって微生物も取り除くことにある。環境表面の清掃は2つの対象に分けられ、1つは操作頻度が多く感染拡大の危険が大きいため頻度多く清掃する必要のあるもので、他は操作頻度が少なく感染源となりそうなもので清掃の頻度は少なくてよいと考えられるものである。 ●清掃方法についてはマニュアル（委託業務を含む）を作成し、定期的に見直す。 ●環境整備を効率的に実施するために、汚染管理区域（トイレ、汚物処理室等）や一般清掃区域（薬剤混合区域、一般病室、食堂、面会室等）等のように、清浄度に応じて区分する。 ●清掃は日常清掃、定期清掃、緊急清掃の3つに分類して実施する。
1	手指衛生	●手から清掃用具へ病原体を伝播させる恐れがある。	●物品を清潔に扱えるよう、手に付着している細菌のレベルを下げておく必要がある。
2	物品準備	●汚染された清掃用具、洗剤・消毒剤は、病原体を環境表面へ伝播させる恐れがある。	●清掃用液体（洗浄剤）は毎日あるいは必要に応じて準備すること。施設の方針や規定に従って新しい液体と頻繁に交換すること。
3	手袋を装着	●環境に付着した細菌、湿性生体物質により実施者の手指が汚染される。 ●実施者の手指を介して環境に付着した病原体が他の環境に伝播する。 ●洗浄剤、消毒剤等により実施者の手指皮膚が損傷するリスクがある。	●環境清掃や医療器具の洗浄には使い捨ての非滅菌手袋を着用する。 ●血液その他の潜在的感染性物質、粘膜、損傷皮膚、汚染の可能性のある正常皮膚（便失禁や尿失禁の患者など）との接触が十分予想される場合は手袋を着用する。 ●作業に適した適性と耐久性のある手袋を着用する。
4	除菌洗浄剤をクロスに含ませる	●不適切な環境洗浄剤、消毒剤の選択により環境表面の汚染が除去できない恐れがある。	●入手可能であればEPAの承認を受けた消毒薬を選びメーカーの指示に従って使用すること。 ●EPA承認の、患者ケア環境を汚染する可能性の高い病原体に対して抗菌力（殺菌力）のある消毒薬を使用する。使用に際してはメーカーの説明書に従う。 ●重要でない機器・器具、あるいはいかなる環境の表面の消毒にも、高レベルの消毒薬や液体の化学的滅菌薬を使用しないこと。このような使用方法はこういった有毒薬剤の表示記載事項に反するものである。 ●広い範囲の環境表面を消毒する場合は、アルコールを使用しない。 ●高頻度に手が触れる環境表面（ベッド柵、床頭台、ドアノブ、水道の蛇口、手すりなど）は、日常的な清拭を第4級アンモニウム塩や両性界面活性剤などを含んだ洗浄剤を用いて行い、埃や汚れを取り除いておく（未解決）。
5	クロスで拭き取る	●手が頻繁に接触する部分は、汚染されている可能性が高い。 ●接触時、病原体が環境表面から手に伝播し、さらに手を介して、他の環境表面に交差感染する恐れがある。 ●汚染されたクロスにより、環境表面へ病原体を伝播させる。	●病原体で汚染されやすい物体表面、例えば患者のすぐそばにあるもの（ベッド柵、オーバーテーブルなど）や患者ケアの環境で接触頻度の高い表面（ドアノブ、室内便器の内側や周囲など）についてはその他の表面（待合室の水平面など）よりも清掃・消毒回数を増やす。 ●使い捨てでない電子機器（特に患者が使用するもの、患者ケアで使用するもの、病室を頻繁に出入りする（1日1回など）モバイル機器）についても汚染防止および洗浄・消毒の方針・手順に盛り込む。 ●取り外し可能な保護カバーや洗浄可能なキーボードの使用についての勧告はない。（未解決問題） ●表面についている汚れがないかはっきりしない場合（例えば、血液や体液なのか、あるいは日常的な塵埃やごみか）、あるいは、多剤耐性菌が存在するかどうかはっきりしない場合は、ワンステッププロセスでEPA承認の病院用で全般使用目的の洗浄剤・消毒薬を使用する。 ●よく触れるところ（例えば、ドアノブ、ベッドの手すり、ライトのスイッチ、病室のトイレの中やそのまわりの表面）は、あまり触れないところより頻繁に清掃・消毒すること。 ●患者ケア区域では、消毒薬の噴霧を行わないこと。 ●噴霧やエアロゾルを発生させたり、塵埃を拡散するような広域の表面を清掃する方法は患者ケア区域では行わないこと。 ●手指が高頻度に接触する表面（ベッド柵、オーバーテーブル、ナースコール、スイッチ、医療機器など：高頻度接触表面）は1回/日以上の日常清掃または低水準消毒薬もしくはアルコールを用いて消毒を行う。 ●清掃のスケジュールと手順は、汚れの少ない箇所から汚れのひどい箇所、高い表面から低い表面へと進んで行くべきである。 ●テーブル、ベッド、椅子、棚、電灯、壁面据え付け品を含む水平面は、米国環境保護庁（EPA）に登録されている消毒洗浄剤で湿らせた清潔な布で毎日拭くべきである。ベッドレール、ドアノブ、ベッドサイドテーブル、モニター機器のノブ、血圧計のカフ、電話、携帯テレビモニター、電灯スイッチなどの頻繁に触れる表面の清掃には特別な注意を払うべきである。
6	手袋を外し手指消毒	●汚染した手袋で作業を続けると周囲環境に汚染を拡げる恐れがある。 ●手袋を外す時に手指を汚染する恐れがある。また、手袋のピンホールによる手指の汚染が考えられる。	●患者や患者周囲の環境表面（医療器具を含む）と接触した後は手の汚染を防ぐ正しい方法で手袋を外す。同じ手袋を着用したまま複数の患者のケアを行ってはならない。再使用する目的で手袋を洗浄してはならない。この行為については病原体伝播との関連が認められる。 ●患者のすぐ近くの物（医療機器を含む）との接触の後には手の汚染除去を行う。 ●手袋を外した後には手の汚染除去を行う。
7	汚染物の廃棄	●使用後の汚染物品で、実施者および環境が汚染される。	●使用した物品は、適切に廃棄しなければ処置者、および周囲環境を汚染する恐れがある。
8	手指衛生	●汚染した手で作業を続けると周囲環境に汚染を拡げる恐れがある。	●前作業からの手指の汚染を断ち切る。

感染管理重要度	潜在的危害の発生要因	防止措置
	●環境衛生保全の不備から増殖増加させた場合、菌量、菌濃度の増加とともに感染リスクが高くなる。	●手指衛生を遵守する。 ●病院環境の整理・整頓、清掃の保持を徹底させる。 ●清掃用具を清潔に保ち、乾燥状態での保管を守る。
	●前作業において、手指が異物、病原体で汚染されている可能性がある。	●擦式手指消毒用アルコール製剤または手洗い剤と流水で手指衛生をする。
	●汚染された清掃用具、洗浄剤、消毒剤を使用する。	●清潔な清掃用クロス、洗浄剤を用意し、常に清潔に整えておく。
最重要	●手指が汚染された環境に直接触れる。 ●洗浄剤、消毒剤に手指が曝露される。	●手袋を装着する。
	●汚染除去目的でアルコール等消毒剤が使用される恐れがある。	●高頻度接触表面は、除菌洗浄剤と清潔なクロスで清拭する。
最重要	●不適切な手順による埃や汚れの飛散や残存の恐れがある。 ●汚染されたクロスを続けて使用することにより、他所へ汚染を拡散させる。 ●消毒液を吹き付け軽く拭いただけの清拭では、汚染を除去できない恐れがある。	●適切な手順で清拭を行い汚れを十分に除去する。 ●清掃は汚れの少ない箇所から汚れのひどい箇所、高い表面から低い表面へと進む。 ●オフロケーション方式で、患者あるいは部屋ごとにクロスを交換する。
最重要	●前工程で手指に病原体が付着している恐れがある。 ●汚染した手指、手袋で作業を続けると環境や清掃道具を汚染する恐れがある。	●作業後は直ちに手袋を外す。 ●擦式手指消毒用アルコール製剤で手指消毒をする。
	●使用した物品を放置する。 ●汚染した物品から環境・設備へ汚染が拡散する。	●汚染物は正しく分別廃棄する。
	●前作業で手指に異物や病原体が付着している恐れがある。	●流水と手洗い剤での手洗いまたは、擦式手指消毒用アルコール製剤で手指消毒をする。

環境整備

環境整備

24 トイレ清掃（日常）

準 備

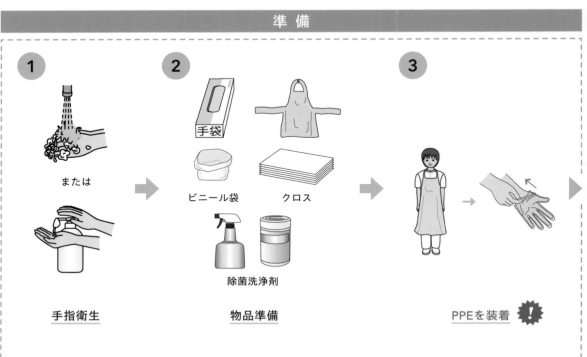

1 手指衛生
または

2 物品準備
手袋
ビニール袋　　クロス
除菌洗浄剤

3 PPEを装着 ！

終了後

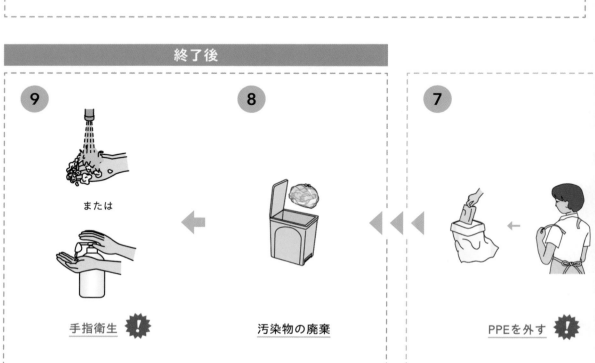

9 手指衛生 ！
または

8 汚染物の廃棄

7 PPEを外す ！

赤文字：EBMに基づき強く推奨されているところ

清 掃

4 便・尿・血液等の
汚れがある場合、
汚染除去を行う

ドアノブ・鍵

手すり・肘置き

ペーパーホルダー

高頻度接触表面を拭く

6

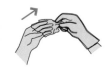
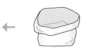

便座の周囲を拭く

5

便座を拭く

環境整備

チェックリスト

排泄物に由来する主な病原体 ●ノロウイルス ●ロタウイルス ●アデノウイルス ● MRSA ● VRE

	手順	感染管理のポイント
1	手指衛生	●流水と手洗い剤での手洗いまたは、擦式手指消毒用アルコール製剤で手指消毒をする。 ●手が目に見えて汚れている場合は、流水と手洗い剤による手洗いをする。少なくとも 15 秒以上かけて手全体を洗い、十分に乾燥させる。 ●擦式手指消毒用アルコール製剤での手指消毒は全工程 20 秒以上かけて手指消毒を実施する。
2	物品準備	●ぬれたり破損していないか確認する。 ●物品の不足がないか確認する（エプロン、手袋、ペーパータオル・ディスポクロス、ビニール袋、除菌洗浄剤　等）。
3	PPE を装着	●エプロン、手袋を装着する。
4	高頻度接触表面を拭く	●除菌洗浄剤を十分に浸み込ませたクロス等でドアノブ・鍵・手すり・肘置き・トイレットペーパーホルダー・洗浄弁ハンドル清拭する。
5	便座を拭く	●除菌洗浄剤を浸み込ませたクロス等で便座の表と裏側を清拭清掃する。
6	便器の周囲を拭く	●必ず交換した除菌洗浄剤を浸み込ませたクロスでタンク、背もたれまたは蓋、便器外側、便器の周囲を拭く。
7	PPE を外す	●手袋→エプロンの順に外し、廃棄する。 ●脱ぐ時に自身に汚染が付かないように外す。 ●ビニール袋に PPE を捨てる時は外側を汚さないように捨てる。
8	汚染物の廃棄	●使用後のクロスはビニール袋に入れて密封する。
9	手指衛生	●流水と手洗い剤での手洗いまたは、擦式手指消毒用アルコール製剤で手指消毒をする。 ●手が目に見えて汚れている場合は、流水と手洗い剤による手洗いをする。少なくとも 15 秒以上かけて手全体を洗う。 ●擦式手指消毒用アルコール製剤での手指消毒は全工程 20 秒以上かけて手指消毒を実施する。

RE ●病原性大腸菌 ●Cディフィシル ●黄色ブドウ球菌 など

チェック	理由
☐ ☐ ☐	●前作業からの手指の汚染を断ち切る。 ●流水と手洗い剤による手洗いは、病原体を減らすことができる。 ●擦式手指消毒用アルコール製剤での手指消毒は、適切な擦式手指消毒用アルコール製剤の量を使用することで手指に付着している病原体を殺菌することができる。 ●手指衛生を確実にすることにより交差感染のリスクを減らすことができる。
☐ ☐ ☐	●清掃開始後に物品を取りに行くことは汚染エリアの拡大につながるため、物品準備を不足なく行う。 ●清掃用液体（清浄液）は毎日あるいは必要に応じて準備すること。施設の方針や規定に従って新しい液体と頻繁に交換すること。
☐ ☐ ☐	●手や衣服に病原体が付着する恐れがあるため、手袋とエプロンを装着する。 ●清拭清掃のため、汚物が飛び散る危険性が極めて低い。汚染の程度により飛び散る危険があればマスク、ゴーグルを着用する。 ●環境または医療器具の洗浄には、使い捨ての非滅菌手袋を着用する。 ●血液、他の感染性物質、粘膜、創のある皮膚、汚染している可能性のある正常皮膚への接触が予想される時には、手袋を装着する。 ●処置や患者ケアの過程で皮膚や着衣の汚染が予測される場合は撥水性のガウン・エプロンを着用する。 ●血液や体液などで、衣服が汚染される可能性がある場合は、ガウンまたはエプロンを着用する。
☐ ☐ ☐	●高頻度接触表面（人がよく触れる表面）は、手指を介して病原体で汚染されている可能性がある。 ●頻回に接触する表面（ドアノブ、病室のトイレの中および周囲の環境など）は、他の表面より高頻度のスケジュールで洗浄および消毒する。 ●清掃手順は、汚れの少ない場所から始めて最も汚れている場所へと移動するとともに、高い表面から低い表面へと移るべきである。
☐ ☐ ☐	●便座は排泄時や洗浄時の飛び散りにより病原体により汚染されている可能性がある。 ●トイレの便器やその周囲は、1日1回以上、中性洗剤を使用して洗浄する。
☐ ☐ ☐	●便器の周囲は排泄時や洗浄時の飛び散りや手指を介して病原体により汚染されている可能性がある。 ●トイレの便器やその周囲は、1日1回以上、中性洗剤を使用して洗浄する。
☐ ☐ ☐	●汚染を拡げないために、最も汚染している手袋を一番最初に外す。 ●手袋、エプロンに付着している可能性のある病原体による感染拡大を防ぐ。 ●患者や周囲環境（医療器具を含む）に触れた後は、手の汚染を避けるために、適切なテクニックを用いて手袋を脱ぐ。 ●PPEを脱ぐ過程で衣類や皮膚を汚染しないようにする。
☐ ☐ ☐	●使用した物品は適切に処理しなければ実施者や環境を汚染する危険性がある。
☐ ☐ ☐	●前作業からの手指の汚染を断ち切る。 ●流水と手洗い剤による手洗いは、病原体を減らすことができる。 ●血液、体液、排泄物、粘膜、創のある皮膚、創部ドレッシングに触れた後は、手の汚染除去を行う。 ●手が目に見えて汚れている時、有機物で汚染されている時、また、血液で汚染されている時には、手洗い剤と水、あるいは手指消毒剤と水で手を洗う。 ●目に見える汚染がない場合は、アルコールを主成分とする擦式手指消毒薬を用いて手指消毒をする。

環境整備

危害リスト

手順		潜在的危害 （危害を及ぼすであろう現象）	重要度の判断根拠（ガイドラインや文献等）
0	工程全体	● 排泄物に由来する病原体伝播のリスクがある。 ノロウイルス、ロタウイルス、アデノウイルス、MRSA、VRE、CRE、病原性大腸菌、C ディフィシル、黄色ブドウ球菌 など	● 排泄物に含まれる病原体の汚染が拡大するリスクがある。 ● 排泄物を飛散させたり、周囲環境に汚染を拡げない。 ● 病原体に汚染している可能性のある表面を洗浄および消毒するが、このような表面には患者の至近距離にある表面（ベッドレール、オーバーベッドテーブルなど）や患者ケアの何かで頻回に接触する表面（ドアノブ、病室のトイレの中および周囲の環境など）が含まれており、他の表面（待合室の垂直表面など）より高頻度のスケジュールで洗浄および消毒する。 ● 清掃方法についてはマニュアル（委託業務を含む）を作成し、定期的に見直す。 ● 環境整備を効率的に実施するために、汚染管理区域（トイレ、汚物処理室等）や一般清掃区域（薬剤混合区域、一般病室、食堂、面会室等）等のように、清浄度に応じて区分する。 ● 清掃は日常清掃、定期清掃、緊急清掃の 3 つに分類して実施する。 ● モップ、クロスや溶液を効率よく使用するよう適切な手順に従うこと。 ● モップやクロスは使用後きれいにし、次の使用までに乾かすこと。あるいは単回使用のディスポーザブル使用の製品を使用すること。
1	手指衛生	● 手に付着している汚染や病原体が、周囲環境や使用物品へ付着する恐れがある。	● 前作業からの手指の汚染を断ち切る。 ● 手指衛生を確実にすることにより交差感染のリスクを減らすことができる。
2	物品準備	● 破損している物品を使用することで、スタッフが排泄物由来の病原体に曝露するリスクがある。 ● 汚染した物品を使用することで、トイレ環境が汚染する。 ● 物品の不足で処置や手順が中断し、時間のロスや対象への負担がかかる。または、装着回数が増えることで物品が無駄になる。	● 不適切な物品の選択や破損により、病原体や感染源となる血液、分泌物、粘膜、皮膚、滲出液等に曝露するリスクがある。 ● 清掃用液体（清浄液）は毎日あるいは必要に応じて準備すること。施設の方針や規定に従って新しい液体と頻繁に交換すること。 ● 消毒液（または洗浄液）を適切に使用するため、推奨される使用希釈倍率、材質の適合性、保管、使用期限、安全な使用および処理などのメーカー指示に従うこと。
3	PPE を 装着	● トイレ清掃時に排泄物の曝露を受け、病原体が伝播するリスクがある。 ● PPE の不適切な使用により、周囲環境が汚染される。	● 排泄物に含まれる病原体の曝露の恐れがあるため、PPE を着用する。 ● 環境または医療器具の洗浄には、使い捨ての非滅菌手袋を着用する。 ● 血液、他の感染性物質、粘膜、創のある皮膚、汚染している可能性のある正常皮膚への接触が予想されるときには、手袋を装着する。 ● 処置や患者ケアの過程で皮膚や着衣の汚染が予測される場合は撥水性のガウン・エプロンを着用する。 ● 血液や体液などで、衣服が汚染される可能性がある場合は、ガウンまたはエプロンを着用する。
4	高頻度接触 表面を拭く	● 高頻度接触表面はより汚染されているため、病原体の伝播のリスクがある。 ● 適切な洗浄剤を使用しないことで高頻度接触表面に汚染が残り、病原体が伝播するリスクがある。	● 頻回に接触する表面（ドアノブ、病室のトイレの中および周囲の環境）などは、他の表面より高頻度のスケジュールで洗浄および消毒する。 ● 便座、水洗レバー、ドアノブなどの高頻度接触部位は、1 日 1 回以上低水準消毒薬もしくはアルコールベースの消毒薬で清拭する。 ● 手がよく触れる環境表面（ベッド柵、床頭台、ドアノブ、水道コックなど）は、その他の表面より頻回に清掃する。 ● 重要でない機器・器具、あるいはいかなる環境の表面の消毒にも、高レベルの消毒薬／液体の化学的滅菌薬を使用しないこと。 ● モップやクロスは使用後きれいにし、次の使用までに乾かすこと。あるいは単回使用のディスポーザブル使用の製品を使用すること。 ● 清掃手順は、汚れの少ない場所から始めて最も汚れている場所へと指導する。
5	便座を拭く	● 排泄物曝露による職業感染のリスクがある。 ● 汚染の拭き残し等により、便座の表面を介して病原体伝播の恐れがある。	● 病原体に汚染している可能性のある表面を洗浄および消毒する。 ● トイレの便器やその周囲は、1 日 1 回以上、中性洗剤を使用して洗浄する。
6	便器の周囲を拭く	● 排泄物曝露による職業感染のリスクがある。 ● 汚染の拭き残し等により、便器の表面を介して病原体伝播の恐れがある。	● 病原体に汚染している可能性のある表面を洗浄および消毒する。 ● トイレの便器やその周囲は、1 日 1 回以上、中性洗剤を使用して洗浄する。
7	PPE を 外す	● PPE に付着した汚染が、スタッフや周囲環境へ付着し交差感染のリスクとなる。 ● 使用した PPE を適切に廃棄しなければ、周囲環境に汚染が拡がる。	● 患者や周囲環境（医療器具を含む）に触れた後は、手の汚染を避けるために、適切なテクニックを用いて手袋を脱ぐ。 ● PPE を脱ぐ過程で衣類や皮膚を汚染しないようにする。 ● 着用していたガウン・エプロン・マスク、ゴーグル、フェイスシールドは使用後直ちに外し、廃棄する。 ● 使用した物品は適切に廃棄しなければ、処置者および周囲環境を汚染する恐れがある。
8	汚染物の廃棄	● 汚染物は病原体が含まれている恐れがあるので、曝露すると感染のリスクがある。	● 使用した物品は適切に廃棄しなければ、処置者および周囲環境を汚染する恐れがある。
9	手指衛生	● スタッフの手に付着している汚れが手から患者へ、または周囲環境に拡がる。	● 前作業の手指の汚染を断ち切る。 ● 手指衛生を確実にすることにより交差感染のリスクを減らすことができる。 ● 血液、体液、排泄物、粘膜、創のある皮膚、創部ドレッシングに触れた後は、手の汚染除去を行う。 ● 手が目に見えて汚れている時、有機物で汚染されている時、また、血液で汚染されている時には、手洗い剤と水、あるいは手指消毒剤と水で手を洗う。 ● 目に見えて汚染がある場合は、流水と手洗い剤で手洗いを行う。 ● 目に見える汚染がない場合は、アルコールを主成分とする擦式手指消毒薬を用いて手指消毒をする。

感染管理重要度	潜在的危害の発生要因	防止措置
	● スタッフや周囲環境が、排泄物の曝露を受ける。 ● 誤った手順で実施する。 ● PPE を使用しない。 ● 手指衛生を遵守しない。	● 手指衛生を遵守する。 ● 手順を遵守する。 ● PPE を使用する。 ● 適切に準備と片付け作業を行い、使用した物品を速やかに処理する。
	● 前作業のケアや処置で手が汚染している。 ● 手指衛生を正しい手順で実施しない。	● 流水と手洗い剤を使い、流水による手洗い、または擦式手指消毒用アルコール製剤で手指消毒をする。
	● 物品や洗浄液が汚染されている。 ● 物品に破損がある。 ● 準備物品に不足がある。 ● 物品の選択が適切でない。	● PPE は防水・撥水性で非浸透性の物品を使用する。 ● 洗浄液の使用期限を確認する。 ● 清掃用具は清潔な物品を準備する。 ● 破損・汚染などの保存状態を確認する。 ● 必要物品を不足なく準備する。
最重要	● PPE を使用しない。 ● PPE を正しい手順で装着しない。 ● 手が洗浄剤の曝露を受ける。	● PPE を着用して清掃を行う。 ● PPE は正しい手順で装着する。エプロン→手袋の順で装着する。 ● マスク・ゴーグルは、汚物が飛び散る恐れがある場合は使用する。
	● 洗浄剤の不適切な選択。 ● 除菌洗浄剤を十分に浸み込ませたクロスを使用しないで清掃をする。 ● 適切な手順で清掃をしない。	● 除菌洗浄剤を十分に浸み込ませたクロス等で清掃する。 ● より汚染している高頻度接触表面から適切な手順で清掃をする。
	● 洗浄剤の不適切な選択。 ● 前作業でのクロスを交換しないで清掃を続ける。 ● 除菌洗浄剤を十分に浸み込ませたクロスを使用しないで便座を清掃する。 ● 適切な手順で便座清掃をしない。	● 除菌洗浄剤を十分に浸み込ませたクロス等で清掃する。 ● クロスを必ず交換して清掃をする。 ● 便座の表面から裏面と適切な手順で清掃をする。
	● 洗浄剤の不適切な選択。 ● 前作業でのクロスを交換しないで清掃を続ける。 ● 除菌洗浄剤を十分に浸み込ませたクロスを使用しないで便器を清掃する。 ● 適切な手順で便器清掃をしない。	● 除菌洗浄剤を十分に浸み込ませたクロス等で清掃する。 ● クロスを必ず交換して清掃をする。 ● 便器周囲の汚れの少ない面から最も汚れている面へと適切な手順で清掃をする。
最重要	● PPE を正しい手順で外さない。 ● 外した PPE を速やかに廃棄しない。	● 正しい手順で PPE を取り外す。手袋→エプロンの順で取り外す。 ● PPE は汚染部分に触れないよう、汚染面を内側にして取り外す。 ● 使用した物品は、速やかにビニール袋に入れ廃棄する。
	● 使用済みの物品を放置する。	● 使用した物品は速やかに処理する。 ● 廃棄物は速やかに指定の廃棄物容器に処理する。
最重要	● 前作業で手が汚染している。 ● 手指衛生を正しい手順で実施しない。	● 流水と手洗い剤を使い、流水による手洗い、または擦式手指消毒用アルコール製剤で手指消毒をする。

環境整備

環境整備

25 トイレ清掃（定期）

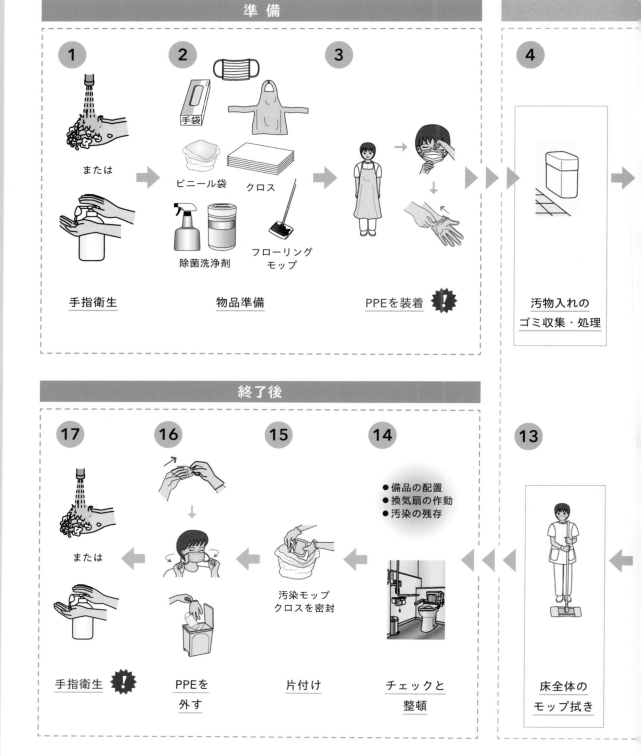

準 備

1 手指衛生
または

2 物品準備
手袋
ビニール袋　クロス
除菌洗浄剤　フローリング
モップ

3 PPEを装着 ❗

4 汚物入れの
ゴミ収集・処理

終了後

17 手指衛生 ❗
または

16 PPEを
外す

15 片付け
汚染モップ
クロスを密封

14 チェックと
整頓
● 備品の配置
● 換気扇の作動
● 汚染の残存

13 床全体の
モップ拭き

赤文字：EBMに基づき強く推奨されているところ

清 掃

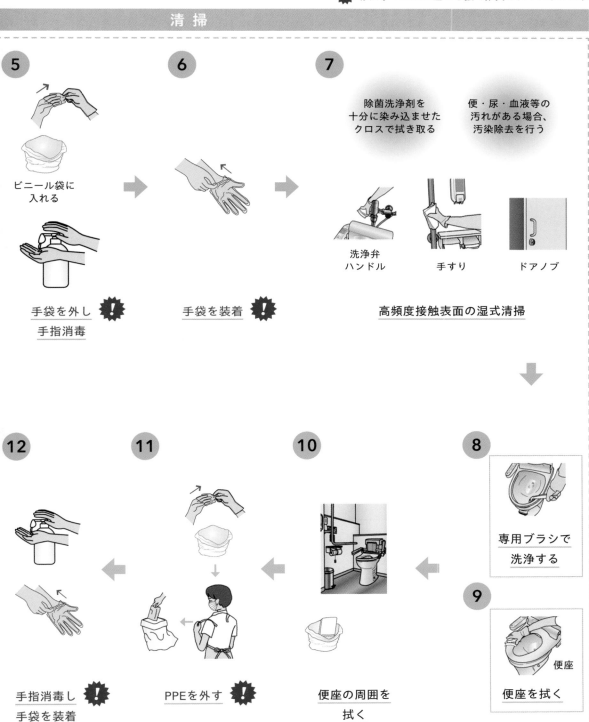

5 ビニール袋に入れる

手袋を外し手指消毒 ❗

6 手袋を装着 ❗

7 除菌洗浄剤を十分に染み込ませたクロスで拭き取る　便・尿・血液等の汚れがある場合、汚染除去を行う

洗浄弁ハンドル　手すり　ドアノブ

高頻度接触表面の湿式清掃

8 専用ブラシで洗浄する

9 便座を拭く　便座

10 便座の周囲を拭く

11 PPEを外す ❗

12 手指消毒し手袋を装着 ❗

環境整備

※ □ は、定期清掃で追加するところ。

チェックリスト

排泄物に由来する主な病原体　●ノロウイルス　●ロタウイルス　●アデノウイルス　● MRSA　● VRE

	手順	感染管理のポイント
1	手指衛生	●流水と手洗い剤での手洗いまたは、擦式手指消毒用アルコール製剤で手指消毒をする。 ●手が目に見えて汚れている場合は、流水と手洗い剤による手洗いをする。少なくとも 15 秒以上かけて手全体を洗う。 ●擦式手指消毒用アルコール製剤での手指消毒は全工程 20 秒以上かけて手指消毒を実施する。
2	物品準備	●ぬれたり破損していないか確認する。 ●物品の不足がないか確認する（ガウンまたはエプロン、マスク、手袋、ペーパータオル・ディスポクロス、ビニール袋、除菌洗浄剤、フローリングモップ等）。
3	PPE を装着	●汚染の危険性があるためエプロン、マスク、手袋を装着する。
4	汚物入れの ゴミ収集・処理	●汚物入れの内容物を確認し処理をする。容器が汚染している場合は除菌洗浄剤で清拭する。
5	手袋を外し 手指消毒	●手袋を外し、擦式手指消毒用アルコール製剤で手指消毒をする。 ●全工程 20 秒以上かけて手指消毒を実施する。
6	手袋を装着	●新しい手袋を装着する。
7	高頻度接触表面 の湿式清掃	●除菌洗浄剤を十分に浸み込ませたクロス等でドアノブ・手すり・洗浄弁ハンドルを清拭する。
8	専用ブラシで 洗浄する	●便座を上げて、便器の中を除菌洗浄剤を吹き付け専用のブラシで洗浄する。
9	便座を拭く	●便座は除菌洗浄剤を浸み込ませたクロス等で清拭清掃をする。
10	便器の周囲を拭く	●必ず交換した除菌洗浄剤を浸み込ませたクロスでタンク、背もたれまたは蓋、便器外側、便器の周囲を拭く。
11	PPE を外す	●手袋→エプロンの順に外し、廃棄する。 ●脱ぐ時に自身に汚染物が付かないように外す。 ●ビニール袋に PPE を捨てる時は外側を汚さないように捨てる。
12	手指消毒し 手袋を装着	●擦式手指消毒用アルコール製剤で手指消毒をする。 ●全工程 20 秒以上かけて手指消毒を実施する。 ●新しい手袋を装着する。
13	床全体の モップ拭き	●トイレの奥から手前に床全体を洗浄剤を十分に浸み込ませたモップで清拭清掃をする。
14	チェックと整頓	●作業終了時に移動させた備品などを元に戻す。 ●換気扇の作動を確認する（ホコリの堆積や異音がないか）。 ●汚染箇所がないか、床が乾燥しているか確認する。
15	片付け	●汚染モップや使用後のクロスはビニール袋に入れて密封する。
16	PPE を外す	●手袋→マスクの順に外し、廃棄する。 ●脱ぐ時に自身に汚染物が付かないように外す。 ●ビニール袋に PPE を捨てる時は外側を汚さないように捨てる。
17	手指衛生	●流水と手洗い剤での手洗いまたは、擦式手指消毒用アルコール製剤で手指消毒をする。 ●手が目に見えて汚れている場合は、流水と手洗い剤による手洗いをする。少なくとも 15 秒以上かけて手全体を洗う。 ●擦式手指消毒用アルコール製剤での手指消毒は全工程 20 秒以上かけて手指消毒を実施する。

●CRE　●病原性大腸菌　●C ディフィシル　　など

チェック	理由
☐ ☐ ☐	●前作業からの手指の汚染を断ち切る。 ●流水と手洗い剤による手洗いは、病原体を減らすことができる。 ●擦式手指消毒用アルコール製剤での手指消毒は、適切なアルコール製剤の量を使用することで手指に付着している病原体を殺菌することができる。 ●手指衛生を確実にすることにより交差感染のリスクを減らすことができる。
☐ ☐ ☐	●清掃開始後の物品を取りに行くことは汚染エリアの拡大につながるため、物品準備を不足なく行う。 ●清掃用液体（清浄液または消毒液）は毎日あるいは必要に応じて準備すること。施設の方針や規定に従って新しい液体と頻繁に交換すること。
☐ ☐ ☐	●前作業からの手指汚染を断ち切る。 ●手は汚染していると考え、汚染に含まれている病原体を除去するために手指衛生を行い自身・物品・環境への病原体の伝播を防ぐ。 ●清掃時の飛び散りによる汚染により感染の危険があるため PPE により保護する必要がある。 ●環境の洗浄には、使い捨ての非滅菌手袋または再使用手袋を着用する。 ●血液、他の感染性物質、粘膜、創のある皮膚、汚染している可能性のある正常皮膚への接触が予想される時には、手袋を装着する。 ●血液、体液、分泌物、排泄物のはねやしぶきを作り出す可能性のある処置や患者ケアをしている間は、眼、鼻、口の粘膜を守るために PPE を使用する。必要性に応じて、マスク、ゴーグル、フェイスシールド、それらの組み合わせを選択する。 ●処置や患者ケアの過程で皮膚や着衣の汚染が予測される場合は撥水性のガウン・エプロンを着用する。 ●血液や体液などで、衣服が汚染される可能性がある場合は、ガウンまたはエプロンを着用する。
☐ ☐ ☐	●使用後の汚物は適切に処理しなければ、実施者や周辺環境を汚染する。
☐ ☐ ☐	●適切なアルコール製剤の量を使用することで手指に付着している病原体を殺菌することができる。 ●PPE を脱ぐ過程で衣類や皮膚を汚染しないようにする。 ●体液あるいは滲出液、粘膜、正常でない皮膚あるいは創部ドレッシングに触れた後は、手指衛生をする。 ●手袋を外した後は汚染を除去する。 ●前作業からの手指の汚染を取り除く。 ●目に見える汚染がない場合は、アルコールを主成分とする擦式手指消毒薬を用いて手指消毒をする。
☐ ☐ ☐	●湿性生体物質に触れる可能性のある場合は手袋を装着する。 ●血液、他の感染性物質、粘膜、創のある皮膚、汚染している可能性のある正常皮膚への接触が予想される時には、手袋を装着する。
☐ ☐ ☐	●高頻度接触表面（人がよく触れる表面）は、手指を介して病原体で汚染されている可能性がある。 ●頻回に接触する表面（ドアノブ、病室のトイレの中および周囲の環境など）は、他の表面より高頻度のスケジュールで洗浄および消毒する。 ●清掃手順は、汚れの少ない場所から始めて最も汚れている場所へと指導する。
☐ ☐ ☐	●病原体（ウイルスや細菌等）を取り除き二次感染を予防するために環境清掃を行う。 ●トイレの便器やその周囲は、1 日 1 回以上、中性洗剤を使用して洗浄する。
☐ ☐ ☐	●病原体（ウイルスや細菌等）を取り除き二次感染を予防するために環境清掃を行う。 ●トイレの便器やその周囲は、1 日 1 回以上、中性洗剤を使用して洗浄する。
☐ ☐ ☐	●病原体（ウイルスや細菌等）を取り除き二次感染を予防するために環境清掃を行う。 ●トイレの便器やその周囲は、1 日 1 回以上、中性洗剤を使用して洗浄する。
☐ ☐ ☐	●PPE に付着した汚染物や微生物による汚染拡大を防ぐ。 ●患者や周囲環境（医療器具を含む）に触れた後は、手の汚染を避けるために、適切なテクニックを用いて手袋を脱ぐ。 ●PPE を脱ぐ過程で衣類や皮膚を汚染しないようにする。
☐ ☐ ☐	●適切なアルコール製剤の量を使用することで手指に付着している病原体を殺菌することができる。 ●血液、体液、排泄物、粘膜、創のある皮膚、創部ドレッシングに触れた後は、手の汚染除去を行う。 ●手袋を外した後は汚染を除去する。 ●着用していたガウン・エプロン・マスク、ゴーグル、フェイスシールドは使用後直ちに外し、その後、手指衛生を行う。 ●目に見える汚染がない場合は、アルコールを主成分とする擦式手指消毒薬を用いて手指消毒をする。 ●湿性生体物質に触れる可能性のある場合は手袋を装着する。 ●血液、他の感染性物質、粘膜、創のある皮膚、汚染している可能性のある正常皮膚への接触が予想されるときには、手袋を装着する。
☐ ☐ ☐	●病原体（ウイルスや細菌等）を取り除き二次感染を予防するために環境清掃を行う。 ●接触の少ない床面は 1 回／日清掃を行う。 ●モップの先は 1 日の初めに、または施設の方針に従って交換する。また大量の血液・体液を清掃した後も交換する。
☐ ☐ ☐	●床面がぬれたままだと微生物が繁殖する危険性がある。 ●換気扇が正常に作動しないと換気不良になる。
☐ ☐ ☐	●使用した物品は適切に処理しなければ実施者や環境を汚染する危険性がある。 ●モップやクロスは使用後きれいにし、次の使用までに乾かすこと。あるいは単回使用のディスポーザブル仕様の製品を使用すること。
☐ ☐ ☐	●PPE に付着した汚染物や微生物による汚染拡大を防ぐ。 ●PPE を脱ぐ過程で衣類や皮膚を汚染しないようにする。
☐ ☐ ☐	●前作業からの手指の汚染を断ち切る。 ●流水と手洗い剤による手洗いは、病原体を減らすことができる。 ●血液、体液、排泄物、粘膜、創のある皮膚、創部ドレッシングに触れた後は、手の汚染除去を行う。 ●手が目に見えて汚れている時、有機物で汚染されている時、また、血液で汚染されている時には、手洗い剤と水、あるいは手指消毒剤と水で手を洗う。 ●目に見える汚染がない場合は、アルコールを主成分とする擦式手指消毒薬を用いて手指消毒をする。

環境整備

151

危害リスト

	手順	潜在的危害（危害を及ぼすであろう現象）	重要度の判断根拠（ガイドラインや文献等）
0	工程全体	● 排泄物に由来する病原体伝播のリスクがある。 ノロウイルス、ロタウイルス、アデノウイルス、MRSA、VRE、CRE、病原性大腸菌、*C.* ディフィシル、黄色ブドウ球菌など	● 排泄物に含まれる病原体の汚染が拡大するリスクがある。 ● 排泄物を飛散させたり、周囲環境に汚染を拡げない。 ● 病原体に汚染している可能性のある表面を洗浄および消毒するが、このような表面には患者の至近距離にある表面（ベッドレール、オーバーベッドテーブルなど）や患者ケアのなかで頻回に接触する表面（ドアノブ、病室のトイレの中および周囲の環境など）が含まれており、他の表面（待合室の垂直表面など）より高頻度のスケジュールで洗浄および消毒する。 ● 清掃方法についてはマニュアル（委託業務を含む）を作成し、定期的に見直す。 ● 環境整備を効率的に実施するために、汚染管理区域（トイレ、汚物処理室等）や一般清潔区域（薬剤混合区域、一般病室、食堂、面会室等）のように、清潔度に応じて区分する。 ● 清掃は日常清掃、定期清掃、緊急清掃の3つに分類して実施する。 ● モップ、クロスや溶液を効率よく使用するよう適切な手順に従うこと。 ● モップやクロスは使用後きれいにし、次の使用までに乾かすこと。あるいは単回使用のディスポーザブル仕様の製品を用いること。
1	手指衛生	● 手に付着している汚染や病原体が、周囲環境や使用物品へ付着する恐れがある。	● 前作業からの手指の汚染を断ち切る。 ● 手指衛生を確実にすることにより交差感染のリスクを減らすことができる。
2	物品準備	● 破損している物品を使用することで、スタッフが排泄物由来の病原体に曝露するリスクがある。 ● 汚染した物品を使用することで、トイレ環境が汚染する。 ● 物品の不足で処置や手順が中断し、時間のロスや対象への負担がかかる。または、装着回数が増えることで物品が無駄になる。	● 不適切な物品の選択や破損により、病原体や感染源となる血液、分泌物、粘膜、皮膚、滲出液等に曝露する恐れがある。 ● 清掃用液体（清浄液または消毒液）は毎日あるいは必要に応じて準備すること。施設の方針や規定に従って新しい液と頻繁に交換すること。 ● 消毒液（または洗浄液）を適切に使用するため、推奨される使用希釈倍率、材質の適合性、保管、使用期限、安全使用および処理などのメーカー指示に従うこと。
3	PPE を装着	● トイレ清掃時に排泄物の曝露を受け、病原体が伝播するリスクがある。 ● PPE の不適切な使用により、周囲環境が汚染される。	● 排泄物に含まれる病原体の曝露の恐れがあるため、PPE を着用する。 ● 環境または医療器具の洗浄には、使い捨ての非滅菌手袋または再使用手袋を着用する。 ● 血液、他の感染性物質、粘膜、創のある皮膚、汚染している可能性のある正常皮膚への接触が予想される時には、袋を着用する。 ● 血液、体液、分泌物、排泄物のはねやしぶきを作り出す可能性のある処置や患者ケアをしている間は、眼、鼻、口の粘膜を守るために PPE を使用する。必要性に応じて、マスク、ゴーグル、フェイスシールド、それらの組み合わせを選択する。 ● 処置や患者ケアの過程で皮膚や着衣の汚染が予測される場合は撥水性のガウン・エプロンを着用する。 ● 血液や体液などで、衣服が汚染される可能性がある場合は、ガウンまたはエプロンを着用する。
4	汚物入れの ゴミ収集・処理	● トイレのゴミは病原体が含まれている恐れがあるので、曝露すると感染のリスクがある。	● 使用後の汚物を適切に処理しなければ、実施者や周囲環境を汚染する。
5	手袋を外し 手指消毒	● 汚物やゴミ処理時の汚染が、手指に付着している恐れがある。 ● 手に付着している汚染や病原体が、使用物品や周囲環境に付着する恐れがある。	● 手袋にピンホールがあったり使用中に破れることがある。 ● 手袋を外す時に手が汚染される恐れがある。 ● PPE を脱ぐ過程で衣類や皮膚を汚染しないようにする。 ● PPE はその都度交換する。 ● 手袋を外す時に手が汚染される恐れがある。 ● 手袋にピンホールがあったり使用中に破れることがある。 ● 体液あるいは滲出液、粘膜、正常でない皮膚あるいは創部ドレッシングに触れた後は、手指衛生をする。 ● 手袋を外した後は汚染を除去する。 ● 体液、排泄物、創傷面の被膜材との接触した後は、目に見えて手が汚れていなくても手の汚染を除去する。 ● 前作業からの手指の汚染を取り除く。 ● 目に見える汚染がない場合は、アルコールを主成分とする擦式手指消毒薬を用いて手指消毒をする。
6	手袋を装着	● 次の作業で、実施者が排泄物の曝露を受ける恐れがある。 ● 手袋の不適切な使用により、周囲環境が汚染される。	● 湿性生体物質に触れる可能性のある場合は手袋を装着する ● 血液、他の感染性物質、粘膜、創のある皮膚、汚染している可能性のある正常皮膚への接触が予想される時には、袋を着用する。
7	高頻度接触表面 の湿式清掃	● 高頻度接触表面はより汚染されているため、病原体の伝播のリスクがある。 ● 適切な洗浄剤を使用しないことで高頻度接触表面に汚染が残り、病原体が伝播するリスクがある。	● 頻回に接触する表面（ドアノブ、病室のトイレの中および周囲の環境など）は、他の表面より高頻度のスケジュールで浄および消毒する。 ● 便座、水洗レバー、ドアノブなどの高頻度接触部位は、1日1回以上低水準消毒薬もしくはアルコールベースの消毒薬で清拭する。 ● 手がよく触れる環境表面（ベッド柵、床頭台、ドアノブ、水道コックなど）は、その他の表面より頻回に清掃する。 ● 重要でない機器・器具、あるいはいかなる環境面の消毒にも、高レベルの消毒薬 / 液体の化学的滅菌薬を使用しないこと。 ● 清掃手順は、汚れの少ない場所から始めて最も汚れている場所へと指導する。
8	専用のブラシで 洗浄する	● 排泄物曝露による職業感染のリスクがある。 ● 汚れが残ることで便器内からの飛び散りを介して病原体伝播の恐れがある。	● 病原体（ウイルスや細菌等）を取り除き二次感染を予防するために環境清掃を行う。 ● トイレの便器やその周囲は、1日1回以上、中性洗剤を使用して洗浄する。
9	便座を拭く	● 排泄物曝露による職業感染のリスクがある。 ● 汚染の拭き残し等により、便座の表面を介して病原体伝播の恐れがある。	● 病原体（ウイルスや細菌等）を取り除き二次感染を予防するために環境清掃を行う。 ● 病原体に汚染している可能性のある表面を洗浄および消毒する。 ● トイレの便器やその周囲は、1日1回以上、中性洗剤を使用して洗浄する。
10	便器の周囲を拭く	● 排泄物曝露による職業感染のリスクがある。 ● 汚染の拭き残し等により、便器の周囲の表面を介して病原体伝播の恐れがある。	● 病原体（ウイルスや細菌等）を取り除き二次感染を予防するために環境清掃を行う。 ● 病原体に汚染している可能性のある表面を洗浄および消毒する。 ● トイレの便器やその周囲は、1日1回以上、中性洗剤を使用して洗浄する。
11	PPE を外す	● PPE に付着した汚染が、スタッフや周囲環境へ付着し交差感染のリスクとなる。 ● 使用した PPE を適切に廃棄しなければ、周囲環境に汚染が拡がる。	● 患者や周囲環境（医療器具を含む）に触れた後は、手の汚染を避けるために、適切なテクニックを用いて手袋を脱ぐ。 ● PPE を脱ぐ過程で衣類や皮膚を汚染しないようにする。 ● 着用していたガウン・エプロン・マスク、ゴーグル、フェイスシールドは使用後直ちに外し、廃棄する。 ● PPE はその都度交換する。 ● 使用した物品は適切に廃棄しなければ、処置者および周囲環境を汚染する恐れがある。
12	手指消毒し 手袋を装着	● 手に付着している汚染や病原体が、使用物品や周囲環境に付着する恐れがある。 ● 手袋の不適切な使用により、周囲環境が汚染される。	● 前作業からの手指の汚染を取り除く。 ● 手指衛生を確実にすることにより交差感染のリスクを減らすことができる。 ● 血液、体液、排泄物、粘膜、創のある皮膚、創部ドレッシングに触れた後は、手の汚染除去を行う。 ● 手袋にピンホールがあったり使用中に破れることがある。 ● 手袋を外す時に手が汚染される恐れがある。 ● 手袋を外した後は汚染を除去する。 ● 着用していたガウン・エプロン・マスク、ゴーグル、フェイスシールドは使用後直ちに外し、その後、手指衛生を行う。 ● 目に見える汚染がない場合は、アルコールを主成分とする擦式手指消毒薬を用いて手指消毒をする。 ● 排泄物の曝露を受ける恐れがあるため、PPE を着用する。 ● 血液、他の感染性物質、粘膜、創のある皮膚、汚染している可能性のある正常皮膚への接触が予想される時には、手袋を装着す
13	床全体の モップ拭き	● 排泄物曝露による職業感染のリスクがある。 ● 汚染の拭き残し等により、床の表面を介して病原体伝播の恐れがある。	● 病原体（ウイルスや細菌等）を取り除き二次感染を予防するために環境清掃を行う。 ● 接触の少ない床面を1回 / 日清掃を行う。 ● 床の清掃は洗剤を用いた湿式清掃を行う。 ● モップの先は1日の初めに、または施設の方針に従って交換する。また大量の血液・体液を清掃した後も交換する。 ● 汚染を防ぐため、モップヘッドや雑巾の汚染除去を定期的に行うこと。
14	チェックと整頓	● 床面の湿潤環境は病原体が繁殖する恐れがある。	
15	片付け	● 使用後物品を適切に処理しなければ、スタッフや周囲環境に汚染が拡る恐れがある。	● モップやクロスは使用後きれいにし、次の使用までに乾かすこと。あるいは単回使用のディスポーザブル仕様の製品を用いること。
16	PPE を外す	● PPE に付着した汚染が、スタッフや周囲環境へ付着し交差感染のリスクとなる。 ● 使用した PPE を適切に廃棄しなければ、周囲環境に汚染が拡がる。	● PPE に付着した汚染物や微生物による汚染拡大を防ぐ。 ● PPE を脱ぐ過程で衣類や皮膚を汚染しないようにする。 ● 着用していたガウン・エプロン・マスク、ゴーグル、フェイスシールドは使用後直ちに外し、廃棄する。
17	手指衛生	● スタッフの手に付着している汚れが手から患者へ、または周囲環境に拡がる。	● 前作業の手指の汚染を断ち切る。 ● 手指衛生を確実にすることにより交差感染のリスクを減らすことができる。 ● 血液、体液、排泄物、粘膜、創のある皮膚、創部ドレッシングに触れた後は、手の汚染除去を行う。 ● 手が目に見えて汚れている時、有機物で汚染されている時、また、血液で汚染されている時には、手洗い剤と水、あるいは手指消毒剤と水で手を洗う。 ● 目に見えて汚染がある場合は、流水と手洗い剤で手洗いを行う。 ● 目に見える汚染がない場合は、アルコールを主成分とする擦式手指消毒薬を用いて手指消毒をする。

感染管理重要度	潜在的危害の発生要因	防止措置
	● スタッフや周囲環境が、排泄物の曝露を受ける。 ● 誤った手順で実施する。 ● PPE を使用しない。 ● 手指衛生を遵守しない。	● 手指衛生を遵守する。 ● 手順を遵守する。 ● PPE を使用する。 ● 適切に準備と片付け作業を行い、使用した物品を速やかに処理する。
	● 前作業のケアや処置で手が汚染している。 ● 手指衛生を正しい手順で実施しない。	● 流水と手洗い剤を使い、流水による手洗い、または擦式手指消毒用アルコール製剤で手指消毒をする。
	● 物品や洗浄液が汚染されている。 ● 物品に破損がある。 ● 準備物品に不足がある。 ● 物品の選択が適切でない。	● PPE は防水・撥水性で非浸透性の物品を使用する。 ● 洗浄液の使用期限を確認する。 ● 清掃用具は清潔な物品を準備する。 ● 破損・汚染などの保存状態を確認する。 ● 必要物品を不足なく準備する。
最重要	● PPE を使用しない。 ● PPE を正しい手順で装着しない。 ● 手が洗浄剤の曝露を受ける。	● PPE を着用して清掃を行う。 ● PPE は正しい手順で装着する。エプロン→マスク→手袋の順で装着する。
	● 汚物やゴミを処理せず放置する。 ● 汚物入れが汚染されている。	● 汚物など感染性物質が付着したものは、ビニール袋に入れ密封し、速やかに廃棄する。 ● 汚物入れが汚染されていたら除菌洗浄剤で清掃する。
最重要	● 前作業で手が汚染している。 ● 手袋を正しい手順で取り外さない。 ● 手指消毒を正しい手順で実施しない。	● 手袋を外す時は、手袋表面に接触しないように脱ぐ。 ● 擦式手指消毒用アルコール製剤で手指消毒をする。
最重要	● 手袋を使用しない。 ● 手袋を正しい手順で装着しない。	● 手袋を着用して清掃を行う。 ● 手袋は正しい手順で装着する。
	● 洗浄剤の不適切な選択。 ● 適切な手順で清掃をしない。	● 除菌洗浄剤を十分に浸み込ませたクロス等で清掃する。 ● より汚染している高頻度接触表面から適切な手順で清掃をする。
	● 洗浄剤の不適切な選択。 ● 洗浄剤を使用しないで便器内を清掃する。	● 除菌洗浄剤を吹き付けて、専用のブラシで洗浄する。
	● 洗浄剤の不適切な選択。 ● 除菌洗浄剤を十分に浸み込ませたクロスを使用しないで便座を清掃する。 ● 適切な手順で便座を清掃をしない。	● 除菌洗浄剤を十分に浸み込ませたクロス等で清掃する。 ● 便座の表面から裏面と適切な手順で清掃をする。
	● 洗浄剤の不適切な選択。 ● 除菌洗浄剤を十分に浸み込ませたクロスを使用しないで便器周囲を清掃する。 ● 適切な手順で便器周囲の清掃をしない。	● 除菌洗浄剤を十分に浸み込ませたクロス等で清掃する。 ● クロスを必ず交換して清掃をする。 ● 便器周囲の汚れの少ない面から最も汚れている面へと適切な手順で清掃をする。
最重要	● PPE を正しい手順で外さない。 ● 外した PPE を速やかに廃棄しない。	● 正しい手順で PPE を取り外す。手袋→エプロンの順で取り外す。 ● PPE は汚染部分に触れないよう、汚染面を内側にして取り外す。 ● 使用した物品は、速やかにビニール袋に入れ廃棄する。
	● 前作業で手が汚染している。 ● 手指消毒を正しい手順で実施しない。 ● 手袋を正しい手順で取り外さない。	● 擦式手指消毒用アルコール製剤で手指消毒をする。 ● 手袋を着用して清掃を行う。 ● 手袋を正しい手順で装着する。
	● 洗浄剤の不適切な選択。 ● 洗浄剤の不適切な管理。 ● 洗浄剤を含ませて湿式清掃を行わない。 ● 適切な手順で床清掃をしない。	● 洗浄剤は毎日あるいは必要に応じて準備する。 ● 洗浄剤を十分に浸み込ませたモップで清掃する。 ● トイレの奥から手前に向かう手順で清掃をする。
	● ぬれている床を放置する。 ● 換気扇を作動させない。	● ぬれている床は乾拭きするか乾燥させる。 ● 換気扇の作動を確認する。 ● 移動させた物品などは元に戻す。
	● 汚染モップを処理しない。 ● 使用済みクロスを適切に廃棄しない。	● 汚染モップを適切に処理する。 ● 使用済みクロスは、速やかに処理する。
	● PPE を正しい手順で外さない。 ● 外した PPE を速やかに廃棄しない。	● 正しい手順で PPE を取り外す。手袋→マスクの順で取り外す。 ● PPE は汚染部分に触れないよう、汚染面を内側にして取り外す。 ● 使用した物品は速やかにビニール袋に入れ廃棄する。
最重要	● 前作業で手が汚染している。 ● 手指衛生を正しい手順で実施しない。	● 流水と手洗い剤を使い、流水による手洗い、または擦式手指消毒用アルコール製剤で手指消毒をする。

環境整備

153

26 吐物処理

準 備

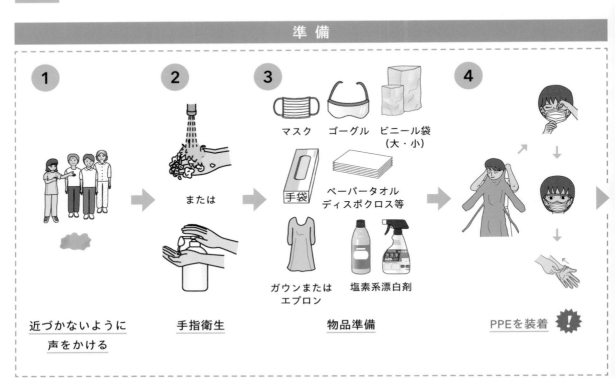

1 近づかないように
声をかける

2 手指衛生
または

3 物品準備
マスク　ゴーグル　ビニール袋
（大・小）
手袋　ペーパータオル
ディスポクロス等
ガウンまたは
エプロン　塩素系漂白剤

4 PPEを装着 ！

終了後

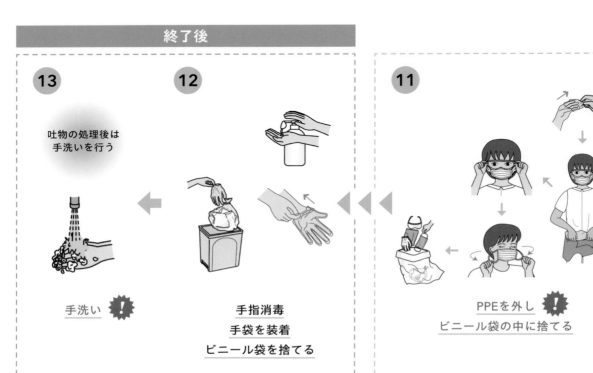

13 吐物の処理後は
手洗いを行う
手洗い ！

12 手指消毒
手袋を装着
ビニール袋を捨てる

11 PPEを外し ！
ビニール袋の中に捨てる

!　赤文字：EBMに基づき強く推奨されているところ

吐 物 処 理

5

乾燥しない
うちに速やかに
処理する

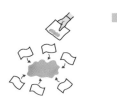

中央に向かって　!
吐物を集める

6

吐物をペーパータオル等で　!
拭き取り、ビニール袋に入れ
口を縛る

7

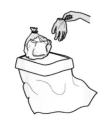

別のビニール袋に入れ
手袋を外し捨てる

10

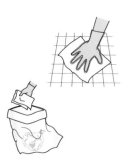

水拭きまたは
乾拭きをして捨てる

9

広い範囲を
拭く

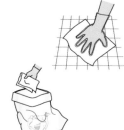

0.1％次亜塩素酸　!
ナトリウムで拭き取り
ビニール袋に捨てる

8

手指消毒　!
手袋を装着

チェックリスト

吐物に由来する主な病原体 ●ノロウイルス ●ロタウイルス ●アデノウイルス ●カンピロバクター

	手順	感染管理のポイント
1	近づかないように声をかける	●吐物の周辺にいる人たちを吐物に触ったり歩いたりしないように、できるだけ遠ざける。
2	手指衛生	●流水と手洗い剤での手洗いまたは、擦式手指消毒用アルコール製剤で手指消毒をする。 ●手が目に見えて汚れている場合は、流水と手洗い剤による手洗いをする。少なくとも15秒以上かけて手全体を洗う。 ●擦式手指消毒用アルコール製剤での手指消毒は全工程20秒以上かけて手指消毒を実施する。
3	物品準備	●物品の不足がないか確認する（ガウンまたはエプロン、マスク、ゴーグル、手袋、ペーパータオル、ビニール袋（大・小）、塩素濃度0.1%（1000ppm）の次亜塩素酸ナトリウム等）。 ●ビニール袋は広げ、口を外側に折り返しておく。
4	PPEを装着	●ガウンまたはエプロン→マスク→ゴーグル→手袋の順で装着する。
5	中央に向かって吐物を集める	●周囲から中央に向かって吐物をペーパータオルで集める。 ●汚染範囲を拡げないように、中央に向かって一回拭くたびにペーパータオルを交換する。 ●吐物は乾燥しないうちに速やかに処理する。
6	吐物をペーパータオル等で拭き取り、ビニール袋に入れ口を縛る	●吐物を拭き取ったペーパータオルは直ちにビニール袋（小）に入れ、空気を入れないように口を縛り密封する。
7	別のビニール袋に入れ手袋を外し捨てる	●手順6のビニール袋（小）をビニール袋（大）の外側に触れないように入れる。 ●手袋を外し同じビニール袋（大）に捨てる。
8	手指消毒手袋を装着	●擦式手指消毒用アルコール製剤で手指消毒をする。 ●全工程20秒以上かけて手指消毒を実施する。 ●新しい手袋を装着する。
9	0.1%次亜塩素酸ナトリウムで拭き取りビニール袋に捨てる	●塩素濃度0.1%（1000ppm）の次亜塩素酸ナトリウム液で吐物があった周辺のできる限り広い範囲を拭き取る。
10	水拭きまたは乾拭きをして捨てる	●塩素濃度0.1%（1000ppm）の次亜塩素酸ナトリウム液で拭き取った場所を液が残らないように拭き取る。
11	PPEを外しビニール袋の中に捨てる	●手袋→ガウンまたはエプロン→ゴーグル→マスクの順に外し廃棄する。 ●脱ぐ時に自身に吐物が付かないように外す。
12	手指消毒手袋を装着ビニール袋を捨てる	●擦式手指消毒用アルコール製剤で手指消毒をする。 ●全工程20秒以上かけて手指消毒を実施する。 ●新しい手袋を装着し、ビニール袋（大）を所定の場所に捨てる。その後装着していた手袋を外す。
13	手洗い	●流水と手洗い剤で手を洗い、十分に乾燥させる。 ●少なくとも15秒以上かけて手全体を洗う。

ェレウス菌　●ウエルシュ菌　●黄色ブドウ球菌　●病原性大腸菌　●腸炎ビブリオ　●サルモネラ　　など

チェック	理由
☐ ☐ ☐	●吐物から他者を離すことにより、他者への感染予防と感染拡大を防止する。
☐ ☐ ☐	●前作業からの手指の汚染を断ち切る。 ●流水と手洗い剤による手洗いは、病原体を減らすことができる。 ●擦式手指消毒用アルコール製剤での手指消毒は、適切な擦式手指消毒用アルコール製剤の量を使用することで手指に付着している病原体を殺菌することができる。 ●手指衛生を確実にすることにより交差感染のリスクを減らすことができる。
☐ ☐ ☐	●不足があり、処理開始後に物品を取りに行くことは汚染エリアの拡大につながる。 ●消毒液（または洗浄液）を適切に使用するため、推奨される使用希釈倍率、材質の適合性、保管、使用期限、安全な使用および処理などのメーカー指示に従うこと。
☐ ☐ ☐	●処理時に手や衣服に病原体が付着したり、顔に飛び散る恐れがあるため手袋とマスク、ゴーグル、ガウンまたはエプロンを装着する。 ●環境または医療器具の洗浄には、使い捨ての非滅菌手袋または再使用手袋を着用する。 ●血液、他の感染性物質、粘膜、創のある皮膚、汚染している可能性のある正常皮膚への接触が予想される時には、手袋を装着する。 ●血液、体液、分泌物、排泄物のはねやしぶきを作り出す可能性のある処置や患者ケアをしている間は、眼、鼻、口の粘膜を守るためにPPEを使用する。必要性に応じて、マスク、ゴーグル、フェイスシールド、それらの組み合わせを選択する。 ●処置や患者ケアの過程で皮膚や着衣の汚染が予測される場合は撥水性のガウン・エプロンを着用する。 ●血液や体液などで、衣服が汚染される可能性がある場合は、ガウンまたはエプロンを着用する。 ●こぼれた血液あるいは他の潜在的に感染可能な物質が流出した場合は、この作業に適切な防護用の手袋や他のPPEを装着すること。
☐ ☐ ☐	●汚染物をすぐに取り除いて、感染拡大を防ぐ。 ●汚染範囲を拡げず、取り除きやすいように中央に集める。 ●清掃手順は、汚れの少ない場所から始めて最も汚れている場所へ移動する ●血液や血液を含む液体がこぼれた場所には、適切な汚染除去の手順を踏むこと。 ●清掃手順は、汚れの少ない場所から始めて最も汚れている場所へと指導する。
☐ ☐ ☐	●汚染を周囲に拡げない。 ●ビニール袋が空気で膨らんでいると、運搬回収時等に破損し、病原体が拡散する恐れが高まる。 ●こぼれた血液あるいは他の潜在的に感染可能な物質が多量に流出した場合は、目に見えるものはディスポーザブルの吸収材で掃除し、使用済み製品は適切にラベル表記された容器に捨てる。
☐ ☐ ☐	●ビニール袋の外側が汚染した場合、運搬回収時等に感染を拡大する可能性がある。 ●手袋に付着した吐物による汚染拡大を防ぐ。 ●患者や周囲環境（医療器具を含む）に触れた後は、手の汚染を避けるために、適切なテクニックを用いて手袋を脱ぐ。
☐ ☐ ☐	●手袋を外す時に手指を汚染する恐れがある。また、ピンホールによる手指の汚染が考えられる。 ●すぐに流水と手洗い剤による手洗いができない場合、あくまでも一般的な感染症対策の観点から手洗いの補助として擦式手指消毒用アルコール製剤を使用する。 ●血液、体液、排泄物、粘膜、創のある皮膚、創部ドレッシングに触れた後は、手の汚染除去を行う。 ●手袋を外した後は汚染を除去する。 ●目に見える汚染がない場合は、アルコールを主成分とする擦式手指消毒薬を用いて手指消毒をする。 ●処理時に手に病原体が付着する恐れがある。 ●血液、他の感染性物質、粘膜、創のある皮膚、汚染している可能性のある正常皮膚への接触が予想される時には、手袋を装着する。
☐ ☐ ☐	●病原体の感染力をなくし交差感染を予防するために環境消毒を行う。 ●血液、体液、排泄物などの汚染の除去をする方法は、乾燥する前にまずペーパータオルと洗剤で拭き取って汚物を除去し、0.1%（1,000ppm）の次亜塩素酸ナトリウム液を用いて清拭消毒する。
☐ ☐ ☐	●環境表面の材質を傷めないようにする。次亜塩素酸ナトリウムにより床材が変色したり、ワックスの傷みの原因となる。
☐ ☐ ☐	●汚染を拡げないために、最も汚染している手袋を一番最初に外す。 ●PPEに付着した吐物による汚染拡大を防ぐ。 ●PPEを脱ぐ過程で衣類や皮膚を汚染しないようにする。 ●着用していたガウン・エプロン・マスク、ゴーグル、フェイスシールドは使用後直ちに外し、廃棄する。
☐ ☐ ☐	●汚染物の拡大を防ぐ。 ●使用した物品は、適切に廃棄しなければ、実施者および周辺の環境を汚染する恐れがある。
☐ ☐ ☐	●手袋を外す時に手指を汚染する恐れがある。また、ピンホールによる手指の汚染が考えられる。吐物により手指が汚染している恐れがある。 ●手袋を外した後は汚染を除去する。 ●手が目に見えて汚れている時、有機物で汚染されている時、また、血液で汚染されている時には、手洗い剤と水、あるいは手指消毒剤と水で手を洗う。 ●アルコールが無効なノロウイルスや芽胞菌（C. ディフィシルなど）を含む排泄物に接触した疑いがある場合はアルコールを主成分とする擦式手指消毒薬ではなく、手洗い剤あるいは手指洗浄消毒薬と流水による手洗いとで病原性微生物を物理的に洗い落とす。

危害リスト

	手順	潜在的危害（危害を及ぼすであろう現象）	重要度の判断根拠（ガイドラインや文献等）
0	工程全体	● 吐物に由来する病原体伝播のリスクがある。 ノロウイルス、ロタウイルス、アデノウイルス、MRSA、VRE、CRE、病原性大腸菌、C. ディフィシル、黄色ブドウ球菌など	● 吐物に含まれる病原体の汚染が拡大するリスクがある。 ● 吐物を飛散させたり、周囲環境に汚染を拡げない。 ● 清掃方法についてはマニュアル（委託業務を含む）を作成し、定期的に見す。 ● 清掃は日常清掃、定期清掃、緊急清掃の3つに分類して実施する。 ● 緊急清掃：血液、体液、排泄物などによる環境の汚染時には、汚染の除去と消毒を行う。 ● こぼれた血液や体液は、EPAの承認を受けた次亜塩素酸ナトリウム製剤が望ましいが、そうした製品が手に入らなければ一般的な次亜塩素酸ナトリウム溶液（家庭で使用されている塩素系漂白剤）を使用してもよい。
1	近づかないように声をかける	● 吐物は病原体が含まれている恐れがあるので、曝露すると感染のリスクがある。 ● 吐物周辺の人を通じて汚れが周囲環境へ付着し、感染が拡大するリスクがある。	
2	手指衛生	● 手に付着している汚染や病原体が、周囲環境や使用物品に付着する恐れがある。	● 前作業からの手指の汚染を断ち切る。 ● 手指衛生を確実にすることにより交差感染のリスクを減らすことができる。
3	物品準備	● 破損している物品を使用することで、スタッフが排泄物由来の病原体に曝露するリスクがある。 ● 汚染した物品を使用することで、トイレ環境が汚染する。 ● 物品の不足で処置の手順が中断し、時間のロスや対象への負担がかかる。または、装着回数が増えることで物品が無駄になる。	● 不適切な物品の選択や破損により、病原体や感染源となる血液、分泌物、粘膜、皮膚、滲出液等に曝露する恐れがある。 ● 消毒液（または洗浄液）を適切に使用するため、推奨される使用希釈倍率、材質の適合性、保管、使用期限、安全な使用および処理などのメーカー指示に従うこと。
4	PPE を装着	● 吐物に含まれる病原体の曝露の恐れがあるため、PPEを着用する。 ● 実施者が吐物処理時に曝露を受け、病原体が伝播するリスクがある。 ● PPEの不適切な使用により、周囲環境が汚染される。	● 吐物に含まれる病原体の曝露の恐れがあるため、PPEを着用する。 ● 環境または医療器具の洗浄には、使い捨ての非滅菌手袋または再使用手袋を着用する。 ● 血液、他の感染性物質、粘膜、創のある皮膚、汚染している可能性のある接触が予想される時は、手袋を装着する。 ● 血液、体液、分泌物、排泄物のはねやしぶきを作り出す可能性のある処置や患者ケアをしている間は、眼、鼻、口の粘膜を守るためにPPEを使用する。必要性に応じて、マスク、ゴーグル、フェイスシールド、それらの組み合わせを選択する。 ● 血液、体液、分泌物、排泄物への接触が予想される場合、処置や患者ケアの間は皮膚を守るために、また衣服が汚染したりするのを避けるために、業務に適したガウンを着る。 ● 処置や患者ケアの過程で皮膚や着衣の汚染が予測される場合は撥水性のガウン・エプロンを着用する。 ● 血液や体液などで、衣服が汚染される可能性がある場合は、ガウンまたはエプロンを着用する。 ● こぼれた血液あるいは他の潜在的に感染可能な物質が流出した場合は、この作業に適切な防護用の手袋やその他のPPEを装着すること。
5	中央に向かって吐物を集める	● 適切な手順を実施しないことで周囲環境に汚染が残り病原体伝播のリスクがある。 ● 速やかに吐物を処理しなければ吐物が乾燥し病原体が空気中に舞い上がるリスクがある。	● 汚染物をすぐに取り除いて、感染拡大を防ぐ。 ● こぼれた血液あるいは他の潜在的に感染可能な物質が流出した場合は速やかに清掃し汚染除去を行う。 ● 清掃手順は、汚れの少ない場所から始めて最も汚れている場所へと指導する。 ● 吐物は乾燥するとノロウイルスが容易に空中に漂い、これが口に入って感染することがある。
6	吐物をペーパータオル等で拭き取り、ビニール袋に入れ口を縛る	● 吐物を飛散させ、実施者や周囲環境に汚染が付着する。 ● 吐物が入ったビニール袋の空気を抜くと吐物が飛散し、周囲環境を汚染する恐れがある。	● 拭き取りに使用したペーパータオル等は、ビニール袋に密閉して廃棄する。 ● こぼれた血液あるいは他の潜在的に感染可能な物質が多量に流出した場合は、目に見えるものはディスポーザブルの吸収材で掃除し、使用済み製品は適切にラベル表記された容器に捨てる。
7	別のビニール袋に入れ手袋を外し捨てる	● 吐物が入ったビニール袋（小）は外側が汚染している恐れがあり、運搬回収時に病原体が伝播するリスクがある。 ● 手袋に付着した汚染が、スタッフや周囲環境へ付着し交差感染のリスクとなる。 ● 使用した手袋を適切に廃棄しなければ、周囲環境に汚染が拡がる。	● 手袋を外す時に手が汚染される恐れがある。 ● 患者や周囲環境（医療器具を含む）に触れた後は、手の汚染を避けるために、適切なテクニックを用いて手袋を脱ぐ。 ● PPEを脱ぐ過程で衣類や皮膚を汚染しないようにする。 ● PPEはその都度交換する。
8	手指消毒手袋を装着	● 手に付着している汚染や病原体が、使用物品や周囲環境へ付着する恐れがある。 ● 手袋の不適切な使用により、周囲環境が汚染される。	● 前作業からの手指の汚染を取り除く。 ● 手指衛生を確実にすることにより交差感染のリスクを減らすことができる。 ● 血液、体液、排泄物、粘膜、創のある皮膚、創部ドレッシングに触れた後は、手の汚染除去を行う。 ● 手袋にピンホールがあったり使用中に破れることがある。 ● 手袋を外す時に手が汚染される恐れがある。 ● 手袋を外した後は汚染を除去する。 ● 目に見える汚染がない場合は、アルコールを主成分とする擦式手指消毒薬を用いて手指消毒をする。 ● 排泄物の曝露を受ける恐れがあるため、PPEを着用する。 ● 血液、他の感染性物質、粘膜、創のある皮膚、汚染している可能性のある正常皮膚への接触が予想される時は、手袋を装着する。
9	0.1%次亜塩素酸ナトリウムで拭き取りビニール袋に捨てる	● 嘔吐症状はノロウイルス等が含まれる感染症のリスクがある。吐物を次亜塩素酸ナトリウム液で消毒しなければ環境に病原体が残るリスクがある。 ● 次亜塩素酸ナトリウム液の濃度が適切でなければ殺菌作用が得られず環境に病原体が残るリスクがある。	● 嘔吐は広範囲に飛散することを考慮し、清掃と消毒が必要である。 ● 血液、体液、排泄物などの汚染を除去する方法は、乾燥する前にまずペーパータオルと洗剤で拭き取って汚染を除去し、0.1%（1,000ppm）の次亜塩素酸ナトリウム液を用いて清拭消毒する。 ● 血液、体液で汚染された環境面は、ただちに手袋を着用してペーパータオル等で目に見える血液、体液を除去したうえで次亜塩素酸ナトリウムを用いて清拭消毒する。
10	水拭きまたは乾拭きをして捨てる	● 次亜塩素酸ナトリウムは、環境の材質を傷めたり、変質させる恐れがある。	● 次亜塩素酸ナトリウムは化学的反応を起こしやすいため、使用する際は注意する。
11	PPE を外しビニール袋を捨てる	● PPEに付着した汚染が、スタッフや周囲環境へ付着し交差感染のリスクとなる。 ● 使用したPPEを適切に廃棄しなければ、周囲環境に汚染が拡がる。	● 患者や周囲環境（医療器具を含む）に触れた後は、手の汚染を避けるために、適切なテクニックを用いて手袋を脱ぐ。 ● PPEを脱ぐ過程で衣類や皮膚を汚染しないようにする。 ● 着用していたガウン・エプロン・マスク、ゴーグル、フェイスシールドは使用後直ちに外し、廃棄する。 ● 使用した物品は適切に廃棄しなければ、処置者および周囲環境を汚染する恐れがある。
12	手指消毒手袋を装着ビニール袋を捨てる	● 手に付着している汚染や病原体が、使用物品や周囲環境へ付着する恐れがある。 ● 手袋の不適切な使用により、周囲環境が汚染される。	● 前作業からの手指の汚染を取り除く。 ● 手指衛生を確実にすることにより交差感染のリスクを減らすことができる。 ● 手袋にピンホールがあったり使用中に破れることがある。 ● 手袋を外す時に手が汚染される恐れがある。 ● 排泄物の曝露を受ける恐れがあるため、PPEを着用する。
13	手洗い	● スタッフの手を介して他の患者や周囲環境へ汚染を拡げる恐れがある。 ● 吐物由来のアルコール無効病原体の曝露のリスクがある。	● 前作業からの手指の汚染を断ち切る。 ● 手指衛生を確実にすることにより交差感染のリスクを減らすことができる。 ● 手袋を外した後は汚染を除去する。 ● 手が目に見えて汚れている時、有機物で汚染されている時、また、血液で汚染されている時には、手洗い剤と水あるいは手指消毒剤と水で手を洗う。 ● 目に見えて汚染がある場合は、流水と手洗い剤で手洗いを行う。 ● アルコールが無効なノロウイルスや芽胞菌（C. ディフィシルなど）を含む排泄物に接触した疑いがある場合はアルコールを主成分とする擦式手指消毒薬ではなく、手洗い剤あるいは手指洗浄消毒薬と流水による手洗いとで病原性微生物を物理的に洗い落とす。

感染管理重要度	潜在的危害の発生要因	防止措置
	● スタッフや周囲環境が吐物の曝露を受ける。 ● 誤った手順で実施する。 ● PPE を使用しない。 ● 手指衛生を遵守しない。 ● 消毒薬の不適切な選択。 ● 吐物を速やかに処理しない。	● 手指衛生を遵守する。 ● 手順を遵守する。 ● PPE を使用する。 ● 汚染環境面を次亜塩素酸ナトリウム液で消毒する。 ● 吐物を速やかに処理する。 ● 適切に準備と片付け作業を行い、使用した物品を速やかに処理する。
	● 吐物があることを他者等に知らせしない。	● 吐物から他者等を遠ざけるよう、近くにいる人に知らせる。
	● 前作業のケアや処置で手が汚染している。 ● 手指衛生を正しい手順で実施しない。	● 流水と手洗い剤を使い、流水による手洗い、または擦式手指消毒用アルコール製剤で手指消毒をする。
	● 物品や消毒液が汚染されている。 ● 物品に破損がある。 ● 準備物品に不足がある。 ● 物品の選択が適切でない。	● 防水・撥水性で非浸透性の物品を使用する。 ● 物品と消毒液の使用期限を確認する。 ● 破損・汚染などの保存状態を確認する。 ● 必要物品を不足なく準備する。 ● 吐物処理用に物品をセットしておく。
最重要	● PPE を使用しない。 ● PPE を正しい手順で装着しない。 ● 手が消毒液の曝露を受ける。	● PPE を着用して清掃を行う。 ● PPE は正しい手順で装着する。ガウンまたはエプロン→マスク→ゴーグル→手袋の順で装着する。
最重要	● 適切な手順で吐物処理をしない。 ● 吐物を長時間放置する。	● 吐物処理は適切な手順で実施する。 ● 吐物処理は、周囲から中央に向かってペーパータオル等で集める。 ● 汚染範囲を広げないように中央に向かって 1 回拭くたびにペーパータオル等を交換する。 ● 吐物は乾燥しないうちに速やかに処理する。
最重要	● 吐物を拭き取ったペーパータオル等を環境に放置する。 ● 吐物を入れたビニール袋の空気を抜く。	● 吐物を拭き取ったペーパータオル等は速やかにビニール袋（小）に入れる。 ● ビニール袋には空気を入れないようにペーパータオル等を廃棄する。
	● 吐物の入ったビニール袋を使用する。 ● ビニール袋をもう一枚準備しない。 ● 手袋を適切な手順で取り外さない。 ● 処理時の汚染が、手指に付着する。	● 手順 6 のビニール袋（小）をもう一枚のビニール袋（大）に入れる。 ● 手袋を外す時は、手袋表面に接触しないように脱ぐ。 ● 手袋はビニール袋（大）に廃棄する。
	● 前作業で手が汚染している。 ● 手指消毒を正しい手順で実施しない。 ● 手袋を正しい手順で取り外さない。	● すぐに流水での手洗いができなくても、感染対策の観点から補助的に擦式手指消毒用アルコール製剤で手指消毒を実施する。 ● 手袋を着用して清掃を行う。 ● 手袋を正しい手順で装着する。
	● 消毒液の不適切な選択。 ● 次亜塩素酸ナトリウム液の濃度が適切でない。	● 0.1%（1,000ppm）次亜塩素酸ナトリウム液で消毒をする。 ● 吐物があった周辺のできる限り広い範囲を拭き取る。
	● 水拭きまたは乾拭きをしない。	● 次亜塩素酸ナトリウムが残らないよう、消毒した範囲を拭き取る。
最重要	● PPE を正しい手順で外さない。 ● 外した PPE を速やかに廃棄しない。	● 正しい手順で PPE を取り外す。 　手袋→ガウンまたはエプロン→ゴーグル→マスクの順に取り外す。 ● PPE は汚染部分に触れないよう、汚染面を内側にして取り外す。 ● 使用した物品は速やかにビニール袋に入れ、廃棄する。
	● 前作業で手が汚染している。 ● 手指消毒を正しい手順で実施しない。 ● 手袋を使用しない。	● 擦式手指消毒用アルコール製剤で手指消毒をする。 ● 使用した物品は速やかに廃棄する。 ● 廃棄時には、PPE を着用する。
最重要	● 前作業で手が汚染している。 ● 手指衛生を正しい手順で実施しない。	● 流水と手洗い剤を使い、流水による手洗いをする。

環境整備

特殊部門

27 手術室清掃（手術間）

準備

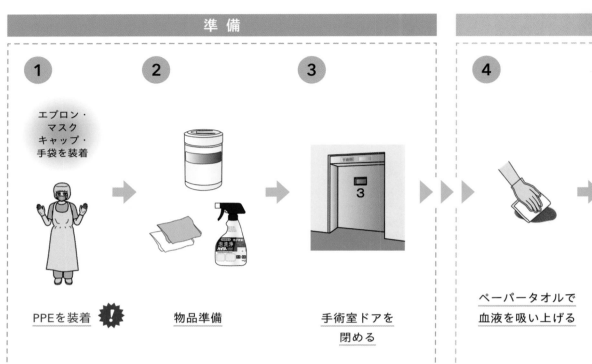

1

エプロン・
マスク
キャップ・
手袋を装着

PPEを装着 ❗

2

物品準備

3

手術室ドアを
閉める

4

ペーパータオルで
血液を吸い上げる

片付け

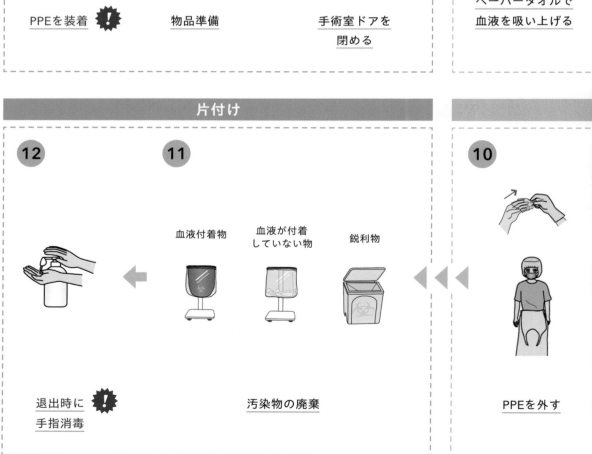

12

退出時に
手指消毒 ❗

11

血液付着物

血液が付着
していない物

鋭利物

汚染物の廃棄

10

PPEを外す

! 赤文字：EBMに基づき強く推奨されているところ

血液・体液の掃除（汚染範囲が広い場合は、1日の終了後清掃を行う）

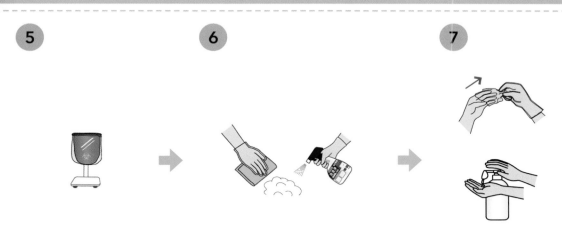

5 ペーパータオルの廃棄

6 次亜塩素酸ナトリウム液で
清拭

7 手袋を外し
手指消毒 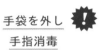!

湿式清掃

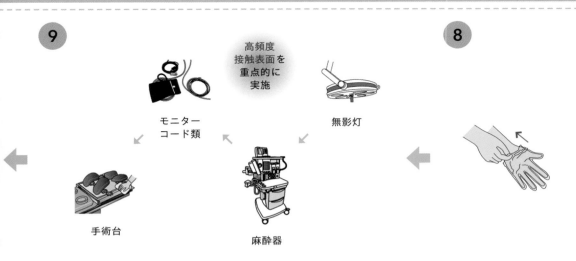

9

モニター
コード類

高頻度
接触表面を
重点的に
実施

無影灯

手術台

麻酔器

除菌洗浄剤で清拭

8 手袋を装着 !

チェックリスト

環境由来の病原体 ●アスペルギルス属 ●レジオネラ属菌 ●セラチア菌 ●カンジダ菌 ●黄色ブドウ
血液媒介病原体 ● HIV ● HCV ● HBV　　など

	手順	感染管理のポイント
1	PPE を装着	●エプロン→マスク→キャップ→手袋の順で装着する。
2	物品準備	●物品の衛生状態等の確認をする。 ●必要物品を確認しそろえる。
3	手術室ドアを閉める	●手術室のドアを閉め、出入りを最小限にする。
4	ペーパータオルで血液を吸い上げる	●ペーパータオル等で血液を清拭除去する。
5	ペーパータオルの廃棄	●吸い上げたペーパータオル等は直ちに廃棄する。
6	次亜塩素酸ナトリウム液で清拭	●次亜塩素酸ナトリウム液で清拭後、水拭きする。
7	手袋を外し手指消毒	●処置後は直ちに手袋を外す。 ●擦式手指消毒用アルコール製剤で手指消毒をする。
8	手袋を装着	●手袋を装着する。
9	除菌洗浄剤で清拭	●無影灯→麻酔器→モニター、コード類→手術台の順番で清掃する。 ●除菌洗浄剤を含んだクロスは器材ごと、または目に見えて汚れた場合に交換する。
10	PPE を外す	●作業後は直ちに PPE を外す。 ●手袋→エプロンの順で外す。
11	汚染物の廃棄	●手術に使用した医療材料を鋭利なもの、固形状のもの（可燃物）、液状・泥状のもの等に区分し所定の容器へ廃棄する。
12	退室時に手指消毒	●擦式手指消毒用アルコール製剤で手指消毒をする。

●膿菌　　など

チェック	理由
☐ ☐ ☐	●清掃時に血液、体液曝露を受ける恐れがある。 ●清掃時に洗浄剤、消毒剤に触れる恐れがある。 ●環境清掃や医療器具の洗浄には使い捨ての非滅菌手袋または再使用可能な万能手袋を着用する。 ●処置および患者ケアにて血液、体液、分泌物、または排泄物との接触が予想される場合は、作業に適したガウンを着用し、皮膚を保護して衣服への付着（汚染）を防ぐ。 ●血液、体液、分泌物、排泄物の飛散が予想される処置やケアでは、眼、鼻、口の粘膜を保護するため PPE を着用する。作業内容から予想される必要性に合わせてマスク、ゴーグル、フェイスシールド、またそれぞれの組み合わせを選択する。
☐ ☐ ☐	●汚染された物品を使ってしまう。 ●物品の不足により操作の中断が起こり、病原体が付着した PPE を介して病原体が拡散する恐れがある。 ●清掃用液体（清浄液）は毎日あるいは必要に応じて準備すること。施設の方針や規定に従って新しい液体と頻繁に交換すること。 ●モップの先は 1 日の始めに、また施設の方針に従って交換すること。また大量の血液、体液を掃除した後も交換すること。
☐ ☐ ☐	●手術室内は周辺諸室に対して陽圧のため、清掃により発生する浮遊粉塵が室外へ流出する恐れがある。 ●必要時以外は手術室のドアを閉めておく。
☐ ☐ ☐	●次亜塩素酸ナトリウムは血液等の有機物で不活化する恐れがあるため、あらかじめ血液等の有機物を除去する。 ●素手で環境に残留した血液に触れた場合、血液媒介性感染症のリスクが生じる。 ●汚染した患者環境、大型機器表面などは血液等、目に見える大きな汚染物が付着している場合は、まずこれを清拭除去したうえで（消毒薬による清拭でもよい）、適切な消毒薬を用いて清拭消毒する。清拭消毒前に、汚染微生物量を極力減少させておくことが清拭消毒の効果を高めることになる。 ●表面や器械に目に見える血液や、体液による汚れや汚染がある場合、EPA が承認した病院消毒剤を用いて汚染部を次の手術の前に清掃する。 ●B 型肝炎の感染性は、30℃〜32℃では 6 か月間、保たれる。乾燥血液表面の場合、少なくとも 1 週間は感染性を保持する。
☐ ☐ ☐	●汚染を周囲に広げない。
☐ ☐ ☐	●病原体の感染力をなくし、交差感染を予防するため環境消毒を行う。 ●0.1%（1,000ppm）の次亜塩素酸ナトリウムを使用する。
☐ ☐ ☐	●汚染した手袋で作業を続けると周囲環境に汚染を拡げる恐れがある。 ●手袋を外す時に手指を汚染する恐れがある。また、手袋のピンホールによる手指の汚染が考えられる。 ●患者や患者周囲の環境表面（医療機器を含む）と接触した後は手の汚染を防ぐ正しい方法で手袋を外す。同じ手袋を着用したまま複数の患者のケアを行ってはならない。再使用する目的で手袋を洗浄してはならない。この行為については病原体伝播との関連が認められている。 ●体液、排泄物、粘膜、正常でない皮膚、創傷面の被覆材との接触の後は、手が目に見えて汚れていなくても、手の汚染除去を行う。
☐ ☐ ☐	●血液、体液曝露による職業感染のリスクがある。 ●環境清掃や医療器具の洗浄には使い捨ての非滅菌手袋または再使用可能な万能手袋を着用する。
☐ ☐ ☐	●手指が頻繁に触れる箇所（高頻度接触表面）を介して交差汚染する恐れがある。 ●手術室の表面は、水、洗浄剤と雑巾を用いて清潔に保つ。表面は、スポルディング分類体系に従うと、「ノンクリティカル」と考えられるため、それらを清潔に保てば安全性に問題はない。 ●清掃の前にまず廃棄物を感染性廃棄物処理マニュアルに沿って速やかに収集、搬出し、吸引瓶の処理と交換も行う。手術台はエタノールを含浸させた不織布などで清拭し、床面の除塵作業は手術台周辺の器材を壁側に寄せ、高性能モップで手術台から 90〜120cm のエリアを清拭し乾燥後に器材を元の位置に戻して、そのエリアを清拭する。床の清掃は、除菌洗浄剤を使用した高性能モップで清掃・清拭を行う。清掃作業終了後には、床を乾燥させ次の手術に備える。
☐ ☐ ☐	●汚染した手袋で作業を続けると周囲環境に汚染を拡げる恐れがある。 ●病室または間仕切りの外に出る前に、PPE を脱いで廃棄する。
☐ ☐ ☐	●使用後の汚染物品で、実施者および環境が汚染される。 ●不適切な分別で鋭利器材による針刺し、切創を起こし、職業感染のリスクが生じる。 ●注射針、メス等の鋭利なものは、金属製、プラスチック製等で危険防止のために耐貫通性のある堅牢な容器を使用すること。 ●固形物のもの（鋭利なものを除く）は、丈夫なプラスチック袋を二重にして使用するか、堅牢な容器を使用すること。 ●液状または泥状のものは、廃液等が漏洩しない密閉容器を使用すること。
☐ ☐ ☐	●汚染した手袋で作業を続けると周囲環境に汚染を拡げる恐れがある。 ●手袋を外す時に手指を汚染する恐れがある。また、手袋のピンホールによる手指の汚染が考えられる。 ●患者の細菌叢を患者ゾーンから医療領域へ持ち出す恐れがある。 ●手袋を外した後には手の汚染除去を行う。 ●患者に極めて近い（医療設備を含めて）無生物表面や対象物に触れた後は手指衛生を行う。

特殊部門

163

危害リスト

	手順	潜在的危害 （危害を及ぼすであろう現象）	重要度の判断根拠（ガイドラインや文献等）
0	工程全体	●環境由来の病原体 　アスペルギルス属、レジオネラ属菌、セラチア菌、カンジダ菌、黄色ブドウ球菌・緑膿菌　等 ●血液媒介病原体 　HIV、HBV、HCV	●手術室を清浄化するために最も重要なことは術野への汚染防止を中心とした日常的な清掃を適切に行うことである。手術室全体を無菌化しようとするものではない。環境整備の基本は、汚染を取り除き可能な限り汚染微生物の量を少なくすることである。したがって、清潔領域である手術室の床やその他の環境表面に対しては日常業務としての清掃が必要である。
1	PPE を装着	●清掃時に血液、体液曝露を受ける恐れがある。 ●清掃時に洗浄剤、消毒剤に触れる恐れがある。	●環境清掃や医療器具の洗浄には使い捨ての医療用手袋または再使用可能な万能手袋を着用する。 ●血液その他の潜在的感染性物質、粘膜、損傷皮膚、汚染の可能性のある正常皮膚（便失禁や尿失禁の患者など）との接触が十分予想される場合は手袋を着用する。 ●処置および患者ケアにて血液、体液、分泌物、または排泄物との接触が予想される場合は、作業に適したガウンを着用し、皮膚を保護して衣服への付着（汚染）を防ぐ。 ●血液、体液、分泌物、排泄物の飛散が予想される処置やケアでは、眼、鼻、口の粘膜を保護するため PPE を着用する。処置内容から予想される必要性に合わせてマスク、ゴーグル、フェイスシールド、またそれぞれの組み合わせを選択する。
2	物品準備	●汚染された物品を使ってしまう。 ●物品の不足により操作の中断が起こり、病原体が付着した PPE を介して病原体が拡散する恐れがある。	●清掃用液体（清浄液）は毎日あるいは必要に応じて準備すること。施設の方針や規定に従って新しい液体と頻繁に交換すること。 ●モップの先は1日の始めに、また施設の方針に従って交換すること。また大量の血液、体液を掃除した後も交換すること。
3	手術室ドアを閉める	●手術室内は周辺諸室に対して陽圧のため、清掃により発生する浮遊粉塵が室外へ流出する恐れがある。	●必要時以外は手術室のドアを閉めておく。
4	ペーパータオルで血液を吸い上げる	●次亜塩素酸ナトリウムは血液等の有機物で不活化する恐れがある。 ●素手で環境に残留した血液に触れた場合、血液媒介性感染症のリスクが生じる。	●汚染した患者環境、大型機器表面などは、血液や目に見える大きな汚染物が付着している場合は、まずこれを清拭除去したうえで（消毒薬による清拭でもよい）、適切な消毒薬を用いて清拭消毒する。清拭消毒前に、汚染微生物量を極力減少させておくことが清拭消毒の効果を高めることになる。 ●表面や器械に目に見える血液や、体液による汚れや汚染がある場合、EPA が承認した病院消毒剤を用いて汚染部を次の手術の前に清掃する。 ●手術室の機器や環境表面が血液や体液で汚染した場合は、消毒等を用いて除染する。 ●手術と手術の間（手術患者の入れ替え時）に行う清掃は手術台を中心に短時間で効率よく実施する。 ●血液で汚染された場所は、直ちに汚染された部分のみを安全な方法で拭き取り、水、洗剤や必要に応じて局所的に次亜塩素酸ナトリウムや加速化過酸化水素水などで消毒する。清拭にはきれいなモップヘッドを使用する。 ●B型肝炎の感染性は、30℃〜32℃では6か月間、保たれる。乾燥血液表面の場合、少なくとも1週間は感染性を保持する。
5	ペーパータオルの廃棄		
6	次亜塩素酸ナトリウム液で清拭		
7	手袋を外し手指消毒	●汚染した手袋で作業を続けると周囲環境に汚染を拡げる恐れがある。 ●手袋を外す時に手指を汚染する恐れがある。また、手袋のピンホールによる手指の汚染が考えられる。	●患者や患者周囲の環境表面（医療器具を含む）と接触した後は手の汚染を防ぐ正しい方法で手袋を外す。同じ手袋を着用したまま複数の患者のケアを行ってはならない。再使用する目的で手袋を洗浄してはならない。この行為については病原体伝播との関連が認められている。 ●体液、排泄物、粘膜、正常でない皮膚、創傷面の被覆材との接触の後は、手が目に見えて汚れていなくても、手の汚染除去を行う。 ●手袋をはずした後には手の汚染除去を行う。
8	手袋を装着	●血液、体液曝露による職業感染のリスクがある。	●環境清掃や医療器具の洗浄には使い捨ての非滅菌手袋を着用する。
9	除菌洗浄剤で清拭	●手指が頻繁に触れる箇所（高頻度接触表面）を介して交差汚染する恐れがある。	●手術室の表面は、水、洗浄剤と雑巾を用いて清潔に保つ。表面は、スポルディング分類体系に従うと、「ノンクリティカル」と考えられるため、それらを清潔に保てば安全性は問題はない。 ●清掃の前にまず廃棄物を感染性廃棄物処理マニュアルに沿って速やかに収集、搬出し、吸引瓶の処理と交換も行う。手術台はエタノールを含浸させた不織布などで清拭し、床面の除菌作業は手術台周辺の器材を壁側に寄せ、高性能モップで手術台から90〜120cmのエリアを清拭し乾燥後に器材を元の位置に戻して、そのエリアを清拭する。床の清掃は、除菌洗浄剤を使用した高性能モップで清掃・清拭を行う。清掃作業終了後には、床を乾燥させ次の手術に備える。
10	PPE を外す	●汚染した手袋で作業を続けると周囲環境に汚染を拡げる恐れがある。	●病室または間仕切りの外に出る前に、PPE を脱いで廃棄する。
11	汚染物の廃棄	●使用後の汚染物品で、実施者および環境が汚染される。 ●不適切な分別で鋭利器材による針刺し、切創を起こし、職業感染のリスクが生じる。	●注射針、メス等の鋭利なものは、金属製、プラスチック製等で危険防止のために耐貫通性のある堅牢な容器を使用すること。 ●固形状のもの（鋭利なものを除く）は、丈夫なプラスチック袋を二重にして使用するか、堅牢な容器を使用すること。 ●液状または泥状のものは、廃液等が漏洩しない密閉容器を使用すること。
12	退室時に手指消毒	●汚染した手袋で作業を続けると周囲環境に汚染を拡げる恐れがある。 ●手袋を外す時に手指を汚染する恐れがある。また、手袋のピンホールによる手指の汚染が考えられる。 ●患者の細菌叢を患者ゾーンから医療領域へ持ち出す恐れがある。	●患者のすぐ近くの物（医療機器を含む）との接触の後には手の汚染除去を行う。 ●手袋を外した後には手の汚染除去を行う。

感染管理重要度	潜在的危害の発生要因	防止措置
	● 手指や環境を介して交差感染を起こす恐れがある。 ● 手術室環境は手術部位感染の発生要因となる恐れがある。	● 手指衛生を遵守する。 ● 清掃道具を適正管理する。 ● 消毒剤の正しい濃度、使用方法を遵守する。 ● スポット清掃と高頻度接触表面の清掃手順を遵守する。
最重要	● 手指が血液等で汚染された環境に直接触れる。 ● 次亜塩素酸ナトリウム液を取り扱う。	● エプロン→マスク→キャップ→手袋の順で装着する。
	● 物品が汚染している恐れがある。 ● 物品が不足し PPE 装着のまま取りに行くことで周辺環境が汚染する。	● 物品の衛生状態等の確認をする。 ● 必要物品を確認しそろえる。
	● 清掃中に出入りする恐れがある。	● 必要時以外はドアを開放しない。
	● 手術台の裏側やマットの隙間に血液が付着している恐れがある。 ● 次亜塩素酸ナトリウムを適正な濃度に希釈していない恐れがある。	● ペーパータオル等で血液を清拭除去する。 ● 汚染したペーパータオルは直ちに廃棄する。 ● 次亜塩素酸ナトリウム液で清拭消毒する。
最重要	● 前工程で手指に病原体が付着している恐れがある。 ● 汚染した手指、手袋で作業を続けると環境や清掃道具を汚染する恐れがある。	● 処置後は直ちに手袋を外す。 ● 擦式手指消毒用アルコール製剤で手指消毒をする。
最重要	● 清掃中にスポット清掃で拭き残した血液、体液で手が汚染される恐れがある。	● 手袋を装着する。
	● 頻繁に手が触れる所（高頻度接触表面）は、汚染されている恐れがある。 ● 汚染されたクロスの使用。 ● 不適切な洗浄剤や手順により汚れが残存する恐れがある。	● 無影灯→麻酔器→モニター、コード類→手術台の順番で清掃する。 ● 除菌洗浄剤を含んだクロスは器材ごと、または目に見えて汚れた場合に交換する。
	● 手袋を装着したまま器材や周囲環境に触れる恐れがある。	● 作業後は直ちに PPE を外す。 ● 手袋→エプロンの順で外す。
	● 使用した物品の放置。 ● 不適切な廃棄物の分別。	● 手術に使用した医療材料を鋭利なもの、固形状のもの（可燃物）、固形状のもの、液状・泥状のもの等に区分し所定の容器へ廃棄する。
最重要	● 手指に付着した患者由来の細菌叢を医療領域へ持ち出す恐れがある。	● 擦式手指消毒用アルコール製剤で手指消毒をする。

特殊部門

28 手術室清掃（1日の手術が終了した後）

準 備

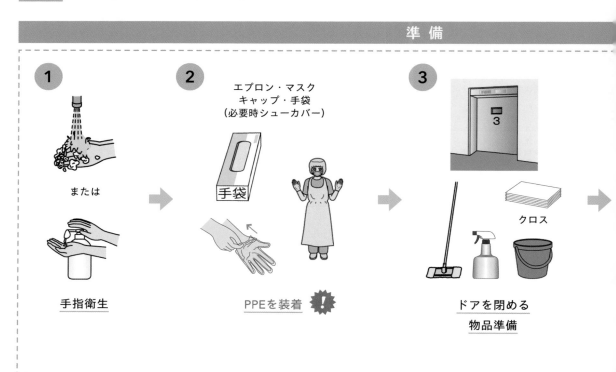

1 手指衛生

または

2 エプロン・マスク
キャップ・手袋
（必要時シューカバー）

手袋

PPEを装着 ！

3 ドアを閉める
物品準備

クロス

終了後

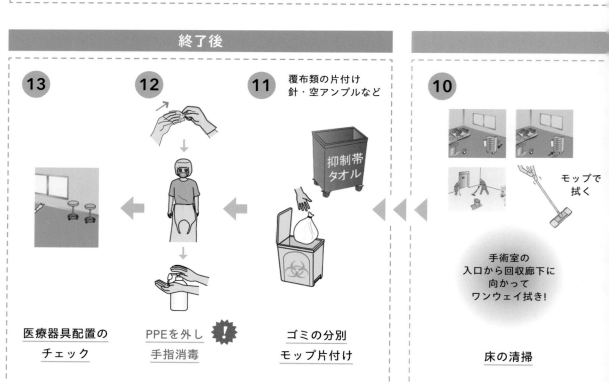

13 医療器具配置の
チェック

12 PPEを外し
手指消毒 ！

11 覆布類の片付け
針・空アンプルなど

抑制帯
タオル

ゴミの分別
モップ片付け

10 床の清掃

モップで
拭く

手術室の
入口から回収廊下に
向かって
ワンウェイ拭き！

!　赤文字：EBMに基づき強く推奨されているところ

こぼれた血液・体液の清掃

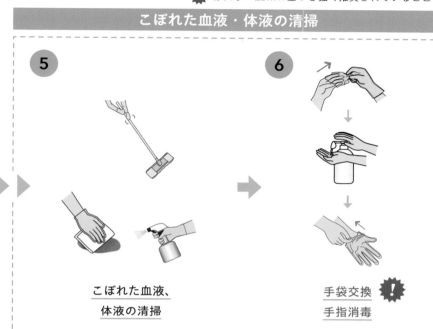

4 ゴミの回収

5 こぼれた血液、体液の清掃

6 手袋交換　手指消毒　!

湿式清掃

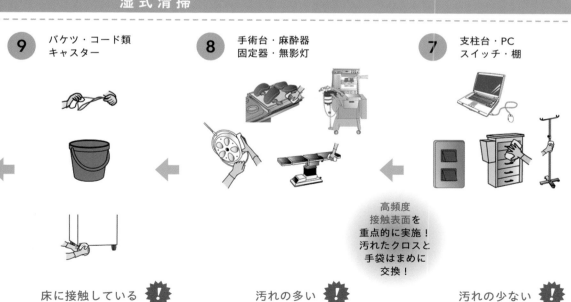

9 バケツ・コード類　キャスター

床に接触している部位の清掃　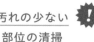

8 手術台・麻酔器　固定器・無影灯

汚れの多い部位の清掃　!

7 支柱台・PC　スイッチ・棚

汚れの少ない部位の清掃　!

高頻度接触表面を重点的に実施！汚れたクロスと手袋はまめに交換！

特殊部門

チェックリスト

環境から伝播の恐れがある病原体　●アスペルギルス菌やレジオネラ属　●空気感染する病原体
血流感染から分離された主な病原体　●コアグラーゼ陰性ブドウ球菌（CNS）　●黄色ブドウ球菌　●腸球

	手順	感染管理のポイント
1	手指衛生	●流水と手洗い剤での手洗いまたは、擦式手指消毒用アルコール製剤で手指消毒をする。 ●手が目に見えて汚れている場合は、流水と手洗い剤による手洗いをする。少なくとも15秒以上かけて手全体を洗い、十分に乾燥させる。 ●擦式手指消毒用アルコール製剤での手指消毒は全工程20秒以上かけて手指消毒を実施する。
2	PPEを装着	●エプロン→マスク→キャップ→手袋の順で装着する。 ●必要時シューカバーを装着する。
3	ドアを閉める 物品準備	●清掃カートを手術室まで移動させる（回収廊下側）。 ●手術室のドアを閉めて開始する。
4	ゴミの回収	●手術で使用した医療材料を分別して回収廊下に出す。
5	こぼれた血液・ 体液の清掃	●ペーパータオルで血液、体液等を吸い上げる。 ●次亜塩素酸ナトリウムで清拭する。 ●血液、体液等が付着した場合はその都度手袋を交換し、手指消毒をする。
6	手袋交換 手指消毒	●手袋を外す。 ●擦式手指消毒用アルコール製剤で手指消毒をする。 ●手袋を装着する。
7	汚れの少ない 部位の清掃	●支柱台、PC、スイッチ、棚等を除菌洗浄クロスで清拭する。 ●コンセントや支柱台などに埃や血液が付着していることがある。 ●汚れたクロスと手袋はこまめに交換する。
8	汚れの多い 部位の清掃	●手術台、麻酔器、固定器、無影灯等を除菌洗浄クロスで清拭する。 ●汚れたクロスと手袋はこまめに交換する。
9	床に接触している 部位の清掃	●バケツ、コード類、キャスター等を除菌洗浄クロスで清拭する。 ●キャスターに埃や血液を巻き込んでいることがある。 ●汚れたクロスと手袋はこまめに交換する。
10	床の清掃	●除菌洗浄剤に浸し、きつく絞ってモップをセットする。 ●手術室の入り口から回収廊下に向かって拭き上げる（ワンウェイ拭き）。
11	ゴミの分別 モップ片付け	●手術に使用した医療材料を鋭利なもの、固形状のもの（可燃物）、固形状のもの、液状・泥状のもの等に区分し所定の容器へ棄する。
12	PPEを外し 手指消毒	●作業後は直ちにPPEを外す。 ●手袋→エプロンの順で外す。 ●脱いだPPEを廃棄し、手指消毒をする。 ●擦式手指消毒用アルコール製剤での手指消毒は全工程20秒以上かけて手指消毒を実施する。
13	医療器具配置の チェック	●医療機器を元の場所に戻す。 ●汚染箇所がないか確認する。

ラム陰性桿菌 　●カンジダ属　　など

チェック	理由
☐☐☐	●手指の汚染レベルを下げることにより、交差感染のリスクを低減する。 ●前作業からの手指汚染を断ち切る。 ●流水と手洗い剤による手洗いは、病原体を減らすことができる。 ●擦式手指消毒用アルコール製剤での手指消毒は、適切な擦式手指消毒用アルコール製剤の量を使用することで手指に付着している病原体を殺菌することができる。
☐☐☐	●手術室スタッフの感染防止。血液病体から身を守るために、適切な防護具を選択する。 ●血液その他の潜在的感染性物質、粘膜、損傷皮膚、汚染の可能性のある正常皮膚（便失禁や尿失禁の患者など）との接触が十分予想される場合は手袋を着用する。 ●処置および患者ケアにて血液、体液、分泌物、または排泄物との接触が予想される場合は、作業に適したガウンを着用し、皮膚を保護して衣服への付着（汚染）を防ぐ。 ●血液、体液、分泌物、排泄物の飛散が予想される処置やケアでは、眼、鼻、口の粘膜を保護するため PPE を着用する。作業内容から予想される必要性に合わせてマスク、ゴーグル、フェイスシールド、またそれぞれの組み合わせを選択する。
☐☐☐	●汚染された清掃用具から、環境表面へ一般細菌類、病原菌を伝播させる。 ●その部屋の汚染を部屋外に出さない。 ●ドアの開閉を制限することで、手術室内の有効な室内圧と気流を確保し、空気清浄度を保つ。
☐☐☐	●汚染された物品から環境、設備への汚染の拡大を防ぐ。 ●効率的な清掃をする環境を整える。
☐☐☐	●血液・体液等の湿性生体物質が汚染拡散する可能性。 ●血液で汚染された場所は、直ちに汚染された部分のみを安全な方法で拭き取り、水、洗剤や必要に応じて局所的に次亜塩素酸ナトリウムや加速化過酸化水素水などで消毒する。清拭にはきれいなモップヘッドを使用する。 ●B 型肝炎の感染性は、30℃～32℃では 6 か月間、保たれる。乾燥血液表面の場合、少なくとも 1 週間は感染性を保持する。
☐☐☐	●手袋にピンホールがあったり、使用中に破れることもある。 ●手袋を外すときに手が汚染される恐れがある。 ●手指を汚染物質から遮断する。 ●患者や患者周囲の環境表面（医療器具を含む）と接触した後は手の汚染を防ぐ正しい方法で手袋を外す。同じ手袋を着用したまま複数の患者のケアを行ってはならない。再使用する目的で手袋を洗浄してはならない。この行為については病原体伝播との関連が認められている。 ●体液、排泄物、粘膜、正常でない皮膚、創傷面の被覆材との接触の後は、手が目に見えて汚れていなくても、手の汚染除去を行う。
☐☐☐	●適切な手順で行い汚れを十分に除去する。汚れの少ない部位から汚れが多いと思われる部位、床に接触している部位の順番で清掃する。 ●汚れを拭き取った後、物品は定位置へ収納する。
☐☐☐	●高頻度接触表面（コンタクトポイント）は手を介して細菌が環境表面に伝播し、さらに手を介して、他の環境表面に交差感染する恐れがある。
☐☐☐	●その日の最後の清掃は、手術台周辺を中心に使用した機器も含めて実施する。床面の除塵と清拭、手術台、機器類、無影灯、コード類の清拭を手術間清掃・清拭よりも丁寧に行う。 ●環境表面や機器は、手術ごとに第 4 級アンモニウム塩や両性界面活性剤などを含んだ洗浄剤を用いて清拭を行い、埃や汚れを取り除いておく。
☐☐☐	●埃をたてず汚れを落ちやすくするため、除菌洗浄剤で湿式清拭する。 ●しみや細菌学的汚染を除去する。 ●ワックスの剥げない洗浄剤を使用する。 ●湿式吸引清掃での手術室の床の清掃は、EPA が承認した病院消毒剤で、その日または夜の最後の手術終了後に行う。
☐☐☐	●使用した物品は適切に処理されなければ実施者および周囲環境を汚染する恐れがある。 ●注射針、メス等の鋭利なものは、金属製、プラスチック製等で危険防止のために耐貫通性のある堅牢な容器を使用すること。
☐☐☐	●手袋にピンホールがあったり、使用中に破れることもある。 ●手袋を外す時に手が汚染される恐れがある。 ●汚い手袋のままで環境表面に触る可能性がある。 ●患者の細菌叢を患者ゾーンから医療領域へ持ち出す恐れがある。 ●患者のすぐ近くのもの（医療機器を含む）との接触の後には手の汚染除去を行う。 ●手袋を外した後には手の汚染除去を行う。
☐☐☐	●汚染箇所の残存がないか、最終確認する。

特殊部門

危害リスト

	手順	潜在的危害 （危害を及ぼすであろう現象）	重要度の判断根拠（ガイドラインや文献等）
0	工程全体	● 環境由来の病原体 　アスペルギルス属、レジオネラ属菌、セラチア菌、カンジダ菌、黄色ブドウ球菌、緑膿菌　等 ● 血液媒介病原体 　HIV、HBV、HCV	● 手術室を清浄化するために最も重要なことは術野への汚染防止を中心とした日常的な清掃を適切に行うことである。手術室全体を無菌化しようとするものではない。環境整備の基本は、汚染を取り除き可能な限り汚染微生物の量を少なくすることである。したがって、清潔領域である手術室の床やその他の環境表面に対しては日常業務としての清掃が必要である。
1	手指衛生	● 手指から清掃用具へ一般細菌類、病原菌を伝播させる。	● 物品を清潔に扱えるよう、手指に付着している細菌のレベルを下げておく必要がある。
2	PPE を装着	● 清掃時に血液、体液曝露を受ける恐れがある。 ● 清掃時に洗浄剤、消毒剤に触れる恐れがある。	● 環境清掃や医療器具の洗浄には使い捨ての非滅菌手袋を着用する。 ● 血液その他の潜在的感染性物質、粘膜、損傷皮膚、汚染の可能性のある正常皮膚（便失禁や尿失禁の患者など）との接触が十分予想される場合は手袋を着用する。 ● 処置および患者ケアにて血液、体液、分泌物、または排泄物との接触が予想される場合は、作業に適したガウンを着用し、皮膚を保護して衣服への付着（汚染）を防ぐ。 ● 血液、体液、分泌物、排泄物の飛散が予想される処置やケアでは、眼、鼻、口の粘膜を保護するため PPE を着用する。作業内容から予想される必要性に合わせてマスク、ゴーグル、フェイスシールド、それぞれの組み合わせを選択する。
3	ドアを閉める 物品準備	● 汚染された清掃用具、洗浄液、消毒液から環境表面へ一般細菌類、病原体を伝播させる。 ● 汚染拡大につながる恐れがある。 ● 手術室のドアの開放は圧のバランスを崩し、汚れた空気が侵入する。	● その部屋の汚染を部屋外に出さない（汚染拡大防止）。 ● ドアの開閉を制限し手術室施設での気流を制御し空気清浄度を保つ。 ● 周辺室から塵埃が入らないようにし、有効な室内圧と気流を確保する。 ● 床全体は毎日全手術終了後、清掃されなければならないとのみ推奨。機器での清掃が好ましいか、使用する機器は特定していない。 ● 必要時以外は手術室のドアを閉めておく。
4	ゴミの回収	● 血液、体液等の湿性生体物質や使用後の汚染物質で実施者、および環境が汚染を受ける。	● 使用した物品は、適切に廃棄しなければ処置者、および周囲環境を汚染させてしまう恐れがある。 ● 清掃の前にまず廃棄物を感染性廃棄物処理マニュアルに沿って速やかに収集、搬出し、吸引瓶の処理と交換も行う。
5	こぼれた血液・ 体液の清掃	● 血液、体液等の湿性生体物質が汚染拡散する恐れがある。 ● 次亜塩素酸ナトリウムは血液等の有機物で不活化する恐れがある。 ● 素手で環境に残留した血液に触れた場合、血液媒介性感染症のリスクが生じる。	● 汚染した患者環境、大型機器表面などは、血液等目に見える大きな汚染物が付着している場合にまずこれを清拭除去したうえで（消毒薬による清拭でもよい）、適切な消毒薬を用いて清拭消毒する。清拭消毒前に、汚染微生物を極力減少させておくことがその清拭消毒の効果を高めることになる。 ● 表面や器械に目に見える血液や、体液による汚れや汚染がある場合、EPA が承認した病院消毒薬を用いて汚染部を次の清拭の前に清掃する。 ● 手術室の機材や環境表面が血液や体液で汚染した場合は、消毒薬を用いて除染する。 ● 血液で汚染された場所は、直ちに汚染された部分のみを安全な方法で拭き取り、水、洗剤と必要に応じて局所的に次亜塩素酸ナトリウムや加速化過酸化水素水などで消毒する。清拭にはきれいなモップヘッドを使用する。 ● B 型肝炎の感染性は、30℃～32℃では 6 か月間、保たれる。乾燥血液表面の場合、少なくとも 1 週間は感染性を保持する。
6	手袋交換 手指消毒	● 使用後の手袋を介して、汚染を拡大する恐れがある。 ● 手袋にピンホールがあったり、使用中に破れることもある。また、手袋を外す時に手指が汚染される恐れがある。 ● 手袋内で細菌が増殖している恐れがある。 ● 血液、体液曝露による職業感染のリスクがある。	● 手袋にピンホールがあったり、使用中に破れることもある。また、手袋を外すときに手が汚染される恐れがある。 ● 汚染されているものに触れた後は、処置の合間に手袋交換する。 ● 患者や患者周囲の環境表面（医療器具を含む）と接触した後は手の汚染を防ぐ正しい方法で手袋を外す。同じ患者を着用したまま複数の患者のケアを行ってはならない。再使用する目的で手袋を浄してはならない。この行為については病原体伝播との関連が認められている。 ● 体液、排泄物、粘膜、正常でない皮膚、創傷面の被覆材との接触の後は、手が目に見えて汚れてなくても、手の汚染除去を行う。 ● 手袋を外した後には手の汚染除去を行う。 ● 環境清掃や医療器具の洗浄には使い捨ての非滅菌手袋を着用する。
7	汚れの少ない 部位の清掃	● 手が頻繁に接触する部分は、手を介した伝播により汚染されている可能性が高い。	● いかなる環境の表面の消毒にも、高レベルの消毒薬 / 液体の化学的滅菌薬を使用しないこと。 ● 広い範囲の環境表面を消毒する場合は、アルコールを使用しない。
8	汚れの多い 部位の清掃	● 接触時、細菌が環境表面から手に伝播し、さらに手を介して、他の環境表面に交差感染する恐れがある。 ● コンセントや支柱台など埃や血液が付着していることがある。	● 病院環境に汚染している可能性のある表面を洗浄および消毒するが、このような表面には患者の至近距離にある表面や患者ケアのなかで頻回に接触する表面が含まれており、他の表面より高頻度のスケジュールで洗浄および消毒する。 ● 手術室の表面は、水、洗浄剤とクロスを用いて清潔に保つ。表面は、スポルディング分類体系にいうと、「ノンクリティカル」と考えられるため、それらを清潔に保てば安全性に問題はない。 ● その日の最後の清掃は、手術台周辺を中心に使用した機器も含めて実施する。床面の除塵と清拭
9	床に接触している 部位の清掃		手術台、機器類、無影灯、コード類の清拭を手術間清掃・清拭よりも丁寧に行う。 ● 環境表面や機器は、手術ごとに第４級アンモニウム塩や両性界面活性剤などを含んだ洗浄剤を用て清拭を行い、埃や汚れを取り除いて行う。
10	床の清掃	● 適切な除菌洗浄剤を使用しないと床のワックスが剥がれ菌や埃の温床になる可能性がある。 ● 汚れた水での清掃は汚染を拡大する。	● 埃をたてず汚れを落やすくするため除菌洗浄剤を使い湿式清拭する。 ● きれいに洗濯されたモップを使用する。使用後毎回モップを取り替え、新しいものと交換する。 ● 湿式吸引清掃での手術室の床の清掃は、EPA が承認した病院消毒剤で、その日または夜の最後の術終了後に行う。 ● 床面の広範囲な消毒は必要ない。洗浄剤による清拭清掃および中央集塵式の吸引清掃など、除塵汚染除去を主体とした清掃を行う（未解決）。
11	ゴミの分別 モップ片付け	● 血液・体液等の湿性生体物質や使用後の汚染物品で実施者、および環境が汚染を受ける。 ● 不適切な分別で鋭利器材による針刺し、切創を起こし、職業感染のリスクが生じる。	● 使用した物品は、適切に廃棄しなければ処置者、および周囲環境を汚染する恐れがある。 ● 注射針、メス等の鋭利なものは、金属製、プラスチック製等で危険防止のために耐貫通性のある丈夫な容器を使用すること。 ● 固形状のもの（鋭利なものを除く）は、丈夫なプラスチック袋を二重にして使用するか、堅牢な容器を使用すること。 ● 液状または泥状のものは、廃液等が漏洩しない密閉容器を使用すること。
12	PPE を外し 手指消毒	● 汚い手袋のままで環境表面に触る可能性がある。 ● 汚染された手を介して、他の患者や環境を汚染する。 ● 手袋内で細菌が増殖している恐れがある。 ● 手袋にピンホールがあった場合、手指が汚染される。 ● 患者の細菌叢を患者ゾーンから医療領域へ持ち出す恐れがある。	● 手袋をした手で不必要な部位を触らない。 ● 病室または間仕切りの外に出る前に、PPE を脱いで廃棄する。 ● 清掃後は必ず手指衛生。 ● 患者のすぐ近くの物（医療機器を含む）との接触の後には手の汚染除去を行う。 ● 手袋を外した後には手の汚染除去を行う。
13	医療器具配置の チェック	● 器械や物品が定められた場所に配置されない。	● 不適切な器械・物品配置は重篤な危害をきたしうる。 ● ヒューマンエラーは避けられない。

感染管理重要度	潜在的危害の発生要因	防止措置
	●手指や環境を介して交差感染を起こす恐れがある。 ●手術室環境は手術部位感染の発生要因となる恐れがある。	●手指衛生を遵守する。 ●清掃道具を適正管理する。 ●消毒剤の正しい濃度、使用方法を遵守する。 ●スポット清掃と高頻度接触表面の清掃手順を遵守する。
	●前作業において、手指が異物、一般細菌類および病原菌で汚染されている可能性がある。	●擦式手指消毒用アルコール製剤または手洗い剤と流水で手指衛生をする。
最重要	●手指が汚染された環境に直接触れる。 ●洗浄剤、消毒剤により手指が曝露される。	●手術室内をチェックする。 ●エプロン→マスク→キャップ→手袋の順で装着する。 ●必要時シューカバーを装着する。
	●汚染された清掃用具、洗浄液、消毒液を使用する。	●清潔な清掃用クロス、洗浄剤を用意し、常に清潔に整えておく。
	●使用した物品の放置。・汚染した物品から環境、設備へ汚染が拡大する。	●手術に使用した医療材料を鋭利なもの、固形状のもの（可燃物）、固形状のもの、液状・泥状のもの等に区分し所定の容器へ廃棄する。
	●実施者が湿性生体物質に曝露される。 ●周囲の環境、設備へ汚染が拡散される。 ●不適切な洗浄剤や手順による埃や汚れの飛散や残存。	●ペーパータオルで血液、体液等を吸い上げる。 ●次亜塩素酸ナトリウムで清拭する。 ●血液、体液等が付着した場合はその都度手袋を交換し、手指消毒をする。
最重要	●汚染した手袋から環境、設備へ汚染拡大する。 ●清掃中に残留した血液、体液で手が汚染される恐れがある。	●手指が手袋表面に接触しないように脱ぐ。 ●擦式手指消毒用アルコール製剤で手指消毒をする。 ●手袋を装着する。
最重要	●有機物がある状態で消毒することにより、消毒剤を不活化したり微生物が消毒工程から保護される。 ●汚染されたクロスの使用。 ●不適切な手順による埃や汚れの飛散や残存。 ●汚染されたクロスを続けて使用することにより、他所へ汚染を拡散させる。	●除菌洗浄クロス（第4級アンモニウム塩含有）で清拭する。 ●適切な手順で行い汚れを十分に除去する。汚れの少ない部位から汚れが多いと思われる部位、床に接触している部位の順番で清掃する。 ●汚れを拭き取った後、物品は定位置へ収納する。
	●不適切な洗浄剤や手順による埃や汚れの飛散や残存。 ●汚染されたモップの使用。	●除菌洗浄剤に浸し、きつく絞ってモップをセットする。 ●手術室の奥から手前（入り口）に向かって一方向（ワンウェイ拭き）へ拭き上げ乾燥させる。
	●使用した物品の放置。 ●汚染した物品から環境・設備へ汚染が拡散する。	●清掃用具を清掃用カートに収納する。 ●適切な方法でゴミを処理する。
最重要	●汚染された手袋で環境表面に触れたり他の処置を行う。 ●手袋を脱ぐ時に手袋表面に触れる。 ●手指に付着した患者由来の細菌叢を医療領域へ持ち出す恐れがある。	●作業後は直ちにPPEを外す。 ●手袋→エプロンの順で外す。 ●脱いだPPEを廃棄し、手指消毒をする。
	●忙しさ、勘違いによるエラー。	●医療機器を元の場所に戻す。 ●汚染箇所がないか確認する。

特殊部門

171

特殊部門

29 内視鏡洗浄

準 備

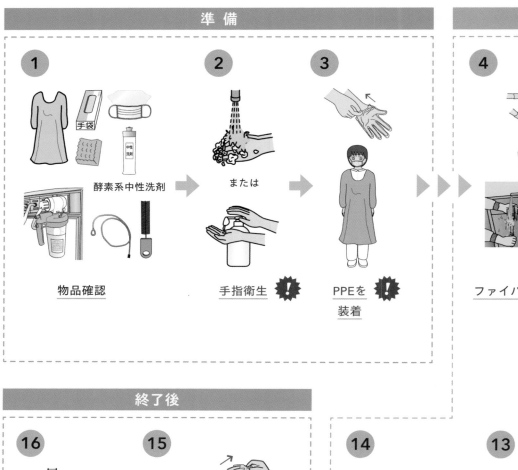

1 物品確認

酵素系中性洗剤

2 手指衛生 ❗

または

3 PPEを 装着 ❗

4 ファイバーの移動

終了後

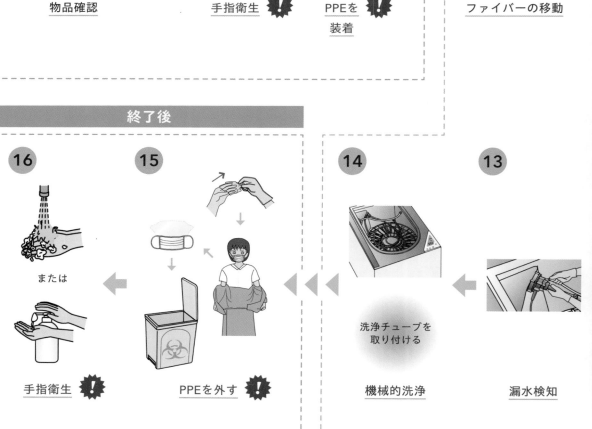

16 手指衛生 ❗

または

15 PPEを外す ❗

14 機械的洗浄

洗浄チューブを 取り付ける

13 漏水検知

赤文字：EBMに基づき強く推奨されているところ

内視鏡洗浄

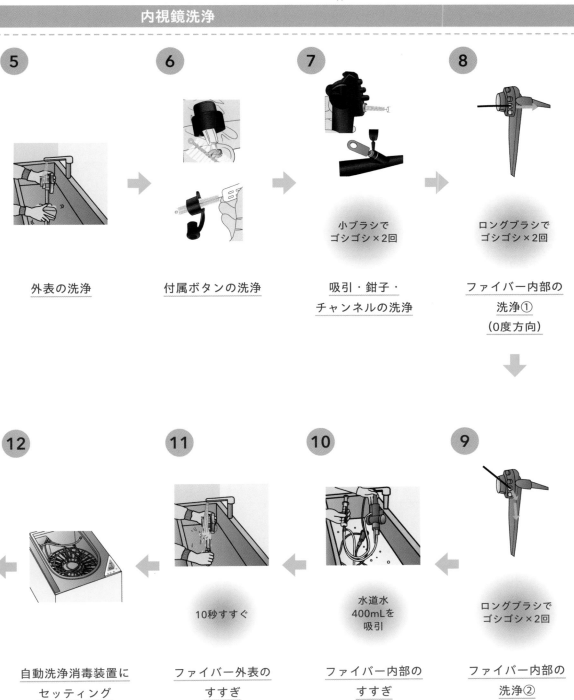

5 外表の洗浄

6 付属ボタンの洗浄

7 小ブラシで
ゴシゴシ×2回

吸引・鉗子・
チャンネルの洗浄

8 ロングブラシで
ゴシゴシ×2回

ファイバー内部の
洗浄①
（0度方向）

9 ロングブラシで
ゴシゴシ×2回

ファイバー内部の
洗浄②
（45度方向）

10 水道水
400mLを
吸引

ファイバー内部の
すすぎ

11 10秒すすぐ

ファイバー外表の
すすぎ

12 自動洗浄消毒装置に
セッティング

特殊部門

チェックリスト

環境から伝播の恐れがある病原体 ●アスペルギルス菌やレジオネラ属 ●空気感染する病原体病原体
内視鏡の洗浄消毒不良により伝播する病原体 ●CRE ●緑膿菌 ●HCV ●HBV

	手順	感染管理のポイント
1	物品確認	●洗浄に必要な物品が揃っているか確認する。
2	手指衛生	●流水と手洗い剤での手洗いまたは、擦式手指消毒用アルコール製剤で手指消毒をする。 ●手が目に見えて汚れている場合は、流水と手洗い剤による手洗いをする。少なくとも15秒以上かけて手全体を洗い、十分に乾燥させる。 ●擦式手指消毒用アルコール製剤での手指消毒は全工程20秒以上かけて手指消毒を実施する。
3	PPEを装着	●ガウン→シールド付きマスク→手袋の順で装着する。
4	ファイバーの移動	●周辺環境が汚染される恐れがある。
5	外表の洗浄	●スポンジと酵素系中性洗剤でこすり洗いし汚れを落とす。 ●汚れが取れたのか目視で確認する。
6	付属ボタンの洗浄	●付属ボタンを専用ブラシと酵素系中性洗剤でこすり洗いし汚れを落とす。
7	吸引・鉗子・チャンネルの洗浄	●鉗子孔、吸引孔内を専用ブラシと酵素系中性洗剤でゴシゴシ2回こすり洗いする。 ●目視でブラシの汚れを確認し、汚れがあればこすり洗いする（2回）。
8	ファイバー内部の洗浄①（0度方向）	●専用ブラシで吸引口までこすり洗いする（2回）。 ●目視でブラシの汚れを確認し、汚れがあればこすり洗いする（2回）。
9	ファイバー内部の洗浄②（45度方向）	●専用ブラシでファイバー先端までこすり洗いする（2回）。 ●目視でブラシの汚れを確認し、汚れがあればこすり洗いする（2回）。
10	ファイバー内部のすすぎ	●水道水を400mL吸引しファイバー内部をすすぐ。
11	ファイバー外表のすすぎ	●ファイバー外表を流水で10秒間すすぐ。
12	自動洗浄消毒装置にセッティング	●十分に洗浄、すすぎが行われたファイバーを適切な操作でセッティングする。
13	漏水検知	●専用アダプターを装着し決められた設定で漏水の有無を確認する。
14	機械的洗浄	●自動内視鏡洗浄装置は適切に操作、管理し洗浄、消毒が行われる。
15	PPEを外す	●手袋→ゴーグル→ガウン→マスクの順で外す。
16	手指衛生	●流水と手洗い剤での手洗いまたは、擦式手指消毒用アルコール製剤で手指消毒をする。 ●手が目に見えて汚れている場合は、流水と手洗い剤による手洗いをする。少なくとも15秒以上かけて手全体を洗い、十分に乾燥させる。 ●擦式手指消毒用アルコール製剤での手指消毒は全工程20秒以上かけて手指消毒を実施する。

リコバクター・ピロリ菌　●結核菌　など

チェック	理由
☐☐☐	●物品準備不良による作業中断で洗浄作業の破綻をきたすのを避ける。
☐☐☐	●前作業からの手指の汚染を断ち切る。 ●流水と手洗い剤による手洗いは、病原体を減らすことができる。 ●擦式手指消毒用アルコール製剤での手指消毒は、適切な擦式手指消毒用アルコール製剤の量を使用することで手指に付着している病原体を殺菌することができる。 ●手指衛生を確実にすることにより交差感染のリスクを減らすことができる。
☐☐☐	●すべての体液は感染源になりうるという考えに基づき実施者の防御を行う必要がある。 ●血液その他の潜在的感染性物質、粘膜、損傷皮膚、汚染の可能性のある正常皮膚（便失禁や尿失禁の患者など）との接触が十分予想される場合は手袋を着用する。 ●処置および患者ケアにて血液、体液、分泌物、または排泄物との接触が予想される場合は、作業に適したガウンを着用し、皮膚を保護して衣服への付着（汚染）を防ぐ。 ●血液、体液、分泌物、排泄物の飛散が予想される処置やケアでは、眼、鼻、口の粘膜を保護するためPPEを着用する。作業内容から予想される必要性に合わせてマスク、ゴーグル、フェイスシールド、またはそれぞれの組み合わせを選択する。
☐☐☐	●検査環境全体の清潔を保つためにできるだけ短距離で速やかに指定の場所に移動させ汚染物の拡散をさせない。 ●内視鏡室と離れた場所で使用したスコープは、ビニール袋または蓋付き容器に入れて洗浄・消毒場所まで搬送する。
☐☐☐	
☐☐☐	●使用した物品は適切に洗浄し十分なすすぎを行わなければ実施者や周囲環境を汚染する恐れがある。 ●汚染物が付着した物品を放置すると他患者・周囲環境への汚染を拡大する恐れがあるため洗浄は必須である。
☐☐☐	●スコープは繰り返し何人もの患者に使用することから、適切な再生処理がなされていない場合には、病原微生物を次の患者に伝播させる危険性がある。そのため、短時間の内にスコープから病原微生物を殺滅して安全なスコープにする必要がある。 ●内視鏡は使用後、すぐに適合した酵素系中性洗剤で入念に洗浄すること。洗浄は、自動消毒と用手消毒のどちらを行う場合にも必要である。
☐☐☐	●スコープ外表面の洗浄では、鉗子起上装置を含めスコープ外表面の汚れを十分に落とす。 ●送気・送水ボタン、吸引ボタン、鉗子栓などの洗浄は、それぞれスコープから外して行う。 ●有機物やその他の残渣をすべて除去するため、アクセス可能なチャンネルにはすべてフラッシングおよびブラッシングを行うこと。内視鏡の外面や付属品は、柔らかい布やスポンジ、ブラシで洗浄すること。残渣がブラシに付かなくなるまでブラッシングすること。
☐☐☐	●汚染物質や洗浄剤が残留すると感染および人体に有害な作用を及ぼす可能性があるため十分にすすがなければならない。 ●洗浄後、スコープ外表面、チャンネル内のすすぎを十分に行う。
☐☐☐	
☐☐☐	●適切な操作で行わなければ内視鏡の十分な洗浄、消毒ができなくなる。 ●自動洗浄消毒装置を使う場合には、自動洗浄消毒装置のメーカーの指示に従って、内視鏡を洗浄装置内に入れ、すべてのチャンネルコネクターを取り付け、内面をもれなく高水準消毒薬／化学的滅菌剤に曝露させるようにすること。
☐☐☐	●ファイバーが破損していると内視鏡の十分な洗浄、消毒ができなくなる。 ●検査終了後、症例ごとに漏水テストを行う。
☐☐☐	●洗浄、消毒の均一化、および人体への消毒剤曝露防止を考慮して自動内視鏡洗浄装置を用いることが望ましい。
☐☐☐	●使用した防護具は適切に処理されなければ実施者および周囲環境を汚染させてしまう恐れがある。 ●汚染されたガウンは、他の患者や環境に菌の伝播を防ぐためにできるだけ すぐに外し、手指衛生を行う。 ●病室または間仕切りの外に出る前に、PPEを脱いで廃棄する。 ●患者や患者周囲の環境表面（医療器具を含む）と接触した後は手の汚染を防ぐ正しい方法で手袋を外す。同じ手袋を着用したまま複数の患者のケアを行ってはならない。再使用する目的で手袋を洗浄してはならない。この行為については病原体伝播との関連が認められている。
☐☐☐	●手袋にピンホールがあったり、使用中に破れることがある。 ●手袋を外すときに手が汚染される恐れがある。 ●前作業からの手指の汚染を断ち切る。 ●流水と手洗い剤による手洗いは、病原体を減らすことができる。 ●擦式手指消毒用アルコール製剤での手指消毒は、適切な擦式手指消毒用アルコール製剤の量を使用することで手指に付着している病原体を殺菌することができる。 ●手指衛生を確実にすることにより交差感染のリスクを減らすことができる。 ●体液、排泄物、粘膜、正常でない皮膚、創傷面の被覆材との接触の後は、手が目に見えて汚れていなくても、手の汚染除去を行う。 ●手袋を外した後には手の汚染除去を行う。

特殊部門

危害リスト

手順	潜在的危害 （危害を及ぼすであろう現象）	重要度の判断根拠（ガイドラインや文献等）
0	**工程全体**	●一般細菌による汚染。 ●血液ウイルスによる感染。	●1992年7月における内視鏡単独に関連した医療関連感染を調査したところ、消化器内視鏡検査による伝播が281件、気管支鏡検査による伝播が96件認められた。臨床的なスペクトルは無症候性保菌から死亡例までさまざまであった。サルモネラ属菌および緑膿菌は、消化器内視鏡検査による感染の原因菌として複数回同定された。また、気管支鏡検査による感染で最も多くみられた原因は、結核菌、非結核性抗酸菌、および緑膿菌であった。伝播が生じた主な理由は、不十分な洗浄消毒薬の不適切な選択、推奨された洗浄および消毒工程の不遵守、内視鏡の設計、または自動内視鏡洗浄装置の欠陥であった。確立されたガイドラインの不遵守は、現在も消化器内視鏡および気管支鏡に関連する感染の原因となっている。
1	**物品確認**	●物品の不足により操作の中断が起こり、体液や分泌物等を拡散する恐れがある。	●物品表面に付着する細菌を最小限にしておかなければならない。 ●物品を途中で取りに行くことは、汚物などを拡散する恐れがある。
2	**手指衛生**	●手指から使用物品へ一般細菌類、病原菌を伝播させる恐れがある。	●準備段階で汚れた物品から直接感染を起こす可能性は小さいが、手指に付着している病原菌のレベルを下げておく必要がある。
3	**PPEを装着**	●洗浄時、実施者が分泌物の曝露を受ける。 ●防護用具の不適切な使用により、周囲環境が汚染される。	●汚染物から実施者を防御し、汚染の拡大を防ぐ必要がある。 ●体液による職業感染リスクがある。 ●血液その他の潜在的感染性物質、粘膜、損傷皮膚、汚染の可能性のある正常皮膚（便失禁や尿失禁の患者など）との接触が十分予想される場合は手袋を着用する。 ●作業に適した適性と耐久性のある手袋を着用する。 ●環境清掃や医療器具の洗浄には使い捨ての非滅菌手袋を着用する。 ●処置および患者ケアにて血液、体液、分泌物、または体液との接触が予想される場合は、作業に適したガウンを着用し、皮膚を保護して衣服への付着（汚染）を防ぐ。 ●血液、体液、分泌物、排泄物の飛散が予想される処置やケアでは、眼、鼻、口の粘膜を保護するためPPEを着用する。作業内容から予想される必要性に合わせてマスク、ゴーグル、フェイスシールド、またそれぞれの組み合わせを選択する。
4	**ファイバーの移動**	●粘液、血液などの体液に直接曝露する恐れがある。	●粘液、血液などの体液による実施者・周囲環境への曝露を防ぐ必要がある。 ●内視鏡室と離れた場所で使用したスコープは、ビニール袋または蓋付き容器に入れて洗浄・消毒所まで搬送する。
5	**外表の洗浄**		
6	**付属ボタンの洗浄**		
7	**吸引・鉗子・チャンネルの洗浄**	●粘液、血液などの体液は、感染の危険があり検査後の付属ボタンや孔はこれらの物質で汚染されている。	●使用した物品は適切に洗浄し十分なすすぎを行わなければ実施者や周囲環境を汚染する恐れがある。 ●汚染物が付着した物品を放置すると患者等・周囲環境への汚染を拡大する恐れがあるため洗浄は必須である。 ●スコープは繰り返し何人もの患者に使用することから、適切な再生処理がなされていない場合に病原微生物を次の患者に伝播させる危険性がある。そのため、短時間の内にスコープから病原微生物を殺滅して安全なスコープにする必要がある。 ●内視鏡は使用後、すぐに適合した酵素系中性洗剤で入念に洗浄すること。洗浄は、自動消毒と用手消毒のどちらも行う場合にも必要である。 ●スコープ外表面の洗浄では、鉗子起上装置を含めスコープ外表面の汚れを十分に落とす。 ●送気・送水ボタン、吸引ボタン、鉗子栓の洗浄は、それぞれスコープから外して行う。 ●有機物やその他の残渣をすべて除去するため、アクセス可能なチャンネルにはすべてフラッシングおよびブラッシングを行うこと。内視鏡の外面や付属品は、柔らかい布やスポンジ、ブラシで洗浄すること。残渣がブラシに付かなくなるまでブラッシングすること。 ●洗浄後、スコープ外表面、チャンネル内のすすぎを十分に行う。
8	**ファイバー内部の洗浄① （0度方向）**	●粘液、血液などの体液は、感染の危険があり検査後の付属ボタンや孔はこれらの物質で汚染されている。 ●スコープ自動洗浄、消毒装置にかける前の工程を省くと、スコープを十分に消毒することができない。 ●ブラッシングの洗浄効果にも限界があり、特に凝血に対する除去を確実に得るためにはブラッシングのほかに、吸引も必要である。	
9	**ファイバー内部の洗浄② （45度方向）**		
10	**ファイバー内部のすすぎ**		
11	**ファイバー外表のすすぎ**		
12	**自動洗浄消毒装置にセッティング**	●一次洗浄で十分に洗浄されたファイバーでなければ洗浄機ごと汚染されてしまう。	●消毒洗浄可能な洗浄消毒装置を必ず使用し、必要な洗浄チューブを装着する。 ●消毒液の有効濃度を確認する。 ●自動内視鏡洗浄装置を使う場合には、自動内視鏡洗浄装置のメーカーの指示に従って、内視鏡を洗浄装置内に入れ、すべてのチャンネルコネクターを取り付け、内面をもれなく高水準消毒薬／化学的滅菌剤に曝露させるようにすること。
13	**漏水検知**	●ファイバーが破損している可能性がある。	●専用アダプターを装着し決められた設定で漏水の有無を確認しなければならない。 ●検査終了後、症例ごとに漏水テストを行う。
14	**機械的洗浄**	●過酢酸、グルタラールおよびフタラールはすべての微生物に有効で、かつ血液などの有機物の存在下でも効力低下が小さい。	●洗浄、消毒の均一化、および人体曝露を考慮してスコープ自動洗浄、消毒装置を用いる。 ●すべてのチャンネルをアルコールでフラッシングした後で、強制換気によりチャンネルをパージ（掃）し、水分中の病原体による内視鏡汚染の可能性を低減するとともに、乾燥しやすいようにすること。
15	**PPEを外す**	●使用したPPEを適切に処理しなければ、汚染を拡大する恐れがある。 ●他の患者や環境を汚染する。 ●手袋にピンホールがあった場合、汚染されている恐れがある。	●汚染物から実施者を防御し、汚染の拡大を防ぐ必要がある。 ●体液による職業感染リスクがある。 ●病室または間仕切りの外に出る前に、PPEを脱いで廃棄する。 ●患者や患者周囲の環境表面（医療器具を含む）と接触した後は手の汚染を防ぐ正しい方法で手袋を外す。同じ手袋を着用したまま複数の患者のケアを行ってはならない。再使用する目的で手袋を洗浄してはならない。この行為については病原体伝播との関連が認められている。
16	**手指衛生**	●他の患者や環境を汚染する。 ●手袋内で細菌が繁殖する。 ●手袋にピンホールがあった場合、手指が汚染される。	●手袋をしていても、手指の汚染が防げるのは77%といわれている。 ●洗浄の過程で手指が汚染された可能性がある。 ●一処置毎に手指衛生が必要である。 ●手袋着脱の前後には手指衛生が必要である。 ●体液、排泄物、粘膜、正常でない皮膚、創傷面の被覆材との接触の後は、手が目に見えて汚れていなくても、手の汚染除去を行う。 ●手袋を外した後には手の汚染除去を行う。

感染管理重要度	潜在的危害の発生要因	防止措置
	● 実施者・周囲環境への汚染。 ● 物品の汚染。 ● 内視鏡の用手洗浄エラー。 ● 手指の汚染。	● 適切な洗浄剤の選択と洗い残しがないように洗浄する。 ● 標準予防策の実施。
	● 物品に細菌が付着している恐れがある。	● 物品に不備がないようセットし、まとめて置いておく。
最重要	● 前作業において、手指が異物、病原体で汚染されている可能性がある。	● 流水と手洗い剤での手洗いまたは、擦式手指消毒用アルコール製剤で手指消毒をする。
最重要	● 体液には病原体が存在している。 ● 洗浄剤に手指が曝露される。	● 標準予防策を厳守する。 ● 適切な防護具の着用を実施する。 ● ガウン→シールド付きマスク→手袋の順番で着用する。
	● 粘液、血液などの体液の飛散により汚染が拡大する可能性がある。	● 体液が飛び散ることが生じないよう短距離で移動させる。
	● 汚染物などが付着した物品から汚染が拡大する。 ● 洗浄不足により内視鏡を介して伝播する恐れがある。 ● 不適切な手順により汚染を拡大させる。	● 適切な手順で行い汚れを十分に除去する。 ● 洗浄中の洗剤や洗浄水が飛散しないように注意する。 ● スポンジと酵素系中性洗剤でこすり洗いし汚れを落とす。
		● 適切な手順で行い汚れを十分に除去する。 ● 洗浄中の洗剤や洗浄水が飛散しないように注意する。 ● 付属ボタンを専用ブラシと酵素系中性洗剤でこすり洗いし汚れを落とす。
		● 適切な手順で行い汚れを十分に除去する。 ● 洗浄中の洗剤や洗浄水が飛散しないように注意する。 ● 鉗子孔、吸引孔内を専用ブラシと酵素系中性洗剤でゴシゴシ2回こすり洗いする。 ● 目視でブラシに汚れが付着していないことを確認し、汚れが残っている場合はさらに2回こすり洗いする。
		● 適切な手順で行い汚れを十分に除去する。 ● 洗浄中の洗剤や洗浄水が飛散しないように注意する。 ● ブラシを0度方向に吸引口まで通し引き抜く（2回繰り返す）。 ● 目視でブラシに汚れが付着していないことを確認し、汚れが残っている場合はさらに2回こすり洗いする。
		● 適切な手順で行い汚れを十分に除去する。 ● 洗浄中の洗剤や洗浄水が飛散しないように注意する。 ● ブラシを45度方向にファイバー先端まで通し引き抜く（2回繰り返す）。 ● 目視でブラシに汚れが付着していないことを確認し、汚れが残っている場合はさらに2回こすり洗いする。
		● 適切な手順で行い汚れを十分に除去する。 ● 洗浄中の洗剤や洗浄水が飛散しないように注意する。 ● 水道水を400mL吸引する。
		● 適切な手順で行い汚れを十分に除去する。 ● 洗浄中の洗剤や洗浄水が飛散しないように注意する。 ● 水道水で10秒間すすぎ洗う。
	● 適さないチューブや消毒液を使用することで効果が得られない。	● 十分に洗浄、すすぎが行われたファイバーを適切な操作でセッティングする。 ● 適切な装置と消毒液を使用する。
	● 破損しているファイバーは洗浄消毒効果を得られないため汚染を拡大させる。	● 専用アダプターを装着し決められた設定で漏水の有無を確認する。 ● 破損しているファイバーは使用しない。
	● 自動内視鏡洗浄装置は適切に管理しなければその効果は得られない。	● 装置が故障する前に装置の異常を察知して対策を講じる必要があり、メーカーによる定期的なメンテナンスを受けることが求められる。
最重要	● 汚染した環境から環境設備へ汚染拡大させる。	● 標準予防策を厳守する。 ● 手袋→ガウン→シールド付きマスクの順で外す。
最重要	● 医療従事者の手指から、その他の物品へ汚染拡大する。 ● 医療従事者の手指から環境・設備へ汚染拡大する。	● 流水と手洗い剤での手洗いまたは、擦式手指消毒用アルコール製剤で手指消毒をする。

特殊部門

	日本語	よみがな	英語	解説
総論	医療関連感染	いりょうかんれんかんせん	healthcare associated infection	医療が提供されているあらゆる環境において、ケアを受けている患者に医療に関連して起こる感染症。以前は院内感染、病院感染と呼ばれたが、医療を実施する現場が介護施設、クリニック、在宅まで広がり、これに伴う感染も発生するため、CDC 隔離予防策ガイドライン（2007 年）において、この言葉が採用された。
	市中感染	しちゅうかんせん	community acquired infection	病院内感染との対比で、医療機関外の一般環境（市中環境）で起こった感染を市中感染と呼ぶ。
	感染管理	かんせんかんり	infection control and prevention	医療を提供する場にいるすべての人を医療関連感染から守るための組織的活動である。感染制御、感染対策ともいう。
	順守・遵守	じゅんしゅ	adherence または compliance	adherence と compliance はどちらも「順守・遵守」という意味であるが、前者はどちらかというより自主的・積極的な順守（自ら進んで守る）、後者はどちらかというと受身・消極的な順守（言われたから守る）という意味である。
	ガイドライン	がいどらいん	guideline	指標・指針。実施すべきことの科学的根拠を示す。自施設におけるマニュアルを作成するときの参考にする。
	マニュアル	まにゅある	manual	各々の施設の状況に合わせて独自に作成された実践的な手順書（標準作業書）。だれもが標準的かつ統一的な作業が可能となる。
標準予防策	標準予防策	ひょうじゅんよぼうさく	standard precaution	CDC によって提唱された感染対策の基本的方法。湿性生体物質には感染性があるとみなして対応するというもので、接触・曝露の恐れがある時には PPE を着用してケアを行う。
	湿性生体物質	しっせいせいたいぶっしつ	moist body substance	すべての患者の血液・体液、汗を除く分泌物、排泄物の総称で、感染の危険を有するものとみなす。
	咳エチケット	せきえちけっと	cough etiquette	重症急性呼吸器症候群（SARS: severe acute respiratory syndrome）のアウトブレイクをきっかけに米国 CDC によって提唱された標準予防策の一方法。人に向かって咳やくしゃみをしない。咳する時は肘やハンカチで口を覆うか、マスクを着用する。
	感染源	かんせんげん	reservoir of infection	感染性をもつ病原体が存在ししている人・モノ・環境等。例：感染症に罹患している患者、汚染された医療機器、汚染されたドアノブなど。
	感染	かんせん	infection	ウイルスや細菌などの病原体が体内に入り増殖することであり、感染の結果、病気の症状が出現した場合（発症）を感染症（infectious disease）という。
	保菌・定着	ほきん・ていちゃく	colonization	病原体が体内の特定の場所で増殖しているが、発症には至らない状態。
	感染経路	かんせんけいろ	mode of transmission	病原体が感染源から感受性宿主に移るためのメカニズム。接触感染、飛沫感染、空気感染、一般担体感染：食中毒、昆虫・動物媒介感染などがある。
	感受性	かんじゅせい	susceptibility	病原体に対する生体反応の程度。
	感受性宿主	かんじゅせいしゅくしゅ	susceptible host	病原体に対して免疫のない宿主、感染を起こすリスクがある人。
	宿主要因	しゅくしゅよういん	host factor	人や動物など生物が、感染を起こすための状況。
	バイオフィルム	ばいおふぃるむ	biofilm	菌体と菌体外多糖体から形成される膜で、何らかの表面に定着している状態のものをいう。
	安全な注射手技	あんぜんなちゅうしゃしゅぎ	safe injection practice	CDC 隔離予防策ガイドライン（2007 年版）で提唱された注射手技。針やバイアルの単回使用を推奨している。
	患者ケア器具	かんじゃけあきぐ	patient care device	医療現場で使用される治療や看護・介護に関わる器具。
	使い捨て	つかいすて	disposable	単回使用。医療器具の多くは、一度使用したら廃棄する。
	リキャップ	りきゃっぷ	recap	使用した注射針の蓋をし直すこと。針刺し防止のために禁止されている。
	ディスペンサー	でぃすぺんさー	dispenser	手指衛生のための手洗い剤や手指消毒剤や PPE などを、清潔に保管および使用するための物品や液状のものを適量だけ取り出せる入れ物・装置のこと。
	無菌操作	むきんそうさ	aseptic technique	無菌の部位またはそれに準じる部位（術野・穿刺部位など）に素手などで直接触れずに滅菌された器具や手袋で操作することで、感染を防ぐ方法。
	清潔操作	せいけつそうさ	non-touch technique	対象物に直接触れる器具や器材を汚染させないように、清潔な非滅菌手袋などで取り扱う方法。
	医療廃棄物	いりょうはいきぶつ	medical waste	医療関連施設から排出される廃棄物。そのうち人が感染し、もしくは感染する恐れのある病原体が含まれ、もしくは付着している廃棄物を感染性廃棄物という。
	手指衛生	しゅしえいせい	hand hygiene	以前は流水と手洗い剤を使用するために「手洗い」と呼ばれた。擦式手指消毒用アルコール製剤が汎用されるようになり、従来の手洗い剤による手洗いとアルコール手指消毒を含んでいるこの言葉が使用されるようになった。手洗い、手洗い消毒、擦式手指消毒用アルコール製剤を用いた手指消毒および手術時手指消毒など。
	日常手洗い	にちじょうてあらい	handwashing	手洗い剤と流水による手洗いと手洗い後の手指乾燥までをいう。配膳、トイレなど日常的行為の前後の手洗い。
	衛生的手洗い	えいせいてきてあらい	hygienic handwashing	医療関連感染の予防策として行う手洗いであり、皮膚通過菌のほとんどを除去することを目的とする。消毒剤を使用している手洗い。
	擦式手指消毒用アルコール製剤	さっしきしゅししょうどくようあるこーるせいざい	alcohol based hand rub	手指衛生のために使用されるアルコール製剤で、クロルヘキシジングルコン酸塩やベンザルコニウム塩化物などの低水準消毒薬を含有することもある。アルコールハンドラブともいう。
	手指消毒	しゅししょうどく	hand disinfection	擦式手指消毒用アルコール製剤による手指衛生で、手に目に見える汚れがないときに用いる。
	手術時手指消毒	しゅじゅつじしゅししょうどく	surgical hand hygiene/antisepsis	術前に行う手洗い消毒あるいは擦式手指消毒用アルコール製剤を用いた手指消毒のこと。
	手術時手洗い	しゅじゅつじてあらい	surgery hand washing	手術など侵襲的な手技の前に行われる消毒剤を用いた手洗いであり、最も衛生水準の高い手洗いである。
防護具	個人防護具	こじんぼうごぐ	personal protective equipment :PPE	医療現場で感染経路の遮断に用いられる器具。手袋、マスク、エプロン、ガウン、ゴーグル、フェイスシールドなどがある。血液・体液・排泄物等、それらに汚染された物に接触、または曝露する恐れのある場合に使用する。必要に応じ、手袋、マスク、プラスチックまたは不織布のエプロやガウン、アイプロテクション（ゴーグル・フェイスシールド）等を着用する。
	サージカルマスク	さーじかるますく	surgical mask	手術用マスクと同様に、不織布によって作製されているが、ひもではなくゴムひもで耳に固定される。感染対策で汎用されるものの一般的名称。2021 年、医療用マスク、一般用マスク、感染対策医療用マスクに関する日本産業規格（JIS）が制定された。医療用マスクのことを一般的にさす。飛沫から鼻・口腔粘膜を保護するために用いられる。微粒子・細菌やウイルスの飛沫捕集効率、圧力損失、人工血液バリア性、可燃性などの規格基準を満たしたものを選択し、医療介護現場で使用する。

日本語	よみがな	英語	解説
N95 マスク（レスピレータ）	えぬきゅうじゅうごますく（れすぴれーた）	N95 particulate respirator	空気感染（結核・新型コロナウイルス感染症）対策に用いられる。0.3μm 以上の微粒子を 95％以上濾過できる性能であり、飛沫核内の病原体等を吸入しないために使用する。適切に顔面にフィットすることで着用者の肺への病原体の進入を防ぐことができる。使用前には予めフィットテストによ確実に顔面にフィットするものを選択し、毎回装着時にはシールドチェックを行う。
ゴーグル / フェイスシールド	ごーぐる / ふぇいすしーるど	goggles / face shield	飛沫から目・鼻・口腔粘膜を保護するために用いられる。
非滅菌手袋	みめっきんてぶくろ	non-sterile gloves	医療現場で用いられる手袋のうち、滅菌されていないもの。ラテックス・プラスティック・ニトリル製など。
滅菌手袋	めっきんてぶくろ	sterilized gloves	1 双ずつ滅菌された医療用手袋。手術時など無菌操作の処置に用いられる。
バリアプリコーション	ばりあぷりこーしょん	barrier precaurions	医療従事者を介した患者間の感染伝播を防止するための手技全般。例：多剤耐性菌予防対策。または、防護具・滅菌シーツなどの使用により患者への感染を防止する方法。例：マキシマル・バリアプリコーション。
マキシマル・バリアプリコーション	まきしまるばりあぷりこーしょん	maximal sterile precautions	中心静脈カテーテル挿入などの無菌的処置の際に実施する予防策。滅菌手袋、キャップ、サージカルマスク、滅菌ガウン、全身を覆うドレープの使用を含む。
食中毒	しょくちゅうどく	food poisoning	病原体で汚染された食品または有害な物質を含む食材を介して引き起こされる症状のこと。必ずしも感染症である必要はない。例：毒キノコ摂取、ヒ素入りカレー喫食など。
潜伏期間	せんぷくきかん	incubation period	感染してから症状が出るまでの期間。病原体により期間は異なる。また症状が出現する前から感染性をもち、感染源となることがあるので、それぞれの特徴を理解しておく必要がある。例：COVID-19 やインフルエンザなど。
流行	りゅうこう	outbreak	ひとつの病気がある地域や施設内ではやること。例：インフルエンザの大流行。
検疫	けんえき	quarantine	伝染病を予防するためその有無につき診断・検査し、伝染病の場合、消毒・隔離などを行うこと。
感染経路別予防策	かんせんけいろべつよぼうさく	transmission based precautions	米国 CDC によって提唱された感染対策の基本的方法。感染経路に合わせて、接触予防策、飛沫予防策、空気予防策の 3 つがあり、標準予防策と併用する。
集団隔離	しゅうだんかくり	cohorting	同一疾患や症状のあるヒトを同一の病室に入れること。
接触感染	せっしょくかんせん	contact transmission	直接接触感染と間接接触感染がある。多剤耐性菌など多くの病原体がこの伝播様式をとる。
直接接触感染	ちょくせつせっしょくかんせん	direct contact transmission	無機物（環境や器材）を介することなく、感染者（保菌者）から他のヒトに伝播する形式。感染者または病原体が定着したヒトから感受性のあるヒトへ、患者ケア中、直接皮膚同士に接触して伝播または患者同士の接触により伝播する。
間接接触感染	かんせつせっしょくかんせん	indirect contact transmission	感受性のあるヒト（特に免疫能の低下者）が、汚染された環境表面や患者周囲の物品より間接的に接触して伝播して感染すること。
糞口感染	ふんこうかんせん	fecal oral infection	病原体の汚染された糞便から手やモノを介して、他のヒトに伝播すること。
接触感染予防策	せっしょくかんせんよぼうさく	contact precautions	標準予防策に追加して行われる予防策のことで、PPE の使用、物品管理、個室隔離などがある。
飛沫	ひまつ	droplets	咳やくしゃみをした時に、口や鼻から細かく飛び散る水やしぶきで、病原体が含まれている場合がある。通常 1～2m 以上は飛散しない。
飛沫核	ひまつかく	droplet nuclei	水分が蒸発した病原体を含む粒子で、長時間浮遊し空気の流れにより拡散する。
エアロゾル	えあろぞる	aerosol	気体中に浮遊する微小な液体または固体の粒子と周囲の気体の混合体（日本エアロゾル学会の定義）。
飛沫感染	ひまつかんせん	droplet transmission	感染した患者が咳やくしゃみ・会話をしている時に、また吸引・気管内挿管などの処置をする時に、飛散した飛沫（droplet）がヒトの結膜、鼻粘膜、口腔粘膜に付着することで伝播し、感染すること。
飛沫感染予防策	ひまつかんせんよぼうさく	droplet precautions	標準予防策に追加して行われる予防策のことで、PPE（特にマスク）の使用、物品管理、個室隔離などがある。
空気感染（エアロゾル感染）	くうきかんせん（えあろぞるかんせん）	airborne / aerosol transmission	感染した患者が咳やくしゃみをする時に放出された微粒子（エアロゾル：50～100μm 以下）が空気中を浮遊し、気流により移動し感受性のあるヒトがこれらの微生物を含む微粒子を吸い込むことで伝播し、感染すること。
空気感染予防策	くうきかんせんよぼうさく	airborne precautions	標準予防策に追加して行われる予防策のことで、N95 マスクおよび PPE の使用、物品管理に加え、患者を収容する部屋は周囲より陰圧かつ室内の換気回数は 6～12 回 / 時間を確保する。
人工呼吸器関連肺炎	じんこうこきゅうきかんれんはいえん	ventilator associated pneumonia:VAP	入院時、気管挿管時には肺炎がなく、気管挿管による人工呼吸開始 48 時間以降に発症する肺炎である。ただし、人工呼吸器関連肺炎と考えられれば、人工呼吸器装着時間の下限はない。
中心ライン関連血流感染	ちゅうしんらいんかんれんけつりゅうかんせん	central line associated bloodstream infection:CLABSI	血流感染が発生する 48 時間前の時点で中心静脈カテーテルが挿入されており、かつ血流感染が他の部位の感染とは関連していない。しかし、一部の血流感染は中心静脈カテーテル以外の感染源かもしれない。サーベイランスを目的として用いられる。
埋め込み型ポート	うめこみがたぽーと	implanted port	中心静脈カテーテルの一種で皮下埋め込み式カテーテルの呼称がポートとされている。カテーテルとそれに接続して輸液を投与するリザーバーを皮下に埋め込み、皮膚の上からリザーバーのセプタム（シリコーン製膜）を穿刺して投与する装置全体をいう。
クリーンベンチ	くりーんべんち	clean bench	埃や環境微生物の混入を避けながら無菌的作業を行うための装置である。
ゴシゴシ擦る	ごしごしこする	scrub	静脈ラインの混注口の表面をアルコール綿などでゴシゴシ擦る（scrub the hub）という文脈でよく使用される。物理的に汚れを拭い取ることを意味する。
カテーテル関連尿路感染	かてーてるかんれんにょうろかんせん	catheter associated urinary tract infection :CAUTI	尿道カテーテルを挿入した日を 1 日目として、2 暦日を超えた日に発生した尿路感染。
採尿バッグ	さいにょうばっぐ	collecting bag	尿路カテーテルと採尿バッグチューブに接続して用いられる。開放式と閉鎖式の 2 タイプがあるが、近年では尿路感染防止のために閉鎖式採尿バッグが一般的に用いられるようになった。
サンプリングポート	さんぷりんぐぽーと	sampling port	尿路カテーテル挿入者において検査のための尿が少量必要な場合、排尿チューブ先端にあるサンプリングポート採取口からシリンジ等を用いて無菌的に採取をする。採尿ポートともいう。

左端見出し（縦書き）：防護具／アウトブレイク／感染経路別予防策／医療関連感染

本用語集は「日本環境感染学会用語集　第 5 版」(http://www.kankyokansen.org/modules/glossary/) を参考に作成されています。

感染管理ベストプラクティス作成のための文献リスト

カテゴリー	種類	書籍・資料名	発行・改正年	発行元	Web	書籍
基本	法令	感染症の予防及び感染症の患者に対する医療に関する法律	2021	厚生労働省	○	
	通知	医療機関における院内感染対策について（医政地発 1219 第 1 号）平成 26 年 12 月	2014	厚生労働省医政局	○	
	通知	医療機関における院内感染対策マニュアル作成のための手引き（案）[更新版]（160201 ver. 6.02）	2016	平成 25 年度厚生労働科学研究費補助金（H25- 新興 - 一般 -003）	○	
	通知	感染症法に基づく消毒・滅菌の手引き（令和 4 年 3 月）	2022	厚生労働省健康局	○	
	通知	廃棄物処理法に基づく感染性廃棄物処理マニュアル（令和 5 年 5 月）	2023	環境省環境再生・資源循環局	○	
	通知	介護現場における（施設系 通所系 訪問系サービスなど）感染対策の手引き第 3 版（令和 5 年 9 月）	2023	厚生労働省老健局	○	
	ガイドライン	CDC：Guideline for Hand Hygiene in Healthcare Settings,2002 和訳：医療現場における手指衛生のための CDC ガイドライン 2002	2002	メディカ出版	○	○
	ガイドライン	CDC：Guidelines for Enviromental Infection Control in Health-Care Facilities,2003 和訳：医療施設における環境感染管理のための CDC ガイドライン 2003	2003	サラヤ	○	○
	ガイドライン	CDC:Management of Multidrug-Resistant Organisms In Healthcare Settings,2006 和訳：医療環境における多剤耐性菌管理のための CDC ガイドライン 2006	2006	ヴァンメディカル	原文	○
	ガイドライン	CDC：Guideline for Isolation Precautions: Preventing Transmission of Infectious Agents in Healthcare Settings,2007 和訳：隔離予防策のための CDC ガイドライン－ 医療環境における感染性病原体の伝播予防 2007	2007	ヴァンメディカル	原文	○
	ガイドライン	CDC：Guideline for Disinfection and Sterilization in Healthcare Facilities,2008 和訳：医療施設における消毒と滅菌のための CDC ガイドライン 2008	2008	ヴァンメディカル	原文	○
	ガイドライン	WHO guidelines on hand hygiene in health care.2009 和訳：WHO 医療における手指衛生ガイドライン 2009	2009	世界保健機関（WHO）	原文	○
	ガイドライン	病院感染対策ガイドライン 2018 年版（2020 年 3 月増補版）	2020	じほう		○
	ガイドライン	消毒と滅菌のガイドライン 2020 年版	2020	へるす出版		○
	ガイドライン	病院設備設計ガイドライン（空調設備編）HEAS-02-2022	2022	一般社団法人日本医療福祉設備協会		○
個人防護具	図書	感染予防のための個人防護具（PPE）の基礎知識とカタログ集 2022 年版	2022	一般社団法人職業感染制御研究会		○
血管カテーテル関連 薬剤の調製	ガイドライン	注射剤・抗がん薬無菌調製ガイドライン	2008	薬事日報社		○
	ガイドライン	CDC：Guidelines for the Prevention of Intravascular Catheter-Related Infections,2011 和訳：血管内留置カテーテル関連感染予防のための CDC ガイドライン 2011	2011	ヴァンメディカル		○
	ガイドライン	The 2016 Infusion Therapy Standards of Practice	2016	米国輸液看護協会（Infusion Nurses Society）	原文	
	ガイドライン	輸液カテーテル管理の実践基準	2016	南山堂		○
	ガイドライン	第十四改訂 調剤指針 増補版	2022	薬事日報社		○
	マニュアル	抗がん薬調製マニュアル　第 4 版	2019	じほう		○
	マニュアル	薬局薬剤師が知っておくべき感染症予防対策（消毒編）令和 2 年 2 月	2020	公益社団法人日本薬剤師会	○	
	マニュアル	薬剤師のための感染制御マニュアル 第 5 版	2023	薬事日報社		○
採血 血液培養	ガイドライン	真空採血管を用いた採血業務に関する安全管理指針（Ver 2.05）	2004	日本感染症学会、日本環境感染学会、国立大学病院検査部会議、日本臨床衛生検査技師会 他	○	
	ガイドライン	CUMITECH　1C 血液培養検査ガイドライン	2007	医歯薬出版		○
	ガイドライン	血液培養検査ガイド	2013	南江堂		○
	ガイドライン	JAID/JSC 感染症治療ガイドライン 2017 ―敗血症およびカテーテル関連血流感染症―	2017	一般社団法人日本感染症学会 公益社団法人日本化学療法学会		○
	ガイドライン	標準採血法ガイドライン（GP4-A3）2019	2019	公益社団法人日本臨床検査標準協議会		○
	ガイドライン	ENA:Clinical Practice Guideline: Prevention of Blood Culture Contamination. 和訳：血液培養汚染防止のための臨床実践ガイドライン	2019	米国救急看護学会	○	
創傷処置	ガイドライン	CDC：Guideline for the prevention of surgical site infection, 1999 和訳：手術部位感染予防のための CDC ガイドライン 1999	1999	米国疾病予防管理センター（CDC）	原文	○
	ガイドライン	創傷処置における感染防止対策指針（最終案）※ 2013 年承認	2013	一般社団法人日本形成外科学会	○	
	ガイドライン	褥瘡予防・管理ガイドライン（第 5 版）	2022	照林社		○
	図書	褥瘡ガイドブック　第 3 版	2023	照林社		○
	ガイドライン	褥瘡診療ガイドライン（第 3 版）	2023	公益社団法人日本皮膚科学会	○	
尿道カテーテル関連	ガイドライン	CDC：Guideline for Prevention of Catheter-Associated Urinary Tract Infections,2009 和訳：カテーテル関連尿路感染予防のための CDC ガイドライン 2009	2009	ヴァンメディカル	○	○
	ガイドライン	尿路管理を含む泌尿器科領域における感染制御ガイドライン（改訂第 2 版）2021 年 8 月	2021	一般社団法人日本泌尿器科学会	○	
吸引 口腔ケア関連	ガイドライン	CDC：Guideline for Preventing Healthcare-Associated Pneumonia,2003 和訳：医療ケア関連肺炎防止のための CDC ガイドライン 2003	2003	米国疾病予防管理センター（CDC）	原文	○
	ガイドライン	気管吸引ガイドライン 2013	2013	一般社団法人日本呼吸療法医学会	○	
	ガイドライン	気管挿管患者の口腔ケア実践ガイド	2021	一般社団法人日本クリティカルケア看護学会口腔ケア委員会	○	
	マニュアル	ADA：Toothbrush Care	2022	米国歯科医師会（American Dental Association）	原文	
	資料	要介護高齢者に対する口腔ケア―第 4 版―	2015	国立長寿医療研究センター	○	
	資料	要介護高齢者の口腔ケア	2021	e- ヘルスネット（厚生労働省）	○	
環境整備 トイレ清掃 吐物処理	マニュアル	社会福祉施設管理者のための環境衛生設備自主管理マニュアル	2005	東京都保健医療局	○	
	資料	ノロウイルス不活化条件に関する調査報告書　平成 27 年度	2015	国立医薬品食品衛生研究所	○	
	資料	環境整備の重要性、緊急時の対処、汚物処理の仕方	2018	業務改善ナビ（花王プロフェッショナル・サービス）	○	
	資料	ノロウイルスに関する Q & A（作成：平成 16 年 2 月 4 日　最終改定：令和 3 年 11 月 19 日）	2021	厚生労働省	○	

カテゴリー	種類	書籍・資料名	発行・改正年	発行元	Web	書籍
介護	図書	イラストで理解する福祉現場の感染対策	2010	中央法規出版		○
	図書	高齢者ケアの感染対策○と×　うつさない、うるらない、ひろげない	2017	メディカ出版		○
NICU	ガイドライン	WHO：Safe preparation, storage and handling of powdered infant formula: guidelines 和訳：乳児用調製粉乳の安全な調乳、保存及び取扱い関するガイドライン第 2 部	2007	世界保健機関（WHO）	○	
	ガイドライン	NICU における医療関連感染予防のためのハンドブック第 1 版（2011）	2011	平成 22 年度厚生労働科学研究費補助金（H21- 新興 - 一般 -008、H21-Shinkou-Ippan-008）		○
	ガイドライン	CDC：NICU：S. aureus Guidelines：Recommendations for Prevention and Control of Infections in Neonatal Intensive Care Unit Patients: Staphylococcus aureus 和訳：CDC：NICU における感染予防と管理のための勧告：黄色ブドウ球菌	2021	米国疾病予防管理センター（CDC）	○	
	ガイドライン	CDC: NICU: CLABSI Guidelines: Recommendations　for Prevention and Control of Infections in Neonatal Intensive Care Unit Patients: Central　Line-associated Blood Stream Infections. Guideline:NICU - CLABSI 2022 和訳：新生児集中治療室患者における感染予防と管理のための勧告 中心静脈ライン関連血流感染（CLABSI）	2022	米国疾病予防管理センター（CDC）	○	
造血幹細胞移植	ガイドライン	CDC：Guidelines for Preventing Opportunistic Infections Among Hematopoietic Stem Cell Transplant Recipients 和訳：造血幹細胞移植患者の日和見感染予防のための CDC ガイドライン—EBM 実践のために	2001	米国疾病予防管理センター（CDC）	原文	○
	ガイドライン	造血細胞移植ガイドライン　造血細胞移植後の感染管理 第 4 版	2017	一般社団法人日本造血細胞移植学会		○
	ガイドライン	病院設備設計ガイドライン（空調設備編）HEAS-02-2022	2022	一般社団法人日本医療福祉設備協会		○
	ガイドライン	造血細胞移植患者の口腔内管理に関する指針（第 1 版）	2022	永末書店		○
	資料	12-3. 口腔ケア	2018	一般社団法人 日本造血・免疫細胞療法学会	○	
手術室	ガイドライン	CDC：Guideline for the prevention of surgical site infection, 1999 和訳：手術部位感染予防のためのガイドライン 1999	1999	米国疾病予防管理センター（CDC）	○	
	ガイドライン	WHO guidelines for safe surgery 2009: safe surgery saves lives 和訳：WHO 安全な手術のためのガイドライン 2009	2009	世界保健機関（WHO）	○	
	ガイドライン	消化器外科 SSI 予防のための周術期ガイドライン 2018	2018	診断と治療社	○	○
	ガイドライン	手術医療の実践ガイドライン（改訂第三版）	2019	一般社団法人日本手術医学会	○	○
歯科	ガイドライン	CDC：Guidelines for Infection Control in Dental Health-Care Settings — 2003 和訳：歯科医療における感染管理のための CDC ガイドライン 2003	2003	米国疾病予防管理センター（CDC）	○	
	ガイドライン	一般歯科診療時の院内感染対策に係る指針（第 2 版）	2019	日本歯科医学会　厚生労働省委託事業	○	
	ガイドライン	新たな感染症を踏まえた歯科診療の指針（第 2 版）令和 3 年 11 月	2021	公益社団法人日本歯科医師会	○	
内視鏡室	ガイドライン	消化器内視鏡の感染制御に関するマルチソサエティ実践ガイド（改訂版）2013	2013	一般社団法人日本環境感染学会 一般社団法人日本消化器病学会 一般社団法人日本消化器内視鏡技師会	○	
	ガイドライン	軟性内視鏡における洗浄及び消毒に関する専門職標準手引き書 2017 年度版 バージョン 4.1	2017	軟性内視鏡の洗浄及び消毒に関する運営グループ（SFERD）	○	
	ガイドライン	消化器内視鏡の洗浄・消毒標準化にむけたガイドライン	2018	一般社団法人日本消化器内視鏡学会 一般社団法人日本感染症学会	○	
洗浄・消毒・滅菌	ガイドライン	WHO：Decontamination and Reprocessing of Medical Devices for Health-care Facilities（2016） 和訳：医療施設のための医療機器の除染と再生処理	2016	世界保健機関（WHO）	○	
	ガイドライン	DGKH、DGSV、AKI によって作成された医療機器の自動洗浄及び熱水消毒プロセスのバリデーションと日常的なモニタリングのためのガイドライン第 5 版 2017	2017	DGKH、DGSV、AKI（ドイツ）	○	
	ガイドライン	薬局薬剤師が知っておくべき感染症予防対策（消毒編）令和 2 年 2 月	2020	公益社団法人日本薬剤師会	○	
	ガイドライン	医療現場における滅菌保証のガイドライン 2021	2021	一般社団法人日本医療機器学会	○	
	資料	医療現場における滅菌保証のための施設評価ツール Ver.1.1（2023 年 10 月）	2023	一般社団法人日本医療機器学会	○	
放射線	ガイドライン	診療放射線分野における感染症対策ガイドライン（Version1.1）（2021 年 4 月）	2021	公益社団法人日本診療放射線技師会	○	
ME	ガイドライン	医療機器を介した感染予防のための指針	2016	公益社団法人日本臨床工学技師会	○	
検査	ガイドライン	臨床検査技師のための病院感染対策の実践ガイド　改訂版	2008	一般社団法人日本臨床衛生検査技師会		○
透析	ガイドライン	C 型肝炎治療ガイドライン（第 5.4 版；抜粋）（腎機能障害・透析例）	2017	一般社団法人日本肝臓学会	○	
	ガイドライン	腹膜透析ガイドライン 2019	2019	医学図書出版	○	
	ガイドライン	HIV 感染透析患者医療ガイド 2019	2019	厚生労働行政推進調査事業	○	
	ガイドライン	透析施設における標準的な透析操作と感染予防に関するガイドライン（六訂版）2023 年 12 月	2023	公益社団法人日本透析医会	○	
	ガイドライン	ISPD Catheter-related Infection Recommendations: 2023 和訳：ISPD カテーテル関連感染に関する勧告※ 2017 年改訂版は日本語訳の掲載もあり	2023	国際腹膜透析学会（ISPD）	原文	
保育園	ガイドライン	WHO：Safe preparation, storage and handling of powdered infant formula:guidelines 和訳：乳児用調製粉乳の安全な調乳、保存及び取扱い関するガイドライン第 3 部	2007	世界保健機関（WHO）	○	
	ガイドライン	保育所における感染症対策ガイドライン（2018 年改訂版）（2023 年 5 月一部改訂）	2023	こども家庭庁	○	
	資料	ノロウイルスに関する Q ＆ A（作成：平成 16 年 2 月 4 日　最終改定：令和 3 年 11 月 19 日）	2021	厚生労働省	○	
	資料	学校、幼稚園、認定こども園、保育所において予防すべき感染症の解説（2023 年 5 月改訂版）	2023	公益社団法人日本小児科学会	○	
給食	通知	大量調理施設衛生管理マニュアル（平成 29 年 6 月）	2017	厚生労働省	○	

索 引